A CORAGEM DE ENVELHECER

Dra. Becca Levy

A CORAGEM DE ENVELHECER

A CIÊNCIA DE VIVER MAIS E MELHOR

Tradução: Claudio Carina

principium

Copyright © 2022 by Editora Globo S.A. para a presente edição
Copyright © 2022 by Becca Levy

Todos os direitos reservados. Nenhuma parte desta edição pode ser utilizada ou reproduzida — em qualquer meio ou forma, seja mecânico ou eletrônico, fotocópia, gravação etc. — nem apropriada ou estocada em sistema de banco de dados sem a expressa autorização da editora.

Texto fixado conforme as regras do Acordo Ortográfico da Língua Portuguesa (Decreto Legislativo nº 54, de 1995).

Título original: *Breaking the Age Code*

Editora responsável: Amanda Orlando
Assistente editorial: Isis Batista
Preparação: Pedro Siqueira
Revisão: Bianca Marimba, Laize Oliveira e Bebeth Lissovsky
Diagramação: Alfredo Rodrigues
Capa: Isabel W. De Nonno

1ª edição, 2022

CIP-BRASIL. CATALOGAÇÃO NA PUBLICAÇÃO
SINDICATO NACIONAL DOS EDITORES DE LIVROS, RJ

L65c
   Levy, Becca
      A coragem de envelhecer: a ciência de viver mais e melhor / Becca Levy; tradução Cláudio Carina. - 1. ed. - Rio de Janeiro: Globo Livros, 2022.
      272 p.; 23 cm.

      Tradução de: Breaking the age code : how your beliefs about aging determine how long and well you live
      ISBN 978-65-88132-18-0

      1. Envelhecimento. 2. Envelhecimento - Aspectos psicológicos. 3. Envelhecimento - Aspectos da saúde. 4. Bem-estar. I. Carina, Cláudio. II. Título.

22-80228
                                CDD: 612.67
                                CDU: 613.98

Meri Gleice Rodrigues de Souza - Bibliotecária - CRB-7/6439
27/09/2022 30/09/2022

Direitos exclusivos de edição em língua portuguesa para o Brasil adquiridos por Editora Globo S. A.
Rua Marquês de Pombal, 25 — 20230-240 — Rio de Janeiro — RJ
www.globolivros.com.br

Aos meus pais e heróis, Charles e Elinor

Sumário

INTRODUÇÃO – Ideias saltando entre os EUA e o Japão 9

1. As imagens na nossa cabeça 17
2. Anatomia de um "momento idoso" 33
3. Velhos e velozes 51
4. Cérebros fortes: genes não são destino 65
5. Melhora da saúde mental na velhice 79
6. Uma sobrevida de 7,5 anos 97
7. Estrelas invisíveis de dia: a criatividade e os sentidos 115
8. Etarismo: o polvo maligno 133
9. Libertação individual da idade: como libertar sua mente 157
10. Libertação societal da idade: um novo movimento social 173

EPÍLOGO: Uma cidade livre do etarismo 191
APÊNDICE 1: Método CCC para reforçar visões positivas
    da idade 203
APÊNDICE 2: Munição para desmascarar estereótipos
    negativos de idade 211
APÊNDICE 3: Convocação para acabar com o etarismo
    estrutural 217

AGRADECIMENTOS 229
NOTAS 233
CRÉDITOS DAS IMAGENS 269

Introdução

Ideias saltando entre os eua e o Japão

Enquanto cursava a pós-graduação, tive a sorte de ganhar uma bolsa da Fundação Nacional da Ciência para morar no Japão por um semestre. Meu objetivo era estudar as diferentes formas como as pessoas envelhecem e pensam acerca do envelhecimento no Japão. Sabia que os japoneses tinham a expectativa de vida mais longa do mundo.[1] Embora muitos pesquisadores atribuíssem esse fato a uma dieta mais saudável ou a diferenças genéticas, cogitei se não poderia haver também uma dimensão psicológica que lhes desse alguma vantagem.

Antes de me mudar para o Japão por seis meses, visitei minha avó Horty na Flórida. Assim que desci do avião, ela olhou para mim e disse:

"Você precisa de vitaminas." Estava convencida de que a pós-graduação e o clima lúgubre de Boston tinham me abatido, e assim fomos comprar sua versão de vitaminas — todas as laranjas e toranjas que conseguimos levar da mercearia.

Vovó Horty era uma jogadora de golfe competitiva e, como ex-nova-iorquina, adorava uma caminhada, por isso não foi fácil acompanhá-la enquanto andava pela loja com passos decididos — até tomar um tombo e cair no chão. Corri para ajudá-la a se levantar e fiquei horrorizada ao ver um corte sangrento na perna dela.

"Não está doendo", ela me assegurou, com os dentes cerrados. Até forçou um sorriso, sempre estoica. "Coisas da gravidade", brincou.

A "coisa da gravidade" estava aos nossos pés: um caixote de madeira com cantos reforçados de metal afiado e irregular; um deles agora manchado de sangue. Deixamos nossas cestas e ajudei minha avó a recolher o conteúdo da sua bolsa, espalhado pelo chão.

Na saída, ela reclamou com o dono, que tinha erguido os olhos por um segundo ao ouvi-la cair antes de voltar ao tabloide que folheava no balcão.

"Você não devia deixar caixotes no meio da sua loja", disse minha avó, com muito mais educação do que ele merecia. "Eu poderia ter me machucado." O sangue escorria pela panturrilha dela.

O dono olhou para ela, depois para o caixote no meio do corredor.

"Bem, talvez a senhora não devesse estar andando por aí", respondeu friamente. "Não é minha culpa que os velhos caiam o tempo todo. Então não tente me culpar."

O queixo de Horty praticamente caiu no chão. Quanto a mim, tive vontade de arrancar o tabloide do balcão, mas só olhei para ele e acompanhei minha avó até o carro. Apesar das objeções, levei-a direto ao médico. A perna estava bem — um corte dramático, mas superficial, disse o médico. E acrescentou que ela parecia de fato bastante saudável.

Achei que estava tudo resolvido, mas naquela tarde aconteceu uma mudança profunda. À noite, Horty me pediu para regar seu abacateiro, o que normalmente ela adorava fazer. No dia seguinte, disse que não se sentia segura para dirigir e me pediu para levá-la à cabeleireira. Parecia estar revivendo as palavras do dono da mercearia e questionando sua competência como uma pessoa mais velha, de uma maneira que nunca havia feito.

Felizmente, quando parti para o Japão, Horty já tinha superado o medo induzido pela idade. Na manhã anterior à minha partida, insistiu em fazer uma caminhada longa e acelerada comigo, para esticar as pernas antes da extensa viagem de avião. Quando voltamos, me deu uma lista escrita à mão de recomendações de restaurantes, de quando visitara o Japão com meu avô duas décadas antes.

Mas quando me despedi de Horty e fui para Tóquio, não pude deixar de me perguntar: se algumas palavras negativas podem afetar uma pessoa tão forte e corajosa como ela, o que os estereótipos negativos da idade estão fazendo conosco como sociedade? Que poder esses estereótipos têm para realmente mudar a maneira como envelhecemos? E que poder poderíamos ter se mudássemos nossa forma de pensar e falar sobre o envelhecimento?

Estrelas do rock idosas em tóquio

Enquanto me adaptava à minha nova vida em Tóquio, pensava com frequência em vovó Horty, regando seu abacateiro no ar fresco das noites da Flórida, e me perguntava o que ela pensaria desse lugar onde chefs de sushi centenários eram constantemente festejados na TV e os parentes mais velhos eram servidos primeiro nas refeições.

Ainda estava no Japão quando rolou um feriado nacional chamado Keiro no Hi. Caminhando pelo parque Shinjuku naquele dia, passei por uma multidão de halterofilistas, alguns sem camisa, outros em collants justos, todos na casa dos setenta e oitenta anos, desfilando, levantando pesos, exibindo seus corpos bem torneados. Naquele feriado, pessoas do país inteiro cruzavam o arquipélago em trens de alta velocidade, barcos e automóveis para visitar os mais velhos. Os restaurantes serviam refeições gratuitas aos idosos; para aqueles com menos mobilidade, estudantes preparavam e entregavam marmitas com sushi fresco e tempura.

Keiro no Hi se traduz como "respeito ao Dia do Idoso", mas era evidente que os japoneses faziam isso todos os dias do ano. As aulas de música estavam cheias de idosos dedilhando uma guitarra elétrica pela primeira vez aos 75 anos. As bancas de jornais eram repletas de mangás contando histórias de pessoas mais velhas se apaixonando. Os japoneses tratavam a velhice como algo para desfrutar, uma parte de estar vivo, e não como algo a temer ou amargurar.

Nos EUA, a velhice tinha uma imagem cultural diferente. Não estava apenas na interação da minha avó com o dono da mercearia preconceituoso; estava em todos os lugares: nos outdoors com propagandas de tratamentos de pele para "disfarçar a idade", nos anúncios de fim de noite de cirurgiões plásticos falando sobre rugas como se fossem generais descrevendo forças inimigas hostis, nas saudações infantilizadas dirigidas aos idosos em restaurantes e cinemas. Para onde eu olhasse — programas de TV, contos de fadas e a internet —, a velhice era tratada como sinônimo de esquecimento, fraqueza e declínio.

No Japão, ficou claro para mim que a cultura em que vivemos afeta a forma como envelhecemos. Considere a menopausa, por exemplo. A cultura japonesa normalmente não faz muito alarde em torno disso, tratando-a como uma parte natural do envelhecimento que pode levar a uma fase valiosa da vida, ao contrário dos estereótipos ocidentais de irritabilidade feminina e obsolescência sexual que caracterizam a menopausa como uma aflição da meia-idade. E qual o resultado de os japoneses serem menos propensos a estigmatizar esse aspecto natural do envelhecimento do que seus pares na América do Norte? As mulheres japonesas mais velhas têm bem menos tendência de sentir ondas de calor, bem como outros sintomas da menopausa, que mulheres da mesma idade nos EUA e no Canadá.[2] E os homens japoneses mais velhos, que são tratados, culturalmente, "como astros do rock em seu país", segundo o antropólogo que conduziu esse estudo, apresentaram níveis mais altos de testosterona que seus colegas europeus.[3] Isso sugere que sua libido envelhece de acordo com a maneira como sua cultura percebe e trata o envelhecimento.

Comecei a me perguntar quanto a cultura afeta a visão individual a respeito da idade — a maneira como pensamos nas pessoas mais velhas e no envelhecimento. Fiquei curiosa para saber até que ponto essas concepções individuais, por sua vez, influenciam o processo de envelhecimento. As crenças a respeito da idade poderiam ajudar a explicar por que os japoneses têm a maior expectativa de vida do mundo?

Entrei na faculdade para estudar psicologia social, a ciência de como o pensamento, o comportamento e a saúde dos indivíduos são afetados pela sociedade e pelos grupos aos quais pertencem e com que interagem. Queria focar a experiência de pessoas mais velhas, que eram deixadas de fora da maioria dos estudos de psicologia. O enigma à minha frente era como medir o impacto de algo tão amorfo como a cultura sobre a nossa tão bem definida biologia.

Impacto das expectativas em relação à idade na saúde do envelhecimento

Quando voltei a Boston, comecei a estudar o impacto dos estereótipos culturais da idade na saúde e na vida de pessoas mais velhas. Depois de realizar vários estudos, descobri que pessoas mais velhas com uma visão mais positiva do envelhecimento tinham melhor desempenho físico e cognitivo que aquelas com uma visão mais negativa; eram mais propensas a se recuperar de alguma deficiência grave, tinham uma memória melhor, andavam mais rápido e até viviam mais.[4]

Também consegui demonstrar que muitos problemas cognitivos e fisiológicos que relacionamos ao envelhecimento — como perda auditiva e doenças cardiovasculares — também são produtos das visões da idade absorvidas do nosso ambiente social. Descobri que essas visões podem até atuar como um amortecedor contra o desenvolvimento da demência em pessoas portadoras do temido gene do Alzheimer, o apoE e4.

Este livro aborda nossa forma de pensar no envelhecimento e como as visões da idade afetam nossa saúde em maior ou menor proporção. É para qualquer um que gostaria de envelhecer bem. Nas páginas seguintes, também explorarei a anatomia dos estereótipos negativos da idade — como se acumulam em nós, como operam e como podem ser mudados. Embora sejam desenvolvidos no âmbito cultural por centenas de anos e assimilados ao longo da vida dos indivíduos, esses estereótipos são de fato bem frágeis: podem ser erodidos, alterados e refeitos.

No meu laboratório na Universidade Yale, consegui melhorar o desempenho da memória, da locomoção, do equilíbrio, da velocidade e até da vontade de viver das pessoas ativando estereótipos positivos de idade por, em média, dez minutos. Neste livro, vou mostrar como esse condicionamento, ou a ativação de estereótipos de idade inconscientes, funciona, o que isso diz sobre a natureza inconsciente dos nossos estereótipos e como podemos fortalecer nossas ideias sobre o envelhecimento.

Com a atitude mental e as ferramentas certas, podemos mudar nossa visão em relação à idade. Mas, para chegar à origem dessa visão, a cultura etarista precisa mudar. Para entender melhor como chegamos aqui e nossas possibilidades, vamos examinar alternativas culturais no mundo todo e ao longo da história. Analisaremos casos de envelhecimentos bem-sucedidos e visitaremos as casas, as lembranças e as perspectivas de atletas, poetas, ativistas, estrelas de cinema, artistas e músicos. Veremos o que é preciso para mudar nossa cultura e aprenderemos como uma melhor integração dos mais velhos às nossas comunidades pode resultar em mais saúde e riqueza coletivas.

Demograficamente, estamos numa encruzilhada. Pela primeira vez na história da humanidade, há agora no mundo mais pessoas com mais de 64 anos do que com menos de cinco anos.[5] Alguns políticos, economistas e jornalistas estão aflitos com o que chamam de "o tsunami de prata", mas eles estão equivocados. O fato de tantas pessoas viverem a velhice e fazerem isso com mais saúde é uma das maiores conquistas da sociedade. E uma oportunidade extraordinária para repensar o que significa envelhecer.

Quando minha avó Horty morreu, muitos anos depois do episódio etarista na mercearia, eu e minha família nos reunimos para celebrar sua vida, que foi ao mesmo tempo comum e notável. Ela viveu a maior parte do século XX, testemunhando tanto seus progressos quanto suas atrocidades.

Ela viveu sua vida ao máximo, mesmo depois de criar meu pai e cuidar do meu avô, enquanto ele definhava sob o estranho e terrível peso do Alzheimer. Na casa dos oitenta e noventa anos, ela viajava, jogava golfe e fazia longas caminhadas com os amigos. Organizava sofisticadas festas à fantasia e nos escrevia cartas que refletiam sua personalidade inesquecível, ao mesmo tempo assertiva e espirituosa.

Quando eu recebia uma carta dela, era como se ela estivesse sentada ali na sala comigo. Na sua última década de vida, ela e meu pai muitas vezes ligavam a TV para assistir ao mesmo julgamento publicado nas manchetes dos jornais enquanto conversavam ao telefone sobre o assunto. Embora meu pai estivesse no gélido estado de New England e vovó Horty, na ensolarada e úmida Flórida, era como se estivessem sentados juntos na sala de estar, falando sobre qual advogado estava bajulando o juiz e qual gravata parecia a mais pateta.

Minha avó Horty nunca deixava você esquecer que ela estava ali, por isso sua ausência reverberou alto quando vasculhamos suas coisas depois de sua morte para decidir qual seria a nova casa delas. O porão, particularmente, era um testemunho da riqueza de sua vida. Antes de vovó Horty começar a cuidar do vovô Ed, os dois passaram décadas visitando lugares longínquos, colecionando suvenires. Para mim, o porão dela era como uma caverna de maravilhas. Velhos frascos de perfumes franceses, lindos lenços esvoaçantes da Itália e da Indonésia, delicadas caixinhas entalhadas do Marrocos. E em meio a tudo isso, uma pequena tela dobrável em estilo japonês. Os painéis eram feitos de papel de arroz e ilustrados com uma cerejeira em flor. A tela tinha uma nota adesiva com o meu nome. Lembrei-me da minha avó Horty uma vez me dizendo, quando contei a ela que às vezes demorava um pouco para me concentrar nos momentos em que me sentava para escrever, que Sigmund Freud usava uma tela para se isolar do mundo e evocar sua concentração. Fiquei emocionada de ela ter me deixado aquela tela, e me lembrei da minha primeira visita ao Japão e do episódio da sua queda.

Pouco depois de sua morte, fiz uma descoberta surpreendente. Ao analisar dados do meu estudo sobre a vida e as perspectivas dos moradores da pequena cidade de Oxford, no estado de Ohio, descobri que o fator mais importante na determinação da longevidade desses moradores — mais importante que gênero, renda, origem social, solidão e saúde — era como eles pensavam na velhice.[6] A maneira como se vê a própria idade, ao que parece, pode tirar ou adicionar quase oito anos de vida. Em outras palavras, essas visões não estão apenas na nossa cabeça. Para o bem ou para o mal, essas imagens mentais, produtos das nossas dietas culturais — sejam os programas a que assistimos, as coisas que lemos ou as piadas que nos fazem rir —, tornam-se roteiros que acabamos encenando.

Quando cheguei a essa descoberta sobre a longevidade, pensei em vovó Horty e na sorte da minha família por tê-la conosco até sua morte, aos 92 anos. Pensei no quanto ela foi afortunada por ter vivido o envelhecimento do jeito que viveu. Pensei na dádiva daqueles anos extras e na origem deles; será que tivemos mais sete ou oito anos com Horty porque ela acolheu bem a vida naquele período? Se existe um código para envelhecer bem — um sistema ou um método —, a visão que temos da idade faz parte dele.

Nossas vidas são produto de muitos fatores diferentes que não podemos controlar: onde e de quem nascemos, o que está nos nossos genes e os acasos que nos acontecem. Meu interesse é identificar os fatores que *podemos* controlar para melhorar nossa experiência do envelhecimento e nossa saúde. Um desses fatores é a forma como pensamos no envelhecimento e conceituamos o ciclo da vida. É disto que trata este livro: como podemos, como indivíduos e sociedade, mudar nossa forma de pensar sobre nós mesmos e aqueles ao nosso redor à medida que envelhecemos para desfrutar os benefícios dessa mudança.

I

AS IMAGENS NA NOSSA CABEÇA

A CADA OUTONO, NA MINHA primeira aula sobre saúde e envelhecimento na Universidade Yale, peço aos meus alunos para pensarem numa pessoa idosa e anotarem as primeiras cinco palavras ou frases que lhes vierem à cabeça. Pode ser alguém real ou imaginário. "Não pensem muito", digo a todos. "Não há respostas certas ou erradas. Só anotem quaisquer associações que surgirem na cabeça."

Tente fazer isso agora. Pense nas primeiras cinco palavras ou frases que vêm à sua cabeça quando você imagina uma pessoa idosa. Anote-as.

Ao terminar, dê uma olhada na sua lista. Quantas delas são positivas? Quantas são negativas?

Se você for como a maioria das pessoas, é provável que sua lista tenha pelo menos algumas palavras negativas. Veja esta resposta de Ron, um fabricante de violinos de 79 anos, que mora perto de Boston: "Senil, lento, doente, mal-humorado e teimoso". Agora, considere esta descrição de uma chinesa de 82 anos chamada Biyu, que estava em seu antigo local de trabalho, uma fábrica de lápis, recebendo sua aposentadoria: "Sábia, adora a Ópera de Pequim, lê para os netos, caminha bastante, bondosa".

Essas duas percepções conflitantes refletem a vasta gama de visões sobre a idade que predominam em diferentes culturas — visões que determinam como agimos em relação aos nossos parentes mais velhos, como organizamos o espaço em que vivemos, como distribuímos cuidados de saúde e como formamos nossas comunidades. Em última análise, essas visões também podem determinar como as pessoas mais velhas pensam em si mesmas, bem como sua audição, sua memória e seu tempo de vida.

A maioria das pessoas não percebe os próprios preconceitos em relação ao envelhecimento, mas todo mundo, em todos os lugares, tem esses preconceitos. Infelizmente, a maioria das visões culturais de idade no mundo hoje é negativa.[1] Analisando essas visões e descobrindo sua origem, assim como seu funcionamento, teremos uma base para mudar não só a narrativa do envelhecimento, mas a própria maneira como envelhecemos.

O QUE SÃO VISÕES DE IDADE?

Visões de idade são mapas mentais de como esperamos que pessoas mais velhas se comportem com base na idade delas. Esses mapas mentais, que geralmente incluem imagens na nossa cabeça, são ativados quando notamos membros do grupo em questão.

A propósito, quando falo de uma "pessoa mais velha", geralmente me refiro a alguém que está pelo menos na casa dos cinquenta anos, mas não existe um limite de idade definido. O quanto nos sentimos "velhos" é muitas vezes baseado em indícios culturais — e não na nossa idade real —, como ter direito a "descontos para idosos e benefícios do seguro social" ou ser levado a se aposentar. Na verdade, não existe um indicador biológico específico para identificar quando alguém chegou à velhice, o que significa que a velhice é um construto social um tanto fluido. Essa é uma das razões pelas quais as visões de idade, e as expectativas associadas a elas, são tão fortes: elas definem *como* vivemos os nossos anos tardios.

As expectativas podem ser muito úteis em várias situações. Quando nos deparamos com uma porta fechada, podemos esperar, baseados em experiências anteriores, que ela estará trancada ou destrancada. Em geral, não precisamos nos perguntar se a porta vai cair ou explodir se dermos uma mexida na maçaneta. Podemos agradecer ao cérebro por essa capacidade de processar situações de forma rápida, visual e muitas vezes automática, e é por isso que não precisamos reaprender como funciona uma porta. Em vez disso, podemos confiar no que já sabemos. É basicamente assim que vivemos todos os dias: gerando e, em seguida, confiando nas expectativas.

As visões de idade são, é claro, expectativas acerca de pessoas, e não de portas, mas funcionam de maneira semelhante. Como a maioria dos estereótipos e dos atalhos mentais, são resultado de processos internos naturais que começam quando somos bebês, como forma de classificar e simplificar a enorme quantidade de estímulos do mundo. Porém, também resultam de fontes sociais externas, como escolas, filmes, redes sociais e o etarismo que opera nesses domínios.

Vinculando o etarismo estrutural ao implícito

Estereótipos muitas vezes são gerados de forma inconsciente. Nosso cérebro toma decisões até dez segundos antes de estarmos cientes disso.[2] Eric Kandel, neurocientista ganhador do Prêmio Nobel, descobriu que cerca de 80% da nossa mente funciona inconscientemente.[3] Tudo isso é muito bom quando você está prestes a pegar na maçaneta da porta, mas, ao formar impressões e tomar decisões sobre pessoas, a história é bem diferente.

Os estereótipos são os dispositivos muitas vezes inconscientes que usamos para avaliar nossos semelhantes de forma rápida. Na maioria das vezes, no entanto, essas imagens não são baseadas em experiências observadas ou vividas, mas sim absorvidas acriticamente do mundo social exterior.

A maioria de nós gosta de se considerar capaz de pensar com muita perspicácia sobre os outros. Mas a verdade é que somos seres sociais condicionados por valores sociais inconscientes, tão profundamente arraigados na nossa mente que em geral não percebemos que fomos capturados por eles. Isso pode resultar num processo inconsciente chamado "viés implícito", que nos influencia de forma automática a gostar ou não de certos grupos de pessoas. O viés implícito é difícil de mitigar e até mesmo de aceitar, pois muitas vezes vai contra o que acreditamos conscientemente. Uma complicação adicional é que o viés implícito em geral reflete o viés estrutural.

O viés estrutural refere-se a políticas e práticas de instituições sociais, como corporações que discriminam seus funcionários ou hospitais que discriminam seus pacientes. Ele costuma estar entrelaçado com o viés implícito, pois, dentro das instituições, a discriminação pode acontecer sem o conhecimento dos gestores ou dos médicos, e, portanto, ser considerada implícita. Mas, ao mesmo tempo, muitas vezes é estrutural, na medida em que a discriminação reforça o poder dos que estão em posição de autoridade, ao mesmo tempo que tira o poder dos marginalizados.

Para estudar esses dois vieses, pesquisadores pediram a colegas cientistas, pessoas que em geral se consideram objetivas e imparciais, para avaliar currículos de candidatos a um emprego, homens e mulheres. Em quase todos os casos, os candidatos do sexo masculino tiveram mais chance de ser contratados, e com salários muito mais altos, que suas semelhantes do sexo feminino, apesar de os currículos serem idênticos em todos os aspectos, exceto no uso de nomes tradicionalmente masculinos ou tradicionalmente femininos.[4] Existe um viés racial cultural semelhante: estudos mostram que candidatos que adicionam identificadores caracteristicamente "brancos" a seus currículos são chamados muito mais vezes para entrevistas que aqueles que não adicionam esses identificadores.[5]

O mesmo viés estrutural e implícito, ou etarismo, existe em relação a candidatos mais velhos a empregos. Um estudo constatou que, mesmo quando os currículos são idênticos, os empregadores tendem a oferecer o emprego a candidatos mais jovens.[6] Esse padrão de contratação é comum, apesar de muitas pesquisas mostrarem que no geral funcionários mais velhos são mais confiáveis e qualificados que os mais jovens.[7] Da mesma forma, quando examinam casos idênticos de pacientes com os mesmos sintomas e a mesma probabilidade de recuperação, os médicos se mostram muito menos propensos a recomendar tratamentos aos pacientes mais velhos em comparação aos pacientes mais novos.[8]

A linha entre o viés estrutural e o viés implícito é tênue e bastante porosa. Os vieses estruturais culturais permeiam as nossas visões, e muitas vezes são ativados sem que estejamos cientes disso. Como resultado, vários estudos mostram que todos nós, sem levar em conta aquilo no que acreditamos conscientemente, temos vieses inconscientes.

CORRIDA INCONSCIENTE

Como alguém que vive de estudar estereótipos, eu não me considerava suscetível a eles; mas é claro que há uma diferença entre o que você *pensa* que sabe e o que você *realmente* sabe. E há momentos na vida que revelam a distância incômoda entre os dois.

No ano passado, decidi correr cinco quilômetros para ajudar uma instituição de caridade com a qual um amigo meu está envolvido. Era uma manhã fria de um domingo de outono, e minha cama estava especialmente quente e aconchegante, e por isso apertei o botão da soneca vezes demais e cheguei atrasada. Mal tive tempo de colocar meu número de identificação na camiseta e amarrar os tênis quando a pistola da largada disparou. Já tinha corrido uns duzentos metros, passado por um aglomerado de olmos altos, quando ouvi um estalo feio e a parte de trás do meu joelho de repente se encheu de dor. Tropecei um pouco e gemi. De imediato, uma imagem se formou na minha mente — uma cena do filme de ficção científica *Lucy*, em que Scarlett Johansson interpreta uma mulher cujo corpo se desintegra rapidamente em pontos brilhantes quando traficantes implantam uma droga perigosa no seu estômago. Da forma como imaginei, meu corpo, meu até então fiel e confiável amigo, também estava se desintegrando, e a culpa era só da minha idade, e não de uma droga de laboratório de ficção científica.

Passei mancando pela linha de chegada e dei um sorrisinho para o amigo que me incentivou a participar. Voltei para casa, entrei mancando, lamentando que meu corpo de meia-idade estava sucumbindo — muito cedo — aos estragos do tempo. Lá estava eu, pensei, diante do triste e prematuro fim dos meus dias de corrida.

Então, meu marido, que é médico, examinou minha perna e disse que eu tinha distendido um músculo.

Naquele momento, minha filha adolescente entrou na conversa. Ela estava no seu laptop naquela manhã e me vira sair apressada para a corrida.

"Você chegou atrasada, não é?", ela perguntou.

Confirmei com a cabeça.

"Você fez aquecimento?"

Mexi a cabeça de um lado para o outro. Quem tem tempo para se aquecer quando está atrasada?

Ela sorriu.

"Pois é, foi isso."

Todos na minha família gostamos de correr. Sabemos que o aquecimento ativa os músculos, alongando-os e estendendo-os para protegê-los de distensões e rompimentos. Minha outra filha, menos de um mês antes, tinha distendido um músculo da perna ao correr sem fazer alongamento antes.

Pois é.

Em vez de ficar aliviada de o meu corpo não estar caindo aos pedaços de repente, fiquei preocupada. Eu tinha atribuído instintivamente minha lesão a algo além de não fazer aquecimento. Preferi culpar a minha idade: minha mente fez conexões em que não acredito de forma consciente — que o corpo desmorona à medida que você envelhece. Venho estudando o envelhecimento desde o início da graduação e, mais do que a maioria das pessoas, eu deveria saber que este não era o caso. Então, o que aconteceu? Os estereótipos negativos que tinha absorvido desde a infância da cultura ao meu redor se materializaram em um medo repentino da fragilidade relacionada à idade, o que me levou a interpretar erroneamente a causa da dor no meu joelho.

Esta é uma das coisas mais prejudiciais nos estereótipos negativos da idade: eles não apenas dão cor às nossas ações e aos julgamentos que fazemos dos outros, como muitas vezes influenciam a forma como pensamos sobre nós mesmos; e esses pensamentos — se não forem neutralizados — podem afetar como nos sentimos e agimos.

Quando eu estava no começo da minha carreira como psicóloga social, os estudos existentes sobre estereótipos de idade limitavam-se a analisar como esses estereótipos influenciavam as opiniões e o comportamento de crianças e jovens em relação aos idosos. As pesquisas ignoravam as formas como esses estereótipos impactavam as pessoas mais velhas. Mas depois de ver minha avó absorver e reagir ao estereótipo negativo de idade que o dono da mercearia tinha direcionado a ela, me convenci de que, para reduzir a probabilidade de esse tipo de evento ocorrer no futuro e encontrar maneiras de reduzir o poder dessa visão dominante para gerar benefícios, primeiro eu precisaria entender como a nossa visão sobre as pessoas mais velhas afeta nossa própria forma de envelhecer.

Como assimilamos os estereótipos da nossa cultura

Para entender melhor como os estereótipos etários culturais nos são introjetados, desenvolvi uma estrutura chamada Teoria da Incorporação do Estereótipo (SET, do inglês *Stereotype Embodiment Theory*), propondo que as visões negativas da idade causam prejuízos à saúde, visto que são frequente e enganosamente caracterizadas como consequências inevitáveis do envelhecimento. Por outro lado, visões positivas da idade fazem o oposto: beneficiam nossa saúde.[9] Minha pesquisa, na qual baseei essas duas ideias, foi confirmada por mais de quatrocentos estudos conduzidos por cientistas de cinco continentes.[10]

De acordo com a SET, existem quatro mecanismos envolvidos na maneira como os estereótipos etários afetam a nossa saúde. Esses mecanismos:

1. são internalizados da sociedade desde a nossa infância e continuam ao longo da vida;
2. operam inconscientemente;
3. tornam-se mais poderosos à medida que se tornam mais relevantes; e
4. impactam a saúde por caminhos psicológicos, biológicos e comportamentais.

Agora vou ilustrar como os estereótipos de idade se baseiam nesses mecanismos interligados para nos condicionar e impactar o código da idade ao longo da nossa vida.

Mecanismo set número um: internalização ao longo da vida

Apesar de pressupormos que crianças não são contaminadas pelas visões negativas dos adultos, crianças de três anos já internalizaram os estereótipos, inclusive o suficiente dos estereótipos de idade da sua cultura, a ponto de expressá-los.[11] Um estudo com jovens dos Estados Unidos e do Canadá descobriu que muitos deles já viam as pessoas mais velhas como lerdas e confusas.[12] Acontece que a tendência de categorizar começa ainda mais cedo: bebês de quatro meses já distinguem e classificam rostos por idade.[13]

Na medida em que absorvemos todos os estereótipos negativos da nossa cultura e da sociedade, somos particularmente suscetíveis a visões negativas da idade. Há quatro razões pelas quais muitos absorvem essas ideias como uma esponja numa tigela de água. Primeiro, sua absoluta prevalência: de acordo com a Organização Mundial da Saúde (OMS), o etarismo é o preconceito mais difundido e socialmente aceito hoje.[14] Segundo, diferentemente dos estereótipos de raça e sexo, somos expostos a estereótipos de idade décadas antes de se referirem à nossa própria faixa etária, e por isso raramente questionamos ou tentamos resistir a eles. Terceiro, a sociedade muitas vezes segrega os idosos em termos de onde viver, onde trabalhar e onde se socializar; crianças, que percebem como as pessoas mais velhas são segregadas, inferem que essas divisões sociais são causadas por diferenças significativas e inerentes às faixas etárias, e não o que em geral são: pessoas que estão no poder marginalizando pessoas mais velhas.[15] Quarto, esses estereótipos costumam ser reforçados ao longo da nossa vida, pois somos bombardeados por mensagens em anúncios e na mídia referentes a pessoas mais velhas.

Mecanismo set número dois: operação inconsciente

Como observou o psicanalista Carl Jung: "Enquanto você não tornar o inconsciente consciente, ele direcionará sua vida e você chamará isso de destino". Uma razão pela qual os estereótipos de idade são tão eficazes em impactar nossa saúde é que em geral operam sem estarmos cientes disso.

Para estudar como os inúmeros clichês etaristas permeiam nossa cultura e muitas vezes nos influenciam, descobri que uma maneira eficaz de ativar estereótipos de idade é apresentá-los subliminarmente. Em nossos estudos experimentais, os participantes se sentam na frente de telas de computador que passam palavras rápido o suficiente para que não sejam vistas ou sejam vistas como um borrão. Isso permite uma percepção não consciente. As palavras que piscam são estereótipos positivos, como "sábio", ou negativos, como "decrépito". Depois, os participantes realizam uma série de tarefas simples, como andar por um corredor. Dessa forma, demonstrei que os estereótipos de idade afetam inconscientemente tudo, desde os garranchos ou a nitidez da nossa caligrafia até a velocidade com que andamos.[16]

MECANISMO SET NÚMERO TRÊS: RELEVÂNCIA DOS ESTEREÓTIPOS DE IDADE

Os piores efeitos das visões negativas da idade só nos atingem quando envelhecemos, por causa da relevância que essas visões adquirem. Se você perder as chaves do carro aos 25 anos, provavelmente não vai pensar muito nisso. Se a mesma coisa acontece aos 75 anos, você pode se preocupar com a possibilidade de estar ficando senil, pois passou a maior parte da vida absorvendo estereótipos de que pessoas com mais de sessenta anos se tornam mentalmente incompetentes — mesmo que esse estereótipo não seja correto, como exploraremos no próximo capítulo.

Finja por um momento que você é uma pessoa mais velha que, quando criança, ouviu seus pais reclamarem de os pais *deles* serem distraídos, pondo a culpa na idade avançada. Quando você entrou na casa dos vinte anos, mensagens semelhantes a respeito do envelhecimento em anúncios, filmes e livros provavelmente reforçaram essa visão. Na meia-idade, você começou a relacionar mentalmente casos de esquecimento de outras pessoas ao envelhecimento. E quando você finalmente entrar na velhice, vai culpá-la toda vez que não conseguir se lembrar de alguma coisa. Ao fazer isso, você estará manifestando de forma ativa o estereótipo aplicado às pessoas mais velhas que ouviu enquanto crescia, mas agora direcionado para si mesmo. Isso pode levar ao estresse, que, por sua vez, pode reduzir o desempenho da memória.[17] Depois de uma vida inteira ocupando os confins da sua mente, o estereótipo destrutivo da idade provavelmente cobrará seu preço mais tarde (a menos que seja neutralizado por algumas das estratégias apresentadas mais adiante neste livro).

MECANISMO SET NÚMERO QUATRO: TRÊS VIAS QUE OS ESTEREÓTIPOS ETÁRIOS SEGUEM PARA SE INFILTRAREM EM NÓS

Existem três vias que os estereótipos etários usam para influenciar a saúde: a via psicológica, a comportamental e a biológica. Um exemplo da via *psicológica* é a baixa autoestima de idosos que assimilaram as visões negativas da idade.[18] Uma carta que recebi recentemente de uma inglesa mais velha começa assim: "Para ser sincera, sinto vergonha de ser velha. Por quê? Porque a sociedade me diz que é vergonhoso".

A via *comportamental* faz as pessoas mais velhas adotarem visões negativas da idade e cultivarem atitudes fatalistas a respeito da inevitabilidade do declínio da saúde na velhice. Às vezes, elas deixam de adotar comportamentos saudáveis que, sob essa luz sombria, parecem inúteis. Minha equipe descobriu que idosos com visões negativas da própria idade tomam menos remédios que lhes foram receitados e se exercitam menos.[19] A situação pode se tornar uma profecia autorrealizável: a visão negativa do envelhecimento leva a comportamentos nada saudáveis que pioram a saúde, reforçando assim a visão negativa original da velhice.

A terceira via é a *biológica*. Descobrimos que a visão negativa da idade pode aumentar os indicadores biológicos de estresse, inclusive o hormônio cortisol e uma substância em nosso sangue chamada proteína C-reativa (PCR).[20] Com o tempo, picos mais frequentes e mais altos nos indicadores biológicos de estresse podem levar à morte precoce.[21]

E aí está: a tríplice desgraça. É assim que as visões negativas da idade se infiltram na nossa cultura e na nossa saúde, encurtando a expectativa de vida e afetando a sensação de bem-estar. Sei que isso parece ruim, e é. Mas essas manifestações físicas não são inevitáveis. Visões negativas da idade podem ser confrontadas e revertidas, gerando resultados psicológicos, comportamentais e biológicos positivos.

DE ESPECTADOR INDIFERENTE A PÚBLICO-ALVO: A TOXICIDADE DOS ESTEREÓTIPOS ETÁRIOS

Pode ser difícil aceitar que os estereótipos etários tenham efeitos tão profundos sobre a forma como agimos e sentimos, mas não só os referentes à idade: outros tipos de estereotipagem também podem ter impacto. Por exemplo: estudos mostram que pessoas negras tendem a ter um desempenho pior que o de pessoas brancas quando são solicitadas a identificar sua raça em um questionário demográfico antes de fazer um teste.[22] Mas quando o questionário demográfico foi omitido, não houve diferença significativa nas pontuações. O estereótipo vinculando raça a desempenho intelectual era tão forte que bastava a pessoa identificar a própria raça para seu desempenho no teste cair.

Outro estudo revelou que quando participantes do sexo feminino viam comerciais de TV que reproduziam estereótipos de gênero, elas tendiam a evitar papéis de liderança em tarefas subsequentes distribuídas no experimento, apesar de os comerciais não terem nada a ver com liderança.[23] Um dos comerciais mostrava uma jovem tão empolgada ao ganhar um novo produto de beleza que começava a pular na cama de alegria. O simples fato de ativar um estereótipo de um grupo — nesse caso, o estereótipo da mulher preocupada com a aparência — pode abrir as comportas para uma série de outros estereótipos e associações, inclusive o de que mulheres não são boas líderes.

Estereótipos de idade também são muito presentes em comerciais, e operam de um jeito diferente dos estereótipos de raça ou de gênero, pois só se tornam relevantes mais tarde na vida. Esse processo se complica ainda mais com o fato de que as pessoas mais velhas, antes de chegar à velhice, eram espectadoras indiferentes, vendo os idosos de maneira estereotipada, e não o público-alvo, por isso não precisavam questionar ou resistir a esses estereótipos. Assim, quando chegam à velhice, é comum as pessoas continuarem se identificando com os jovens, e não com seu novo grupo, o dos idosos.[24]

É importante notar que não se deve associar os estereótipos etários a ser pessimista ou otimista. Você pode pensar que as visões positivas da velhice são apenas uma faceta do pensamento positivo, e que as visões negativas da velhice são uma forma de pensamento negativo. Mas na minha pesquisa constatei que, independentemente das emoções gerais, como felicidade e tristeza, *é a forma como vemos* a velhice que influencia os resultados, inclusive quanto nos lembramos de informações e a rapidez com que damos uma volta no quarteirão.[25] Ou seja, é a forma de vermos a velhice, muito além das perspectivas emocionais de ser uma pessoa que vê um copo meio cheio ou meio vazio, por exemplo, que prejudica ou melhora a nossa saúde.

UM HOMEM DE 2 MIL ANOS COM UMA VISÃO POSITIVA DA IDADE

A maioria das pesquisas sobre a visão de grupos, independentemente de se basearem em raça, gênero, etnia ou idade, têm se concentrado na visão negativa. Eu, ao contrário, há muito tempo tenho curiosidade a respeito do benefício potencial das visões positivas.

Considere os cineastas Carl Reiner — criador do *The Dick Van Dyke Show* e diretor do popular filme de Steve Martin, *O panaca* — e Mel Brooks, que escreveu e dirigiu *O jovem Frankenstein* e *Primavera para Hitler*. Reiner morreu aos 98 anos, enquanto Brooks, seu amigo de longa data, está agora com 96 anos. Ambos se inspiraram em suas visões positivas da idade à medida que envelheciam, ultrapassando a expectativa de vida masculina em pelo menos quinze anos. Os dois foram extremamente produtivos depois dos noventa anos: Reiner escreveu cinco livros e Brooks continuou a atuar, escrever e produzir, além do fato de que ambos eram muito felizes. A amizade entre eles se intensificou ao longo das décadas. Até a morte de Reiner, os dois jantavam e assistiam a *Jeopardy!* todas as noites na casa de Reiner, seguido de um filme divertido, às vezes de um deles.[26]

Aos 95 anos, Reiner estrelou um documentário da HBO sobre a vida dos nonagenários, chamado *If You're Not in the Obit, Eat Breakfast* [Se seu nome não está no obituário, tome café da manhã]. As pessoas que ele entrevista (entre elas Brooks) são engraçadas, felizes e não se levam muito a sério. Definem sua vida como produtiva e cheia de sentido e se queixam da condescendência da sociedade em razão da sua idade. Norman Lear, que criou muitas *sitcoms* memoráveis nos anos 1970 (incluindo *Tudo em família*, *Maude* e *Os Jefferson*), diz a Reiner no documentário: "Como tenho 93 anos, as pessoas esperam que eu me comporte de uma certa maneira. O fato de conseguir tocar meus dedos dos pés não deveria ser tão surpreendente para elas". Lear está com 99 anos e acabou de criar uma nova *sitcom* com um elenco todo latino.

Mel Brooks e Carl Reiner começaram a expressar suas visões positivas da idade muitas décadas atrás. Quando eu era criança, meus pais assistiam a gravações antigas da famosa comédia em esquetes *The 2000-Year-Old Man* [O velho de 2 mil anos], que apresentava Reiner como o entrevistador e Brooks como o homem de 2 mil anos, improvisando histórias e piadas em um sotaque iídiche forte e confuso. O humor vinha das piadas inspiradas no Borscht Belt,* até hoje famosas e com um timing perfeito, do homem de 2 mil anos.

Embora Reiner e Brooks tenham criado o esquete para divertir a si e aos seus amigos em festas quando tinham trinta e poucos anos, o tema da comédia já refletia e promovia a forma como viam o envelhecimento. Muitas das observações bem-humoradas do homem de 2 mil anos têm a ver com habilidades que resultam de sua experiência e lhe permitem sobreviver em um mundo caótico. Além disso, ele tem uma excelente memória, que o torna capaz de recitar a letra do que define como a primeira música já cantada, um cântico aramaico antigo que soa exatamente como o conhecido jazz "Sweet Georgia Brown". É um revigorante contraponto à maioria do atual "humor com velhos", muitas vezes feito por comediantes de *stand-up* e em programas de televisão, que zombam da mente e do corpo de pessoas mais velhas.[27]

MUDANDO A PERCEPÇÃO DA IDADE

A boa notícia é que não nascemos com os estereótipos etários, e eles também não se tornam permanentes quando os introjetamos. Vemos isso principalmente

---

* Borscht Belt, ou Alpes Judaicos, é um termo coloquial usado para se referir aos resorts de verão quase extintos no norte do estado de Nova York. (N. T.)

na maneira como as visões da idade variam radicalmente de uma cultura para a outra. Descobri que na China, quando eu pedia para as pessoas dizerem as primeiras palavras ou frases que lhes viessem à mente ao tentar definir uma pessoa idosa, a resposta mais comum era "sabedoria", enquanto, nos Estados Unidos, a primeira imagem que em geral vinha à mente era "perda de memória".

Também sabemos que as visões da idade são maleáveis porque mudam ao longo da história, e nos meus estudos consegui transformar visões negativas em positivas.[28] Mais adiante, vamos explorar essas diferenças culturais, bem como as mudanças das visões da idade. Além disso, com base nesses padrões, apresentaremos uma estratégia para melhorar essas visões.

O LONGO ALCANCE DAS VISÕES DA IDADE

As visões da idade afetam quase todos os aspectos da nossa vida, inclusive o acesso a cuidados de saúde e a oportunidades de trabalho. Pacientes mais velhos que procuram profissionais de saúde mental relatando sintomas de depressão costumam não ser tratados de forma adequada, quando são tratados, porque a maioria desses profissionais acredita que a depressão faz parte do envelhecimento.[29] Não se trata apenas de fazer suposições sobre a saúde mental dos pacientes mais velhos, mas de descartá-los porque não vale a pena cuidar deles.

A geriatra Louise Aronson contou a história sobre uma reunião em um grande hospital dos EUA, na qual os médicos discutiam o complicado caso de um paciente mais velho levado de uma casa de repouso próxima. No meio da reunião, um dos médicos — um chefe de departamento — levantou-se e sugeriu que tinha uma solução para aquele caso.

"Já sei. Só precisamos que as casas de repouso estejam a 160 quilômetros dos nossos hospitais."

Todo mundo riu. A suposição subjacente era de que pacientes mais velhos são um desperdício de tempo, de cuidado e de dinheiro. Louise acrescenta: "Se alguém tivesse dito isso sobre mulheres, pessoas negras ou LGBTQIA+, teria sido um ultraje. Nesse caso, não foi. Dá vontade de chorar".[30]

As visões negativas da idade também são comuns no mercado de trabalho, em que só um terço dos norte-americanos com 68 anos continua empregado,[31] em parte devido à suposição de que funcionários mais velhos são ineficientes e precisam ser dispensados. A idade média dos funcionários do Facebook é 28 anos; do Google, 30; e da Apple, 31.[32]

Será porque somente os jovens têm as habilidades necessárias para trabalhar em tecnologia ou porque o campo está cheio de visões negativas da idade? Perguntemos a J. K. Scheinberg, o lendário engenheiro da Apple responsável pelo ultrassecreto Projeto Marklar da empresa, que transferiu o sistema operacional da Apple para a Intel e fez do MacBook o sucesso estrondoso que é hoje. Depois de 21 anos na Apple, J. K. decidiu se aposentar cedo, ainda na casa dos cinquenta, mas logo percebeu que estava ficando mais entediado e inquieto. Pensando que seria um jeito fácil de se tornar útil, candidatou-se a um emprego de meio período numa loja da Apple local, onde os entrevistadores lhe disseram que entrariam em contato. J. K. nunca mais ouviu falar deles. Deduziu que fosse por ser um candidato décadas mais velho que os outros.[33]

As visões negativas da idade são as mais toleradas de todos os vieses implícitos. Idosos são expulsos de bairros vibrantes, de clínicas médicas e do mercado de trabalho por nenhum motivo além da idade.

O envelhecimento é um processo biológico, mas não existe em uma dimensão estritamente biológica, independentemente de nossas convicções e práticas a respeito do que significa ser velho ou envelhecer. Na maioria das vezes, não percebemos que nossas visões da idade são produtos de preconceitos culturais, não de fatos científicos. Esquecemos que apenas 25% da nossa saúde se devem aos nossos genes.[34] Isso significa que três quartos da nossa saúde são determinados por fatores ambientais, muitos dos quais podemos controlar. Como minha pesquisa mostrou, um desses fatores controláveis são as visões da idade.

Nesta primeira parte do livro, apresentarei descobertas científicas sobre como vemos a idade e histórias sobre várias pessoas, incluindo artistas, estrelas de cinema e atletas, para ilustrar como essas visões afetam a saúde, a biologia, a memória e o bem-estar geral. Mais adiante, vou compartilhar estratégias baseadas em evidências para controlar o formidável poder de uma visão positiva da idade e combater o preconceito estrutural que será útil a você, àqueles que você ama e ao mundo em que vivemos.

2

Anatomia de um "momento idoso"

Às vezes, ocorrem curtos-circuitos na memória. Esquecer o nome do herói do filme a que você acabou de assistir ou entrar na sala para pegar algo e se esquecer do que era. É um estado mental frustrante, e acontece com todo mundo. Muitas vezes nos referimos a esses irritantes lapsos de memória dizendo que estamos vivendo um "momento idoso". Mas por que "momento idoso" quando é uma coisa que pode acontecer em qualquer idade?

O termo* apareceu pela primeira vez em 1997, em um artigo no *Democrat & Chronicle*, no qual um colunista cita um banqueiro mais velho de férias que esqueceu o placar da partida de tênis que estava jogando.[1] Desde então, a expressão se tornou corrente, primeiro nos EUA e, mais recentemente, além de suas fronteiras.[2] Quando faço palestras em outros países, às vezes pergunto quem já ouviu esse termo, e quase todos na sala logo levantam a mão.

A realidade é que esses "momentos" não têm nada a ver especificamente com "senilidade" ou velhice. Breves lapsos de memória sempre existiram.

---

* Em inglês, *senior moment*. (N. E.)

Quase 150 anos atrás, William James, o "pai da psicologia norte-americana", descreveu o fenômeno como uma lacuna na mente "que é muito ativa. Uma espécie de espectro do nome está ali, acenando em determinada direção, fazendo-nos formigar com a sensação da sua proximidade e, depois, deixando--nos afundar sem o tão almejado termo".[3] É claro que os idosos não são os únicos que estão sujeitos a ocasionais momentos de esquecimento, o que torna o inócuo, e até gracioso, termo "momento idoso" um microcosmo perfeito dos mecanismos e efeitos insidiosos do etarismo: ele encobre um processo complexo e maleável (a memória) com uma legitimidade pseudocientífica, inserindo assim uma ansiedade generalizada em uma ideia depreciativa que se aplica a todos acima de uma certa idade.

A verdade sobre a memória é que a função cerebral muda bastante à medida que as pessoas envelhecem. Um número cada vez maior de estudos revela que a neuroplasticidade, a capacidade do cérebro de se manter flexível e gerar novas conexões neurais, que por muito tempo foi considerada uma característica dos cérebros jovens, na verdade continua ao longo do processo de envelhecimento. Isso sugere que o estereótipo bem aceito de que o cérebro inevitavelmente se deteriora à medida que envelhecemos é falso.[4]

Como detalharemos em breve, algumas formas de memória melhoram na velhice, entre elas a memória semântica, a capacidade de se recordar de conhe-cimentos gerais, como as cores que uma maçã pode ter; algumas permanecem as mesmas, como a memória procedural, a capacidade de lembrar como realizar um comportamento rotineiro, como andar de bicicleta; e outras declinam, como a memória episódica, a capacidade de se lembrar de uma experiência específica que ocorreu em determinado momento e local, como ter visto um relâmpago cruzando o céu acima de casa durante a tempestade da noite passada.[5] Além disso, este último tipo de memória, que se supõe declinar em todos os idosos, geralmente melhora nesse grupo com algumas intervenções.[6] Bem, ainda assim, você pode perguntar: se *algumas* formas de memória declinam em *algumas* pes-soas, *às vezes*, então o termo "momento idoso" não tem validade? A realidade é que os lapsos de memória podem ocorrer em qualquer idade, e o cérebro forma novas conexões na velhice que podem compensar essas perdas ocasionais.

Em suma, o que causa o declínio de certas formas de memória não é necessariamente o envelhecimento em si, mas o modo como abordamos e pensamos no envelhecimento — o que a cultura nos diz e o que dizemos a nós mesmos sobre envelhecer.

Conquistas da memória de anciãos chineses e surdos

No começo da carreira, eu me perguntava que papel, se havia algum, as concepções culturais e etárias desempenham nos padrões de memória na velhice. Como sugere a prevalência do termo "momento idoso", o declínio da memória é um dos estereótipos da velhice mais difundidos na América do Norte e na Europa.[7] Em um dos primeiros estudos que realizei ao voltar do Japão, investiguei se estereótipos como esse poderiam afetar o desempenho da memória.[8] Optei por examinar três culturas diferentes, com diferentes concepções em relação à idade: norte-americanos surdos,[9] norte-americanos não surdos e chineses.

Por que essas três culturas? Escolhi a cultura chinesa por causa de seus 2 mil anos de valores confucionistas enfatizando a dedicação filial e o respeito pelos mais velhos, que deixaram uma marca significativa na vida da China contemporânea. Até hoje, lares multigeracionais, muitas vezes liderados por membros mais velhos, são uma norma e não uma exceção, e os idosos costumam falar de sua idade com orgulho.[10]

Quanto à comunidade norte-americana surda, comecei a admirar essa cultura ainda na faculdade, quando me inteirei de suas visões positivas da idade em um livro da antropóloga Gaylene Becker.[11] A velhice na comunidade surda muitas vezes é uma fase da vida muito social, animada e interdependente. Isso é, basicamente, uma consequência de quanto a comunidade surda tende a ser intergeracional. Mais de 90% dos surdos nascem de pais não surdos; assim, quando surdos jovens conhecem outros mais velhos, em geral desenvolvem admiração por eles e formam fortes laços com esses modelos, com os quais compartilham uma identidade.[12] Como consequência, os estereótipos etários positivos são abundantes na comunidade dos surdos, e seus membros mais velhos se sentem bem consigo mesmos e são próximos de seus pares. Gaylene explica: "No decorrer do meu trabalho de campo, percebi um padrão na interação entre surdos idosos. Quando estavam em um grupo de surdos, eles eram comunicativos, confiantes, extrovertidos e relaxados".[13]

Para saber mais sobre a cultura dos surdos, me matriculei em um curso de língua de sinais norte-americana, em um centro comunitário local. O professor era um surdo mais velho, que fazia os sinais como se estivesse coreografando uma bela dança. Um dia, depois da aula, criei coragem para perguntar se poderia conversar com ele sobre suas opiniões em relação ao envelhecimento. No fim da nossa conversa, ele concordou em me ajudar a recrutar participantes surdos do Clube de Surdos de Boston, um clube intergeracional.

Também recrutei norte-americanos não surdos, velhos e jovens, de um centro de idosos de Boston e de uma organização de jovens, e velhos chineses não surdos de uma fábrica de lápis de Pequim cujos funcionários eram em sua maioria mais jovens, mas onde trabalhadores mais velhos aposentados ainda apareciam todo mês para pegar seus cheques de pensão.

Observar participantes dessas três culturas me permitiu eliminar explicações alternativas, como a linguagem, para quaisquer padrões significativos que eu pudesse identificar na memória. Se eu comparasse somente os norte-americanos surdos com os não surdos, haveria a possibilidade de os surdos terem desenvolvido mais a memória depois de anos se expressando em sinais. Se comparasse apenas chineses não surdos com norte-americanos não surdos, talvez os chineses tivessem uma memória melhor porque estavam expostos a um idioma baseado em pictogramas, e não em um alfabeto. Mas ao incluir participantes surdos norte-americanos e chineses, nós poderíamos nos concentrar num fator comum a ambas as culturas: uma visão etária positiva e generalizada.

Projetei o estudo para testar o tipo de memória que os especialistas cognitivos costumam afirmar que declina com a velhice:[14] a memória episódica. Ela é usada quando você se lembra de uma pessoa ou um objeto de um contexto visual-espacial específico, como a placa de "Proibido caçar" com um buraco de bala no canto que você notou ao entrar num parque nacional.

Para mensurar as atitudes dos participantes em relação ao envelhecimento, comecei pedindo que fizessem o exercício "Imagens do envelhecimento", o mesmo que você talvez tenha tentado fazer no capítulo anterior, que envolve dizer as primeiras cinco palavras ou frases que lhe vêm à mente ao pensar em uma pessoa idosa. Em seguida, os participantes responderam ao questionário "Mitos do envelhecimento",[15] que consiste em 25 afirmações, verdadeiras e falsas, sobre o envelhecimento, como "A depressão é mais frequente entre os idosos que entre os mais jovens" e "Os idosos em geral demoram mais tempo para aprender algo novo". Essas respostas me permitiram avaliar o viés dos participantes em relação ao envelhecimento. (Essas duas afirmações são falsas, a propósito.)

Eu me deparei com alguns problemas culturais. Não ficou claro para mim, por exemplo, se algumas imagens do envelhecimento de participantes chineses eram positivas ou negativas porque, quando traduzidas para o inglês, muitas eram referências específicas da cultura. Entre elas estavam "Capaz de organizar as massas" e "Dá seu calor remanescente à sociedade". Felizmente, meu assistente, que foi criado na China, conseguiu avaliar as respostas em termos de positividade e negatividade (as duas respostas, ao que parece, são bem positivas).

Apesar de não estarmos testando uma nova droga para a memória, os resultados foram igualmente surpreendentes. Dos participantes mais velhos, o grupo norte-americano não surdo expressou as visões etárias mais negativas e teve o pior desempenho em todas as quatro tarefas de memória. Os anciãos chineses, o grupo com as visões etárias mais positivas, tiveram melhor desempenho em todos os aspectos. Fiquei surpresa ao descobrir que os chineses mais velhos tinham um desempenho tão bom quanto os mais jovens. Em outras palavras, se você for um chinês idoso, sua memória funciona basicamente tão bem quanto a dos seus netos. Os idosos surdos norte-americanos, que tinham visões etárias mais positivas que os não surdos, tiveram um desempenho muito melhor que os idosos norte-americanos não surdos. Em comparação com os participantes mais velhos, os participantes mais jovens tiveram um desempenho semelhante em todos os três grupos culturais, o que faz sentido, uma vez que suas visões etárias ainda não eram pessoalmente relevantes e, portanto, não os afetavam.[16]

Uma das razões pelas quais identificamos associações tão fortes entre concepções culturais e as pontuações dos participantes mais velhos é que os membros idosos das culturas surda norte-americana e chinesa cresceram em uma época em que tinham pouco acesso à mídia norte-americana de massa, com sua predominância de visões negativas da idade: os surdos norte-americanos porque ainda não tinham tv com legendas; os chineses por conta do isolamento geográfico e político; e ambas as culturas porque as redes sociais, com sua capacidade de disseminar o preconceito de idade para além das fronteiras, ainda não haviam sido inventadas quando os participantes estavam crescendo. No entanto, em todos os três grupos, inclusive no dos norte-americanos não surdos, visões etárias mais positivas correspondiam a pontuações mais altas.

O que nosso estudo indicou foi que as convicções culturais referentes ao envelhecimento podem influenciar o desempenho da memória na velhice.

CONSTRUINDO UMA CATEDRAL DA MEMÓRIA

Para entender melhor o papel das visões etárias na manutenção de uma memória afiada, fui falar com John Basinger, um ator de teatro aposentado de 84 anos que mora a meia hora de mim, na cidade universitária de Middletown, no estado de Connecticut. Sua esposa, Jeanine, foi professora de cinema na Universidade Wesleyan por seis décadas. Ela basicamente inventou a disciplina, e agora é uma figura icônica tanto no campus quanto em Hollywood. Embora o trabalho e o legado de John sejam um pouco diferentes, suas façanhas também são admiradas em Middletown.

Em 1992, quando estava prestes a completar sessenta anos, John se propôs o desafio de memorizar "Paraíso perdido", de John Milton, um poema épico e lírico do século XVIII sobre a tentação de Satã a Adão e Eva e a subsequente expulsão deles do Éden. John começou devagar, aprendendo sete versos por vez, enquanto se exercitava na academia do campus. Não achava que conseguiria memorizar o poema todo. Mas, quando começa algo, John geralmente termina, não importa quanto tempo leve. Oito anos depois, perto do fim de sua sétima década de vida e no alvorecer de um novo milênio, ele sabia o vasto e épico poema de 60 mil palavras de cor. Isso corresponde mais ou menos a um romance do tamanho de *O senhor das moscas*! Em seguida, ele recitou o poema em um recital extraordinário que durou três dias.

Vinte anos depois, ele diz que ainda se lembra de tudo. Na manhã do nosso encontro, recitou um dos doze livros do poema de Milton na íntegra como um aquecimento mental. Mas John não é um homem de um truque só. Nos últimos anos, memorizou grandes trechos de *Rei Lear*, o drama shakespeariano sobre um monarca idoso, e transformou-o num monólogo. Não muito tempo atrás, também memorizou o emblemático poema de Alfred Tennyson, "The

Charge of the Light Brigade" [A carga da brigada ligeira], depois adaptou-o para uma música e a tocou com uma banda turbulenta de rock.

Em nossas conversas, John insiste que sua memória não é nada acima da média. Sua esposa e sua filha têm uma "memória naturalmente boa", explicou, enquanto ele se sente perdido sem uma lista de tarefas e muitas vezes tende a esquecer coisas, como o paradeiro de sua agenda. E, clinicamente, John está certo: ele não está acima da média. Sua memória para tarefas cotidianas é absolutamente normal, de acordo com John Seamon, psicólogo da Universidade Wesleyan que ficou fascinado com as façanhas de John e aplicou uma bateria de testes para saber como ele fazia isso. A conclusão de Seamon: "Não se nasce um memorizador excepcional, torna-se".[17]

John é a prova viva de que a memória mediana é uma coisa notável quando associada à vontade de desenvolvê-la como um músculo e à postura certa em relação à idade. Uma imagem que muitas vezes lhe vem à mente, ele disse, é a de Pablo Casals, o grande violoncelista espanhol que com noventa anos ainda tocava bem. No fim da vida, Casals tinha problemas para andar e se locomover, mas John disse que, assim que se sentava para tocar, Casals se tornava tão fluido e elegante quanto em sua juventude.

Quis saber como John havia memorizado um poema do tamanho de um romance, e perguntei que técnica ele usou para realizar esse feito. Acontece que ele desenvolveu sua estratégia de memorização quase por acaso. Foi durante seus anos de formação, ele explicou, quando surdos trabalhavam com ele no teatro.

Fiquei surpresa quando ouvi isso.

"Mas você não é surdo, é?", perguntei, cogitando se não tinha percebido um aspecto óbvio da sua identidade e uma conexão emocionante com a cultura dos surdos e suas visões positivas da idade.

John sorriu e balançou a cabeça de um lado para o outro, mas começou a contar sua história com a língua de sinais. Quando jovem, ele queria muito fazer teatro, e o primeiro trabalho que surgiu foi em design de som, no Teatro Nacional para os Surdos (National Theater for the Deaf, NTD), em Waterford, Connecticut, nos anos 1960. O NTD foi fundado por David Hays, um cenógrafo de sucesso que trabalhara com Elia Kazan e George Balanchine — grandes nomes do cinema e do balé, respectivamente. Esse novo grupo seria pioneiro em um tipo de apresentação com atores surdos e não surdos, que faziam sinais e mímicas e diziam suas falas, tudo ao mesmo tempo, envolvendo todos os sentidos e criando um estilo novo e radical de teatro para surdos e não surdos. Era eletrizante. John viajou com a companhia por três anos, e passou de designer de som para ator e professor de teatro e de língua de sinais norte-americana.

Enquanto me contava sobre o início de sua carreira, John continuou usando a língua de sinais para ilustrar como as apresentações funcionavam no NTD, bem como para explicar o que tinha descoberto sobre o processo de memorização. Trabalhando no teatro de surdos, John percebeu que memorizava suas falas com mais facilidade quando acrescentava gestos para tornar o texto oral mais visual. Décadas depois, para memorizar "Paraíso perdido", ele retomou a ideia de tornar o texto mais físico, "adicionando gestos naturais à mistura". Isso, ele explicou, foi o que lhe permitiu "ocupar ao mesmo tempo o espaço emocional e físico do poema".

O tempo com o NTD, quando foi exposto à cultura dos surdos, teve claramente um impacto em John. Você deve se lembrar de que, no meu estudo sobre a cultura dos surdos, os membros mais jovens costumavam tratar os mais velhos como modelos e líderes.[18] A exposição de John a essa cultura reforçou suas visões positivas da idade e ensinou muito mais. No começo, ele não sabia nada sobre língua de sinais; alguns anos depois, já estava *ensinando*. John acabou deixando a trupe para passar mais tempo com a família em vez de viajar pelo país meses a fio, mas sua experiência com os surdos permaneceu com ele. Suas diretrizes mais importantes, como parecia estar sugerindo, tinham vindo dos surdos, cuja cultura ele assimilou, ao menos por um tempo, e na qual se apoia, décadas depois, para realizar seus notáveis feitos de memória.

Quando fala sobre sua vida, John cita constantemente filmes, livros e poemas, muitos dos quais eu sentia vergonha de não ter assistido ou lido, mas dos quais mais tarde fui atrás. Alguns o abasteceram com imagens positivas sobre o envelhecimento. Um livro que diz ter adorado na juventude foi *The Way of All Flesh* [O caminho de toda a carne], um romance vitoriano de Samuel Butler que mostra a hipocrisia do sistema de valores daquela época. Ele mencionou seus dois personagens favoritos — Alethea, a tia amorosa, e Overton, o narrador do romance —, figuras mais velhas que se encaixam muito bem no arquétipo mitológico da velha sábia e do homem que dá orientações cruciais.

A vida de John é um lembrete de que a memória não é o recurso neurológico fixo e finito que muitas vezes pensamos ser. Não é algo que você tem ou não tem, exceto em casos de deterioração neurológica, como o Alzheimer — e mesmo assim, como veremos, a perda de memória nem sempre é inevitável. A memória é maleável e pode ser aprimorada. Na verdade, John fez um uso extraordinário do tipo de memória que a maioria da literatura cognitiva diz que declina na velhice: a memória episódica.

Melhorando a memória

Depois do nosso estudo transcultural com chineses e norte-americanos surdos, suspeitei que as crenças culturais desempenhavam um papel crucial na saúde da memória, mas sabia que precisaria estudar as visões etárias num ambiente mais controlado para provar quão importantes eram. Assim, tentei encontrar um jeito de reproduzir experimentalmente o que achava que estava acontecendo nessas três diferentes culturas.

Após testar várias técnicas para ativar estereótipos de idade em pessoas mais velhas, decidi tentar a memória implícita — uma técnica que foi usada para estudar o racismo ativando subliminarmente os estereótipos de pessoas negras em estudantes universitários brancos.[19] Queria tentar algo diferente e ver se poderia ativar estereótipos pessoais ou estereótipos do próprio grupo. E queria tentar isso com participantes mais velhos, apesar de um neurocientista do meu departamento ter dito que provavelmente não daria certo, já que pessoas mais velhas têm uma velocidade de processamento mais baixa. Fiquei encantada quando a técnica deu certo, mesmo com um dos nossos participantes, um homem de 92 anos, usando um computador pela primeira vez.

A razão pela qual a memória implícita funciona tão bem é que ela consegue contornar as estratégias psicológicas que usamos para proteger nossas visões etárias positivas ou negativas. Por exemplo, vemos isso no chamado "viés de confirmação", que opera dando mais peso às evidências que confirmam o que já pensamos ser verdade e subestima as evidências em contrário.

Eu e minha equipe recrutamos um grupo de participantes mais velhos e o trouxemos para o nosso laboratório no Departamento de Psicologia da Universidade Harvard. Depois de sentá-los na frente de telas de computador, pedimos que eles focassem um alvo enquanto palavras piscavam pouco acima ou abaixo dele, rápido o suficiente para que experienciassem a chamada "percepção sem consciência", mas numa velocidade em que podiam ser percebidas e absorvidas. O que para os participantes pareciam borrões passageiros eram, na verdade, palavras associadas a estereótipos positivos e negativos da velhice, como "sábio", "alerta" e "culto", ou "Alzheimer", "senil" e "confuso".

Antes e depois dessas sessões, os participantes realizavam os mesmos exercícios usados no meu estudo com os três grupos culturais, como observar a distribuição de pontos numa tabela e depois reproduzi-la com pontos amarelos em outra tabela em branco. Eu queria descobrir se as técnicas de memória implícita poderiam ser usadas para ajustar a visão dos participantes a respeito do envelhecimento e se poderiam prejudicar ou melhorar os tipos de memória que supomos declinar na velhice.

O resultado? Os participantes expostos a estereótipos de idade positivos por apenas dez minutos melhoraram seu desempenho de memória. Dez minutos de exposição a estereótipos de idade negativos causaram um declínio comparável. Identificamos o mesmo padrão nos participantes, fossem homens ou mulheres, com sessenta ou noventa anos, com ensino médio incompleto ou formados em medicina, moradores do campo ou da cidade, no primeiro contato deles com uma tela de computador ou não.[20] Desde então, nossas descobertas acerca do desempenho da memória relacionado à visão etária foram replicadas por muitos outros pesquisadores, em lugares tão distantes quanto a Coreia,[21] a 11 mil quilômetros do nosso laboratório nos EUA. Estudos em cinco continentes confirmaram a natureza universal dos nossos resultados.[22]

Considere as seguintes implicações: embora o envelhecimento seja um processo biológico, também é profundamente social e psicológico. Sua visão do envelhecimento e os impactos dela na memória podem de fato influenciar a saúde e o desempenho da sua memória. E essa visão pode ser alterada de forma negativa ou positiva.

É por isso que alguém como John Basinger, cuja memória é "normal", conseguiu memorizar um poema do tamanho de um romance. Perguntei a

John o que o motivou, todos aqueles anos dedicados a construir algo tão vasto e grandioso na sua memória. Ele disse que era o ideal grego de uma mente forte em um corpo forte, bem como a convicção de que a idade avançada é um período em que as camadas de conhecimento e prática podem render grandes recompensas. O poema "Paraíso perdido" era como "uma catedral que levo na minha mente". Ele explicou que muitas vezes se sentia um pouco como Pablo Casals, tocando todas aquelas belas suítes de Bach aos noventa e tantos anos. Para John, também, a música flui, e a catedral se ergue no interior das gloriosas cavidades do seu cérebro.

DE VOLTA PARA O FUTURO: A MEMÓRIA AO LONGO DA VIDA

Claramente, quando se trata de memória, a cultura é importante, mas nossos estudos tinham sido feitos ao longo de um dia. Eu estava curiosa para saber se as visões etárias poderiam afetar a memória ao longo da vida. Para estudar isso com mais detalhes, tive de encontrar um jeito de definir as visões etárias de décadas atrás das pessoas e rastrear suas memórias desde então, ao longo do tempo. Estava falando com minha família sobre esse desafio um dia de manhã, quando minha filha sugeriu que eu usasse a máquina do tempo do seu filme favorito, *De volta para o futuro*, para viajar no tempo e descobrir as visões etárias das pessoas antes de retornar ao presente, quatro décadas depois, para avaliar suas memórias.

Meu amigo Robert Butler apresentou uma solução semelhante, porém mais viável. Como fundador do Instituto Nacional do Envelhecimento, ele ajudou a lançar o Estudo Longitudinal sobre Envelhecimento de Baltimore (Baltimore Longitudinal Study of Aging, BLSA). Trata-se do estudo sobre envelhecimento mais antigo do mundo, iniciado em 1958 e ainda em andamento. A cada dois anos, os participantes do BLSA realizam uma série de testes e respondem a uma série de questionários para ajudar os cientistas a estudar praticamente todos os aspectos imagináveis do envelhecimento. Em uma dessas mensurações, o entrevistador apresenta dez cartões com figuras geométricas, cada um por dez segundos, e pede aos participantes que desenhem as figuras de memória. Robert disse que um dos pesquisadores originais do

BLSA também introduzira um questionário sobre a visão do envelhecimento, que ele achava que ninguém jamais havia estudado.

Para descobrir se Robert estava certo, liguei para o diretor-científico do Instituto Nacional do Envelhecimento (que depois se tornou um valioso colaborador), o dr. Luigi Ferrucci, para apresentar a minha ideia de relacionar visões etárias à memória ao longo do tempo e perguntar se sabia como eu poderia descobrir se os participantes do BLSA tinham alguma vez respondido a um questionário que mensurava sua visão do envelhecimento. Ele respondeu que talvez um dos primeiros pesquisadores tivesse introduzido tal questionário, mas não tinha certeza, pois achava que ninguém tinha publicado nenhum estudo a respeito. E me mandou um manual do tamanho de uma lista telefônica de uma metrópole para verificar. Fiquei encantada ao encontrar uma mensuração das visões etárias na primeira pesquisa com os participantes. Depois de mais algumas pesquisas, descobri que essa escala se chamava "Atitude em relação a pessoas idosas".

Agora, assim como o personagem interpretado por Michael J. Fox em *De volta para o futuro*, eu podia voltar no tempo e estudar como os participantes do BLSA descreviam seus pontos de vista a respeito do envelhecimento no início do estudo, décadas antes de chegarem à velhice — muitos, naquela época, ainda eram jovens. A essa altura, todos já tinham completado sessenta anos. Combinei suas visões etárias desde o início do estudo com suas pontuações de memória ao longo dos 38 anos seguintes e descobri que os participantes que desde o início tinham visões etárias positivas passaram a ter pontuações de memória 30% melhores na velhice que seus pares com visões etárias negativas. O impacto benéfico das visões etárias positivas na memória dos participantes foi ainda maior do que a influência de outros fatores, como idade, saúde física e grau de instrução.[23]

Depois de estudar envelhecimento e memória em três culturas diferentes e analisar visões etárias num laboratório e ao longo do tempo, encontrei evidências de que o envelhecimento não é o único fator que influencia a memória; visões etárias a afetam em um grau surpreendente.

A dádiva da idade: quem deve interpretar um raio-x

Segundo o neurocientista Daniel Levitin, certos tipos de memória *melhoram* com a idade. As pessoas conseguem reconhecer melhor padrões, por exemplo, quando têm mais de sessenta anos. Como ele diz: "Se você vai fazer um raio-x, vai querer a interpretação de um radiologista de 70 anos, e não de um de 30".[24]

À medida que envelhecemos, nosso cérebro continua a fazer novas conexões. Angela Gutchess, neurocientista da Universidade Brandeis, descobriu que o cérebro mais velho tende a ser menos especializado em explorar suas muitas regiões, o que pode ser uma coisa boa. Seus elegantes estudos do cérebro com ressonância magnética mostraram que, ao memorizar um poema ou qualquer outra informação verbal, os jovens adultos usam o córtex frontal esquerdo. Os adultos mais velhos tendem a usar não só essa mesma região, mas também o córtex frontal direito, normalmente utilizado para armazenar e processar informações espaciais, como um mapa. Confiar mais nesses dois hemisférios cerebrais é uma marca de adaptabilidade e flexibilidade.[25]

Lembre-se de que a incrível façanha de John Basinger, que deixaria pessoas de qualquer idade extremamente orgulhosas de si, foi realizada em parte por meio de gestos com as mãos que tornavam o texto mais espacial — bem como por meio da ideia de que o envelhecimento é um período em que nossas habilidades e experiências estão mais aprimoradas. Os valores etários não existem no vácuo; eles ocupam os tronos da nossa mente, as salas de controle do nosso corpo. São parte de como codificamos o envelhecimento. Eles determinam como nós, como cultura e indivíduos, projetamos, estruturamos e vivenciamos a velhice. É por isso que seus efeitos se difundem de maneira tão significativa, mudando não apenas a forma como nos lembramos, mas como nos comportamos, inclusive a decisão de passar nosso conhecimento a outras pessoas.

TRANSMITINDO MEMÓRIAS: CAÇA AO COGUMELO NA FLORESTA DE SEQUOIAS

Patrick Hamilton vive nas florestas tranquilas e exuberantes do norte da Califórnia, onde colheu, cozinhou, vendeu, estudou e ensinou sobre cogumelos nas últimas três décadas. Um homem robusto de 73 anos, cabelo grisalho, voz suave e sorriso fácil, tornou-se uma das principais autoridades na caça a cogumelos. Seu nome aparece em vários guias e sites dedicados à coleta desses fungos, e há uma foto dele posando orgulhosamente com dois porcinis do tamanho de bolas de boliche na contracapa de *All that the Rain Promises and More* [Tudo o que a chuva promete e mais], o lendário guia de caça a cogumelos.[26]

Porém, fui procurar Patrick não para obter dicas de onde encontrar chanterelle no meu quintal em Connecticut, mas para aprender os segredos da memória dos caçadores de cogumelos mais velhos. Patrick consegue identificar milhares de espécies. Isso é bem impressionante, considerando que muitos cogumelos estão em constante evolução. A maioria deles cresce muito rápido, mudando de forma e de cor à medida que amadurecem.

Também tinha motivos pessoais para querer saber mais sobre a caça a cogumelos. Quando eu era mais nova, em Vancouver, nossa casa ficava perto da casa de uma chinesa idosa que morava com o filho adulto e a família. Toda primavera, nas manhãs dos fins de semana, eles iam para a floresta com cestas. Se eu estivesse no quintal quando eles voltavam à tarde, me mostravam com júbilo as pilhas de cogumelos de cores fantásticas que a matriarca havia desenterrado. Vovó Leung parecia ter um senso mágico de onde encontrar cogumelos, que o filho e a família admiravam infinitamente.

A prodigiosa memória de Patrick para cogumelos tem a ver com visões etárias positivas. Assim como John, ele demonstra que essas visões podem contribuir para a memória episódica, um tipo de memória detalhada de eventos e objetos que muitos cientistas supõem erroneamente que sempre declina com a idade. Patrick me disse: "À medida que envelheço, vou ganhando sabedoria".

Quando criança, Patrick se apaixonou pelo ar livre enquanto brincava com seus avós no perfumado laranjal que haviam comprado perto de Los Angeles, depois de emigrarem da Irlanda. Aos 43 anos, ele "se ligou em cogumelos", quando mudou para uma casa próxima ao rio Russian cujo estuário ladeado de sequoias atravessa os condados de Mendocino e Sonoma e deságua no Pacífico. Na época, Patrick sabia distinguir dois cogumelos comestíveis — o coral e o chanterelle. Ele e a esposa saíam para a floresta com cestas e facas e voltavam com o jantar. Desde então, ele morou por todo o norte da Califórnia — de Point Reyes, na costa, às úmidas florestas de sequoia de Sierra Nevada —, trabalhando como chef, professor, fornecedor de restaurantes sofisticados de São Francisco e colunista de um jornal local.

Quando perguntei que imagens lhe vinham à mente ao imaginar o envelhecimento, começou dizendo que não imagina pessoas mais velhas na cidade, mas ao ar livre, na floresta. Depois sugeriu duas imagens. Uma era de uma mulher atraente na casa dos setenta anos, com cabelos compridos e grisalhos, se divertindo em uma longa caminhada. A segunda era de um homem mais velho em cima de uma bicicleta, pedalando alegremente por uma trilha estreita entre árvores altas.

Essas imagens de pessoas mais velhas se divertindo, imersas na natureza, são inspiradas na própria vida de Patrick. Aos 73 anos, ele é mais velho, e mais ágil, do que a maioria daqueles que frequentam suas aulas na floresta. Recentemente, ele e seu parceiro de coletas, um entusiasta de cogumelos de 79 anos, haviam saído para uma caminhada e foram surpreendidos por uma forte nevasca. Tiveram de andar onze quilômetros pela serra, sem sinal de celular. Não podiam parar, Patrick explicou, pois corriam o risco de morrer de hipotermia. Chegaram em casa inteiros, e, apesar dos arrepiantes perigos da experiência, Patrick fez o episódio parecer uma aventura que repetiria com prazer, se tivesse oportunidade.

A caça a cogumelos também reforça uma visão positiva da idade, pois os mais velhos tendem a ter mais conhecimento especializado e são procurados por coletores mais jovens. É uma atividade intergeracional em que o conhecimento acumulado — e quem o guarda — pode ser uma questão de vida ou morte, já que muitos cogumelos são venenosos.

"Minha idade me ajuda quando se trata de encontrar cogumelos", explicou Patrick. Sua capacidade de identificar milhares de espécies diferentes é baseada nos muitos anos de caça em florestas e desertos, além de muito tempo lendo textos científicos.

> Aprender a identificar diferentes cogumelos não é só uma questão de memorizar o nome e a imagem deles, sem mencionar a toxicidade ou comestibilidade, já que o mesmo cogumelo muda ao longo da sua vida e em diferentes climas. Trata-se também de compreender e aprender as sutis interações e interdependências do contexto mais amplo. Olho para o solo, as árvores, as plantas, a geologia, a coisa toda.

Ele parece aplicar esses conhecimentos também às pessoas e ao modo como vive: não existe nada independente de outra coisa; certos ciclos são dependentes de outros ciclos; coisas vivas nunca param de crescer.

Os alunos de Patrick tendem a ser casais ou pais com filhos. Às vezes os avós se juntam às incursões pela floresta. Há algo especial quando toda a família está junta: "Todo mundo está no mesmo nível na floresta e você não pensa na idade de ninguém". É normal ele encontrar o cepo oco de uma sequoia gigante onde toda a família pode posar para fotos.

Recentemente, ele estava coletando com uma família russa quando notou a avó colhendo cogumelos russula vermelhos. Ela chegou até a convocar o neto para a tarefa, mas Patrick ficou alarmado. Correu para dizer a ela que aquele era o *Russula cremoricolor*, também conhecido como *emetica*, ou "o doentio". Ela deu risada e disse que aquele cogumelo podia ser comido se posto em conserva (isso não é recomendado para os inexperientes). A Rússia, ao que parece, tem cogumelos semelhantes aos das florestas do norte da Califórnia, e os russos são cozinheiros destemidos. No final da conversa, o neto da mulher estava sorrindo para a avó. Patrick desejou boa sorte à mulher, e ela e o neto voltaram à colheita.

CÂNTICOS DOS ANCIÃOS COMO CAMINHO
PARA UMA SOBREVIDA CULTURAL

O papel de Patrick como detentor de conhecimento me lembrou dos textos da antropóloga Margaret Mead sobre o papel dos membros mais velhos nas culturas indígenas ao redor do mundo.[27] Ela observou que eles costumavam ser indispensáveis devido aos seus imensos conhecimentos culturais, que passavam para as gerações mais jovens. Esse papel de guardador da memória, por sua vez, ajudava a solidificar a posição social deles:

> A incansável diligência deles representava tanto a sobrevida física como a cultural. Para essas culturas se perpetuarem, os velhos eram necessários não só para guiar o grupo em tempos de fome, mas também para mostrar a vida em sua completude.[28]

Como exemplo, Margaret menciona a cultura aborígene australiana, que sobreviveu numa paisagem extremamente hostil por milhares de anos. Esses aborígenes estão vivos até hoje por causa de suas tradições, que os vinculam à ecologia local. Os mais velhos preservam e transmitem conhecimentos específicos e indispensáveis por meio de cânticos — veículos de transmissão cultural e informacional que incluem um corpus de canções que faz dos mais velhos os detentores da história oral contínua mais antiga dos povos da Terra.[29] Essas canções funcionam como "textos" culturais e espirituais, bem como enciclopédias orais que contêm informações sobre milhares de espécies de plantas e animais de toda a Austrália e mapas detalhados de centenas de quilômetros de território.[30]

Margaret escreve: "A continuidade de todas as culturas depende da presença viva de pelo menos três gerações".[31] Essa observação se aplica aos aborígenes mais velhos que ensinam os cânticos que ajudam os filhos e netos a encontrar abrigo e alimento, e a Patrick, que transmite a caçadores de cogumelos de todas as idades seu conhecimento gastronômico e muitas vezes vital sobre quais cogumelos são venenosos. Esses casos de pessoas mais velhas sendo valorizadas por transferir informações para as gerações mais jovens são verdadeiros "momentos idosos": em que "idoso" representa a memória.

3

Velhos e velozes

Em um recanto verde e montanhoso do noroeste dos Estados Unidos, vive uma freira alegre que se tornou uma celebridade local no vale do Spokane. Isso porque, desde 1982, a irmã Madonna Buder completou mais de 350 triatlos, ganhando o apelido de "Freira de Ferro". Na primeira vez que correu, ela já tinha quase cinquenta anos e usou um par de tênis emprestado de um amigo. Agora está com 91 anos e acabou de completar outro triatlo. Seu treinamento é simples. Nada de academias sofisticadas ou treinadores olímpicos — em vez disso, a irmã Madonna corre ou anda de bicicleta até o mercado, nada na piscina do clube local e usa raquetes de neve para se locomover no inverno. Apesar de todas as suas proezas físicas, irmã Madonna parece bem despretensiosa, tem uma constituição leve, olhos azuis brilhantes e cabelos curtos que ela mesma corta.

Estávamos falando sobre envelhecimento quando perguntei quais eram as cinco primeiras palavras que lhe vinham à mente quando pensava em "uma pessoa idosa". Ela respondeu "sabedoria e benevolência" e ficou pensando um pouco mais. "Também tem corrida e oportunidades." Quando observei que faltava uma, ela riu e acrescentou: "Um bom vinho".

Ela credita à sua avó a associação que faz entre envelhecimento, oportunidade e sabedoria. Em Saint Louis, quando ainda era jovem, refletindo sobre a imensidão da vida e se perguntando o que fazer quando crescer, sua avó lhe dissera: "O passado está morto e enterrado, o futuro deixa de ser futuro quando chega, então o presente é a única coisa pela qual você é responsável". Oitenta anos depois, é assim que ela pensa no envelhecimento: "Não faz sentido ter medo de envelhecer, você nunca sabe o que está por vir porque nunca teve essa experiência antes".

Seu pai foi um campeão de remo, que remou e jogou handebol até os setenta anos. Ela se lembra de ter orgulho dele por ser tão atlético numa idade que ela considerava, na época, muito avançada. Quando ela mesma fez setenta anos, competiu no Ironman de Big Island, no Havaí. Depois de atravessar a ilha de bicicleta e nadar quase cinco quilômetros em mar aberto, estava realizando a modalidade maratona quando começou a pensar no pai. Era uma noite de lua cheia; a trilha estava coberta de sombras e projeções prateadas, e ela se lembra de sentir a presença do pai como se ele estivesse correndo ao seu lado.

Descobertas da saúde funcional

Quando conheci a irmã Madonna, fiquei maravilhada com a facilidade com que ela refutava o estereótipo de debilidade e declínio considerado com tanta frequência a trajetória natural do envelhecimento. Também me perguntei se sua visão positiva da idade poderia ser o motivo de suas proezas físicas. Para descobrir se essa visão positiva podia influenciar a saúde funcional — a maior ou menor capacidade do nosso corpo de se movimentar com base em coisas como ritmo, equilíbrio, resistência e velocidade —, projetei um estudo. Analisei uma pesquisa que perguntou aos seus participantes, todos com cinquenta anos ou mais, a respeito de suas concepções em relação à idade — por exemplo, se eles concordavam com afirmações como: "À medida que envelhece, você se torna menos útil". As respostas receberam pontuações indicando visões negativas ou positivas da idade. Nas duas décadas seguintes, a cada poucos anos a saúde funcional desses participantes era avaliada.

Constatei que os participantes com uma visão positiva da idade mostraram uma saúde funcional muito melhor ao longo de dezoito anos que os da mesma idade com uma visão negativa.[1] Foi a primeira vez que alguém demonstrou que a forma de ver a própria idade — em vez do "envelhecimento" — era um fator importante no desempenho físico na velhice.

Contudo, eu ainda precisava ter certeza de que a causa e o efeito não estavam invertidos: de que não era a boa saúde funcional que causava a visão positiva da idade. Conversei com meu amigo, o estatístico Marty Slade, sobre essa questão. Marty fora engenheiro aeronáutico antes de se tornar estatístico. Em suas análises, ele usa a mesma lógica e perspicácia que utilizava para testar motores de avião. Primeiro verificamos se havia uma associação reversa. Ou seja, se a saúde funcional dos participantes, quando eles ingressavam no estudo, dava indícios das suas visões da idade ao longo do tempo. A resposta era não. Em seguida, analisamos todos os participantes que tinham a mesma pontuação em saúde funcional quando ingressaram no estudo e repetimos a análise. No fim, descobrimos que eram as visões da idade que determinavam a saúde funcional, e não o contrário. Mais recentemente, pesquisas em outros países, inclusive na Austrália, chegaram aos mesmos resultados.[2]

DESTREZA FÍSICA COMO UM EFEITO BOLA DE NEVE

Para ter certeza de que a visão da idade estava por trás de uma capacidade física melhor, minha equipe convidou participantes mais velhos para ir ao nosso laboratório. Nós os distribuímos, aleatoriamente, em um grupo com visões positivas da idade e outro com visões negativas e, assim como fizemos no experimento de memória anterior, apresentamos mensagens subliminares positivas e negativas em relação à idade. Os participantes estimulados por apenas dez minutos de visões positivas imediatamente conseguiam caminhar mais rápido e com mais equilíbrio, fato comprovado pelo tempo maior em que passavam com os pés no ar a cada passo (e calibrado por palmilhas especiais nos calçados para registrar a pressão). Os que foram expostos a visões positivas do envelhecimento andaram *melhor*.[3]

Como meu objetivo tem sido usar visões positivas da idade para proporcionar melhoras na saúde dos idosos da comunidade, o próximo passo foi ver se poderíamos propiciar a mesma melhora fora do laboratório: em diferentes conjuntos habitacionais para idosos. Além disso, em nosso estudo de laboratório, embora tenhamos descoberto que a memória inconsciente afeta de imediato a capacidade dos participantes de caminhar, o efeito começou a esvanecer após uma hora. Preparei outro estudo semelhante com participantes idosos, estimulando-os em intervalos de uma semana ao longo de um mês, na esperança de que produzisse melhoras mais duradouras.[4] Esse novo estudo chegou mais perto de como os estereótipos de idade operam no mundo real, onde somos regularmente expostos a eles por longos períodos de tempo.

Barbara, uma mulher de 83 anos, foi uma das nossas participantes. Ela viu um folheto sobre o estudo no salão comunitário do complexo onde morava. Os requisitos do experimento pediam que o participante respondesse a algumas pesquisas, participasse de alguns jogos de computador e fizesse alguns exercícios físicos. Bem, pensou ela, por que não? Era algo novo para experimentar.

Durante o seu mês de sessões semanais, Barbara se encontrava com uma das nossas pesquisadoras e fazia alguns jogos simples de velocidade de reflexo no computador antes de passar para coisas como sentar e levantar de uma cadeira cinco vezes seguidas, atravessar uma sala e voltar e ficar com um pé atrás do outro por dez segundos.

No início, Barbara teve dificuldades. Ao sentar e levantar da cadeira cinco vezes seguidas, às vezes achava que iria cair e precisava segurar na mão da pesquisadora mais próxima. E equilibrar-se com um pé atrás do outro por dez segundos, como se estivesse em uma corda bamba, não é tão simples quanto parece.

Na terceira semana, porém, algo interessante aconteceu. Barbara começou a se sentir mais confiante para sentar e levantar da cadeira e disse que ficar parada com um pé atrás do outro não a fazia mais se sentir como a Torre de Pisa.

Houve outras mudanças também, sutis, mas perceptíveis. Ela disse que parecia mais fácil sair da cama de manhã e subir os degraus da biblioteca pública onde gostava de alugar DVDs. E não foram apenas essas mudanças — Barbara se sentia melhor no geral, mais no controle.

Ficou surpresa consigo mesma, por exemplo, quando ligou para um primo com quem não falava havia anos. No calor do momento, inscreveu-se para ajudar a organizar a festa do próximo feriado que seu complexo residencial estava programando. Juntou-se ao grupo de dramaturgia no prédio em que morava que apresentava peças curtas num teatro próximo.

Se estiver se perguntando se a razão pela qual o equilíbrio e o humor de Barbara terem melhorado tem algo a ver com a nossa intervenção, que fortaleceu sua visão positiva da idade, você acertou. Ao induzi-la subliminarmente com palavras como "ágil" e "em forma", nós ativamos suas visões positivas profundamente arraigadas do que é ser velho — e as pusemos em primeiro plano no seu sistema de convicções, que por tanto tempo foi dominado por imagens negativas do envelhecimento assimiladas da sociedade. Essa ativação melhorou a percepção de Barbara sobre si mesma como uma pessoa mais velha, bem como seu desempenho físico.

Claro que Barbara não criou asas da noite para o dia. Mas sua melhora física depois de um mês no programa foi semelhante à que alguém da mesma idade tende a apresentar após seis meses de exercícios quatro vezes por semana.[5] E Barbara não foi uma exceção: depois de um mês, o grupo de participantes mais velhos expostos a visões positivas da idade estava andando mais depressa e tinha mais equilíbrio que o grupo neutro.

Inesperadamente, minha equipe encontrou um efeito bola de neve. Ou seja, assim como uma bola de neve aumenta de tamanho ao rolar por uma colina cheia de neve, a influência benéfica das visões positivas da idade no desempenho físico dos nossos participantes aumentou regularmente ao longo dos dois meses do estudo.[6] Um ciclo virtuoso estava em ação: a memória inconsciente positiva reforçou as visões positivas dos participantes em relação à idade, que por sua vez fortaleceram suas visões positivas do próprio envelhecimento, que fortaleceram sua função física, que fortaleceram ainda mais suas visões positivas da idade. Isso, por sua vez, levou a um maior fortalecimento do desempenho físico. (Ver figura 1, a seguir.)

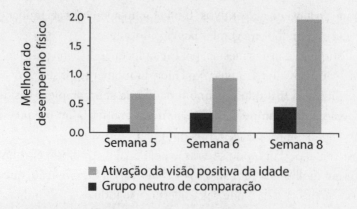

Figura 1: Ativar visões positivas da idade melhora o desempenho físico dos idosos ao longo do tempo. Participantes expostos a visões positivas da idade mostraram um desempenho físico notoriamente melhor que os do grupo neutro, e a influência benéfica da visão positiva da idade aumentou ao longo dos dois meses do estudo.

NADANDO NA FRENTE DENTRO DE UM GRUPO

As visões etárias existem em um continuum, mas a maioria dos norte-americanos está exposta, expressa e principalmente, a visões negativas.[7] Outras pessoas, como a irmã Madonna, parecem se inspirar sobretudo em visões positivas. Mas ter uma visão positiva da idade não significa que você precisa ser extraordinária e competir em triatlos todos os meses. Às vezes, elas podem apenas ajudar você a tentar algo novo.

Considere Wilhelmina Delco, uma política do Texas que começou a nadar aos oitenta anos, dez anos atrás, e que em geral é a pessoa mais velha na piscina. Os moradores do bairro a conhecem como a "senhora que nada no clube", diz ela rindo, mas suas conquistas são muito mais significativas que isso. Três dias depois do assassinato de Martin Luther King Jr., ela se tornou a primeira pessoa negra a ser eleita para um cargo público em Austin, quando ingressou no conselho do Distrito Escolar Independente. Desde então, prestou quatro décadas de serviço cívico pioneiro como deputada estadual no Texas.

Wilhelmina começou a nadar porque era bom para sua artrite, e "ir e voltar" dez vezes na piscina fazia bem para ela. Ela fica particularmente satisfeita quando vê outro octogenário ou septuagenário pulando do trampolim. "Tenho orgulho da minha idade, não de ser uma exceção", explicou. Da mesma forma, apesar de ter sido a única mulher negra ou idosa, ou ambas, nos muitos conselhos das organizações cívicas de que faz parte, ela não se vê como uma exceção. "É importante para mim não ser uma pessoa excepcional." Ela parece se ver como uma líder *dentro* do grupo, e não como alguém superior fora dele. Em vez de fazer proselitismo, ela se apresenta como um exemplo.

Essa capacidade de mostrar aos outros que, se ela pode fazer, eles também podem, vem em parte de sua luta contra o racismo. Durante a maior parte de sua vida, ela sentiu-se indesejada em muitos lugares onde trabalhou e viveu. E embora ser alvo de preconceito em várias frentes — como mulher, negra e idosa — possa causar um aumento exponencial do estresse, também pode ser uma oportunidade para transferir estratégias de enfrentamento entre essas identidades.

A capacidade de Wilhelmina de lidar com o racismo a ajudou a lidar com o etarismo. Sua mãe, que morou com Wilhelmina nos seus últimos vinte anos de vida, a ensinou a se desenvolver num ambiente racista. Se algo precisasse ser feito, sua mãe dizia: "Você precisa fazer. Danem-se os intolerantes. Você precisa tentar".

Wilhelmina também aprendeu sobre o envelhecimento com a mãe — e com a sogra, que foi morar com os Delco em seus últimos anos. Ter duas avós em casa foi uma grande fonte de apoio e afeto para Wilhelmina e os filhos ("E de brigas", acrescentou com uma risada), influenciando a maneira como ela pensa na velhice. As duas senhoras costumavam dar conselhos a ela e aos filhos sobre tudo, desde cozinhar até como lidar com as contas em tempos difíceis e encontrar força nos laços familiares e comunitários. Agora que tem a idade das matriarcas da sua vida, Wilhelmina diz que nunca mentiria a respeito da sua idade: "Estou muito feliz por ter chegado até aqui".

Nadando para o pote de ouro no fim do arco-íris

Depois de conhecer Wilhelmina, conversei com outra mulher que descobriu os prazeres da natação tarde na vida; mas esta, quando entrou na piscina, basicamente nunca mais saiu. Quase todo ano, Maurine Kornfeld, de 99 anos, bate outro recorde mundial de natação.

Começou aos noventa anos, e desde então ela bateu 27 recordes nessa modalidade.[8] Quando estava na casa dos sessenta e era assistente social em Los Angeles, a piscina do clube local em que costumava se refrescar no verão fechou, então ela procurou outra mais próxima. A piscina só ficava disponível nas manhãs de domingo, pois uma equipe de nadadores de um clube nacional de natação a usava todas as outras manhãs. Quando foi falar com o treinador para reclamar do monopólio da piscina, ele fez perguntas que ela não entendeu, como: "Qual é o seu estilo?".

> Eu não tinha ideia do que ele estava falando, mas disse para eu ir no sábado de manhã para dar uma olhada em mim. Fui lá no sábado de manhã e ele falou para entrar e fazer nado livre, e eu entrei e nadei com a cabeça levantada, porque era o mais razoável. Ele ficou gritando para eu enfiar a cabeça na água, o que parecia uma ideia meio besta. Ele tinha sido sargento da Marinha e ficou ali gritando comigo, mas depois eu nadei de costas e ele gostou do que viu, e assim virei a sua mais recente recruta de Parris Island.

Maurine sorriu, referindo-se à famosa base de treinamento de fuzileiros navais dos EUA.

Logo depois, Maurine começou a participar de competições de natação. E rapidamente estava ganhando todas. Mas a alegria disso, ela ressalta, vem da natação, e não do elemento competitivo. "O que eu adoro são as pessoas, o prazer. Nadar faz você se sentir bem, aumenta a endorfina. É um esporte muito adorável e sensual. A competição não é mesmo importante. Quando você está na água, se sente imortal. Nada pode tocar você. Você simplesmente se sente bem."

E Maurine é alguém que faz os outros, inclusive eu, se sentirem bem. Sua presença é interessante, animadora e alegre. Está sempre passando a palavra aos outros, mais interessada em ouvir sobre eles do que ficar falando sobre si mesma. Depois do nosso primeiro encontro, ela começou a me enviar e-mails toda semana com atualizações da sua vida, sugestões úteis de pessoas com quem eu gostaria de conversar e vídeos de cachorrinhos lambendo gente, que não pude deixar de mandar para outras pessoas também darem risada.

Estávamos no meio da pandemia de covid-19 quando conversamos, e as regras de distanciamento social estavam em vigor em toda a Califórnia. No entanto, a parte mais difícil para Maurine não foi ficar confinada ou não cumprir sua rotina de acordar às cinco da manhã para atravessar a cidade no escuro até a piscina do estádio Rose Bowl; foi não poder ver seus amigos. A velhice era um capítulo gratificante e extremamente social da vida de Maurine. Ela estava mais ativa do que quando trabalhava como uma das primeiras assistentes sociais a ser licenciada na Califórnia. É guia de vários museus e locais históricos de Los Angeles e, apesar de morar sozinha, está sempre com amigos. Quando conversamos mais tarde, um deles apareceu para pedir emprestado o catálogo de uma exposição de arte.

Maurine lê avidamente na varanda da sua casa. "Minha família nunca foi rica, mas o cartão da biblioteca nós tínhamos." Na verdade, tivemos de encerrar nossa conversa um pouco mais cedo para ela terminar de ler a nova obra de Erik Larson, já que ela iria mediar a próxima discussão do clube do livro. Durante a pandemia, para se manter em forma, uma vez que não podia nadar, Maurine caminhava pelas proximidades do Bronson Canyon, subia e descia os degraus da varanda onze vezes seguidas e levantava latas de tomates cozidos para fortalecer os músculos dos braços.

Depois do nosso primeiro encontro, Maurine me mandou um e-mail com um trecho de um poema de Robert Browning que resumia seus pensamentos sobre a velhice: "Envelheça comigo! / O melhor ainda está por vir".

ADIANDO A LINHA DE LARGADA

O que essas duas nadadoras muito diferentes que vivem em extremos opostos dos EUA nos dizem? Juntas, mostram que nunca é tarde demais para começar a se exercitar, que o corpo em envelhecimento responde extraordinariamente bem a exercícios e que as visões positivas da idade têm vários efeitos, inclusive para uma boa saúde.

Acontece que as visões da idade podem até ser um melhor determinante da sua saúde na velhice do que se você se exercitou na juventude. Jessica Piasecki, uma britânica de trinta anos da Universidade de Nottingham, foi uma das pesquisadoras de um estudo recente que descobriu que pessoas que começaram a correr aos cinquenta anos estão tão em forma e tão saudáveis quanto corredores profissionais mais velhos que vêm fazendo isso há muitas décadas.[9] Pessoas que começaram a correr trinta anos mais tarde do que atletas de longa data apresentaram desempenho no percurso, massa muscular e gordura corporal muito semelhantes.

Embora o estudo de Jessica não tenha mensurado diretamente as visões etárias, pois sua equipe se concentrou em indicadores fisiológicos, as descobertas mudaram sua atitude em relação ao envelhecimento, bem como seu regime de corrida. Jessica é uma maratonista talentosa, mas humilde. Depois da nossa conversa, descobri que, desde que começou a estudar atletas mais velhos, ela se tornou a corredora britânica mais veloz atualmente, e a terceira mulher mais veloz da história da maratona britânica. Seu respeito por pessoas que se exercitam mais tarde na vida só aumentou desde o início de sua pesquisa. Quando fala com corredores mais velhos, todos parecem ter uma visão do envelhecimento que inclui superar-se o tempo todo. Trabalhar com eles, ela explicou, a motiva na sua própria prática de corrida.

Estou longe de ser uma nadadora ou corredora competitiva (quando participo de uma corrida, meu objetivo é terminar o percurso), mas consigo entender por que atletas mais velhos são uma inspiração. Uma das minhas coisas favoritas em ser gerontóloga, alguém que estuda o envelhecimento, é que muitas vezes conheço pessoas mais velhas inspiradoras. Uma manhã dessas, enquanto decidia entre puxar as cobertas para dormir um pouco mais e sair da cama e correr pelos milharais perto de casa antes do trabalho, as vozes exuberantes e determinadas de Wilhelmina, Barbara e Maurine surgiram na minha cabeça e saí da cama para pegar os tênis.

De um acidente de carro à luta contra o etarismo estrutural

Visões positivas da idade não proporcionam só a possibilidade de uma saúde melhor para idosos, mas também os ajudam a se recuperar de doenças e lesões. Não há dúvida de que faz parte da vida às vezes ficar doente ou se machucar. O discutível é por que pessoas com a mesma lesão apresentam diferentes padrões de recuperação.

Assim como existe uma falsa crença generalizada de que a saúde inevitavelmente declina com a idade, também se supõe que os idosos não se recuperam bem após lesões ou doenças agudas. Em um importante estudo que derrubou essa suposição, o geriatra Tom Gill descobriu que a razão para essa falsa crença tinha a ver com uma metodologia falha: a maioria dos estudos que analisavam idosos e deficiências rastreava participantes todos os anos, ou a cada poucos anos, e ignoravam breves episódios de incapacidade e recuperação, como um tornozelo torcido que melhora em um mês, por exemplo. Usando esse cronograma mais longo, com um ano ou mais de intervalo entre as pesquisas, a maioria dos pesquisadores tinha registrado um agravamento das condições de saúde e pouca recuperação. Mas quando Gill pesquisou os participantes em intervalos mais curtos, de poucos meses, ele constatou que 81% mostraram uma recuperação total no ano seguinte ao episódio que causou sua incapacidade, e 57% dos que se recuperaram mantiveram sua independência em até seis meses depois. Ou seja, a maioria das pessoas mais velhas que não conseguia tomar banho ou se alimentar depois de uma queda grave ou de uma lesão acabou conseguindo voltar a fazer essas coisas.[10]

Graças a Gill e sua equipe, sabemos que a maioria dos idosos que sofrem lesões agudas ou acidentes se recupera totalmente. Mas qual é o motivo dessas recuperações?

Cogitei se não poderia ser a forma de verem a própria idade. Felizmente, quando Gill estava planejando seu estudo com residentes de New Haven com setenta anos ou mais, perguntei se poderia analisar os estereótipos dos participantes em relação à idade usando minha métrica "Imagens do envelhecimento". Para fazer isso, no início do estudo sua equipe pediu a 598 participantes que dissessem as cinco primeiras palavras que lhes vinham à mente quando pensavam numa pessoa idosa. Em seguida, acompanhamos os participantes todo mês nos dez anos seguintes para saber se haviam sofrido alguma nova lesão ou ficado doentes e, em caso afirmativo, se haviam se recuperado parcial ou completamente.

O que constatamos foi que a recuperação dos que tinham visões positivas da própria idade era significativamente melhor. Esse padrão referente à visão da idade não era influenciado pela idade ou pelo sexo, pela raça ou pela educação, por doenças crônicas, sintomas depressivos ou pela fragilidade física na recuperação. Apesar de ter previsto que uma visão positiva da idade poderia ajudar na recuperação, fiquei surpresa com a magnitude do efeito dela: os participantes com estereótipos de idade positivos tiveram uma probabilidade 44% maior de recuperação total de deficiências graves que os com estereótipos negativos.[11]

Como o mastro de um navio numa tempestade, a visão da própria idade pode ser uma fonte de segurança e força para idosos se recuperarem de eventuais acidentes. Considere o caso de Morgan Freeman, vencedor do Oscar de melhor ator. Ele estava dirigindo seu Nissan Maxima numa rodovia do Mississippi numa noite quente de verão quando de repente perdeu o controle do carro, que capotou várias vezes e virou um monte de metal retorcido. Infelizmente, os airbags não foram acionados. Freeman teve de ser retirado das ferragens com cortadores hidráulicos, e seu corpo esmagado foi transportado de helicóptero até o hospital mais próximo com vários ossos fraturados. Seus fãs e entes queridos rezaram pela sua recuperação, supondo que, se sobrevivesse, o ator de 71 anos ficaria paralisado para sempre.[12]

Mas Freeman não apenas se recuperou — ele deu a volta por cima. Desde sua recuperação, atuou em mais 37 filmes e programas de tv. Gosta em especial de estrelar filmes de ação, como RED: *Aposentados e perigosos* e *Despedida em grande estilo*, que mostram personagens mais velhos como destemidos heróis. Neste último, ele, Alan Arkin e Michael Caine interpretam aposentados que, quando têm suas pensões canceladas pela empresa onde trabalhavam, lutam contra o etarismo estrutural roubando o banco que faz negócios fraudulentos com clientes mais velhos. (Discutirei meios legais para combater o preconceito de idade mais adiante.)

Hoje, Freeman está com 84 anos, curtindo a velhice, explorando sua espiritualidade (recentemente produziu e narrou um documentário sobre as religiões do mundo) e fazendo o que gosta — filmes. "Eu poderia me aposentar, mas agora só trabalho por diversão."[13]

Em uma entrevista oito anos depois do acidente de carro, perguntaram a ele: "Agora, como uma lenda de Hollywood e protagonista, você acha que o seu trabalho é um contraponto aos estereótipos do envelhecimento?". Freeman respondeu: "Espero que sim. Realmente espero que sim".[14]

Morgan Freeman, que associa a velhice à curiosidade e à vitalidade e mostrou uma grande resiliência física numa idade avançada, é um exemplo do que constatamos no nosso estudo de New Haven. Mas você não precisa ser uma estrela de cinema, uma triatleta ou uma nadadora recordista mundial para envelhecer com saúde. Quer você decida começar a correr aos sessenta anos, pular na piscina pela primeira vez aos setenta ou fazer caminhadas em qualquer idade, o mais importante não é quando e o que você faz, mas alimentar visões positivas da própria idade e acreditar que seu corpo responderá na mesma moeda.

4

CÉREBROS FORTES: GENES NÃO SÃO DESTINO

EM UM DIA DE OUTONO, um professor universitário de biologia chamou meu avô, então um simples calouro, ao seu escritório e quis saber como ele tinha se saído tão bem no exame final.

"Levy, este exame está perfeito", falou, segurando o exame do meu avô como se fosse uma prova incriminadora. "Ninguém nunca entrega um exame perfeito." O professor, cujas aulas eram notoriamente difíceis e exploravam avanços da biologia, ficou atônito quando meu avô começou a recitar uma sentença atrás da outra das seções relevantes do livro. Quando terminou, o professor estava sorrindo aliviado. Agora, ele entendia por que aquele aluno tinha recebido a nota máxima. Pelo resto da vida, a memória fotográfica do meu avô continuaria a impressionar a todos, inclusive, é claro, seus netos.

Filho de imigrantes lituanos pobres, meu avô teve muita sorte na vida. Foi o primeiro da família a ir para a faculdade. Depois fez faculdade de direito. Quando eu era jovem, ele lia para mim romances de Horatio Alger que lera na infância, sobre jovens que viviam na pobreza e ascendiam socialmente com "sorte e coragem". Ele sabia que também tinha sorte, por isso seguiu uma carreira que trazia alegria aos outros. Fundou uma editora que publicava o tipo de histórias em quadrinhos coloridas que as crianças da época adoravam, repletas de monstros gosmentos e super-heróis. Nos últimos anos de vida, porém, sua sorte acabou. Um dia, nós estávamos almoçando, e em vez de recitar de memória todo o cardápio de trás para a frente, ele me pediu para prestar atenção nas criaturinhas verdes se movendo embaixo da nossa mesa, levantando pesos, se esforçando, grunhindo, bem ali aos nossos pés, como personagens de desenho animado saídos dos seus quadrinhos.

Desde então o vovô Ed começou a perder sua famosa memória, e logo foi diagnosticado com Alzheimer. Como sua neta, fiquei apavorada com a lenta progressão da doença, com sua capacidade de apagar o presente em constante desdobramento e confiná-lo a um passado cristalizado.

Foi só quando me formei como psicóloga e comecei a estudar o assunto que passei a pensar no cérebro envelhecido de uma perspectiva mais distanciada, mas também mais esperançosa. Para a maioria de nós, nosso cérebro mostra certas vantagens à medida que envelhecemos, e essas vantagens podem ser reduzidas ou ampliadas pelos fatores culturais ao nosso redor.

Biomarcadores cerebrais e um vilarejo sem senilidade

Em 1901, em Frankfurt, na Alemanha, uma mulher de 51 anos chamada Auguste Deter ficou sob os cuidados do médico Alois Alzheimer. Auguste tinha ficado paranoica e começado a esconder objetos pela casa. Ela parecia estar perdendo a memória cada vez mais. Seu marido, arrasado e confuso, internou-a num asilo, onde foi tratada pelo dr. Alzheimer, que ficou intrigado com sua triste e trágica transformação. Quando solicitada a realizar tarefas simples, como escrever o próprio nome, Auguste não conseguia. "Eu me perdi", repetia sem parar a quem quisesse ouvir e, às vezes, para ninguém.[1]

Após sua morte, cinco anos depois, o dr. Alzheimer fez uma autópsia no seu cérebro, que tinha se atrofiado drasticamente. Quando tingiu finas fatias do tecido cerebral com sais de prata, descobriu que ele estava cheio de depósitos anormais: placas amiloides (aglomerados de proteínas que se acumulam entre as células cerebrais) e emaranhados neurofibrilares (filamentos de proteína retorcidos que se acumulam nas mesmas células).[2] Foi quando descobriu a doença que leva o seu nome, e passou o resto de sua vida publicando artigos sobre o assunto, que foram, para sua consternação, amplamente ignorados pela comunidade médica.

Nos 75 anos seguintes, foram conduzidas poucas pesquisas sobre o Alzheimer, em parte graças à suposição errônea dos médicos da época de que a doença se devia ao inevitável enrijecimento das artérias que ocorre com a idade, em parte graças à exclusão de pessoas mais velhas do campo florescente da pesquisa do cérebro.[3] Mas a doença era uma bomba-relógio; hoje, quase 6 milhões de norte-americanos sofrem de Alzheimer, cerca de 10% da população dos EUA com 65 anos ou mais.

Porém, a doença de Alzheimer não afeta todas as culturas da mesma forma. Por exemplo, descobriu-se que a demência é cinco vezes mais comum nos Estados Unidos do que na Índia.[4] Os cientistas que documentaram esse fato especularam que essa diferença devia-se à dieta, mas me pareceu que as visões etárias poderiam desempenhar um papel nessa discrepância gritante. Na Índia, os indivíduos mais velhos são tratados com grande respeito, e costumam ser procurados para aconselhamento, desde sobre investimentos financeiros a conflitos familiares.[5] Trata-se de uma cultura com visões muito diferentes das que prevalecem nos EUA, que muitas vezes desdenha dos seus idosos.

Um colega meu de faculdade, Lawrence Cohen, agora diretor do programa de antropologia médica de Berkeley na Universidade da Califórnia, conta a história de quando participou de uma conferência mundial em Zagreb, onde um antropólogo indiano fez uma apresentação sobre a longevidade dos anciãos de certa tribo do nordeste da Índia.[6] Quando terminou de falar, um gerontólogo norte-americano perguntou sobre a prevalência de demência entre aqueles idosos, mas o orador pareceu não entender a pergunta. Outros gerontólogos norte-americanos entraram em cena para ajudar. Parecia ser um problema de tradução: "Demência senil?", tentaram. "Alzheimer?" Mas o orador não conhecia aqueles termos. "Estamos falando de senilidade", outro membro da plateia norte-americana disse. Finalmente, o antropólogo indiano acenou com a cabeça, demonstrando ter entendido a pergunta. A plateia relaxou; a lacuna linguística foi corrigida.

"Não há senilidade nessa tribo", explicou o antropólogo indiano. Para ele, isso era óbvio. Acabara de descrever uma sociedade isolada, na qual a tradicional família indiana multigeracional ainda continuava intacta; nessa sociedade, livre do preconceito de idade, os idosos eram bem tratados, valorizados e integrados à vida social da comunidade. Por que, então, eles deveriam ficar senis?

Para estudar o impacto das visões da idade na suscetibilidade do nosso cérebro à demência, voltei-me mais uma vez para o BLSA, que há muito vem acompanhando um grupo de voluntários todo ano com exames cerebrais. Membros de outro grupo se ofereceram para doar o cérebro à ciência, para ser dissecado e estudado após a morte. Todos esses voluntários descreveram suas visões da idade no início do estudo, quando ainda estavam fisicamente saudáveis e livres da demência, décadas antes de seus cérebros serem escaneados e dissecados. O que minha equipe descobriu foi que pessoas com visões de idade negativas eram muito mais propensas a desenvolver placas amiloides e emaranhados neurofibrilares do que as com uma visão positiva da idade.[7] Na verdade, o hipocampo delas, a parte do cérebro responsável pela memória, tinha encolhido três vezes mais rápido.

Lá estava: a visão da própria idade — um fator individual, mas também cultural — pode influenciar a probabilidade de desenvolver esses biomarcadores do Alzheimer.

SUPERANDO GENES DE RISCO COM VISÕES CULTURAIS

O Alzheimer, uma disfunção neurodegenerativa que mata progressivamente as células cerebrais, tem uma base genética. Ou seja, pessoas que nascem com um determinado gene, o apoE e4, são mais propensas a desenvolver Alzheimer. Em questão de saúde, os genes são importantes. Talvez você já tenha ouvido alguém dizer que "os genes são o destino". Tudo em você, de acordo com essa linha de pensamento, é determinado pelos seus genes. Nas aulas de biologia do ensino médio, os alunos aprendem sobre Gregor Mendel, o abade agostiniano do século XIX que descobriu as leis da herança genética estudando e cruzando diferentes variedades de ervilha. Eram seus genes, ele constatou, que determinavam características como a altura e a cor das folhas. Por muito tempo, pensamos que isso também se aplicava aos humanos: que os genes controlavam nossa inteligência, nossa aparência, nossa personalidade e nossa saúde.

Embora muitas das observações de Mendel tenham se tornado a base da genética moderna, nas últimas décadas houve grandes avanços em um campo chamado epigenética. Esse campo mostra que fatores ambientais influenciam os genes. Por exemplo, Mendel estaria lidando com epigenética se tentasse cantar para metade das suas sementes e descobrisse que as plantas que brotavam delas eram mais altas que as cultivadas em silêncio total. (Até onde sei, Mendel não tentou esse experimento.)

Um estudo epigenético interessante mostra que filhotes de camundongo que são mais lambidos e cuidados pelas mães desenvolvem novos genes de resistência que transmitem para seus descendentes.[8] Muitos fatores podem afetar a expressão genética. Cada vez mais, cientistas estão descobrindo que a cultura e o ambiente desempenham um papel importante na nossa saúde. O risco de asma em crianças latinas nos Estados Unidos é um exemplo disso: ele está em parte codificado em um componente genético ancestral, mas também há fatores ambientais, como a poluição do ar, que tende a ser maior em comunidades minoritárias e pode exacerbar a expressão genética desse risco.[9]

Da mesma forma, quando se trata de Alzheimer, constatei que as visões da idade (entre outros fatores ambientais) podem ajudar a determinar como os genes relacionados a essa doença se expressam.

Assim como todos nascemos com olhos castanhos, azuis, cor de avelã, verdes ou cinzas, também nascemos com tipos ligeiramente diferentes do gene apoE: as variantes e3, e2 ou e4. A maioria de nós nasce com a variante e3, que não influencia nossa suscetibilidade ao Alzheimer. Dez por cento têm a sorte de nascer com a variante e2, que nos protege contra a demência e promove a longevidade. É a infeliz variante ε4 que tem um papel no Alzheimer. Cerca de 15% da população nasce com essa variante. Mas o fascinante é que somente *metade* dessas pessoas desenvolve Alzheimer. Por que será?

Para encontrar uma resposta, acompanhei uma amostragem de mais de 5 mil idosos norte-americanos durante um período de quatro anos e descobri um efeito muito maior do que esperava: entre os participantes que tinham o gene apoE e4, o de risco, aqueles que tinham uma visão positiva da própria idade eram 47% menos propensos a desenvolver demência que aqueles com visões negativas. Na verdade, como você pode ver na figura 2, eles apresentavam mais ou menos a mesma probabilidade de desenvolver demência que aqueles *sem* o gene de risco com uma visão positiva da idade. Em outras palavras, a biologia os condenava à demência, mas metade deles nunca desenvolveu a doença — graças, em parte, ao escudo proporcionado por suas visões positivas da idade.[10]

Esse estudo foi o primeiro a examinar se um fator social (nesse caso, a visão da própria idade) poderia reduzir o risco de demência em portadores do apoE e4, bem como em idosos em geral. Descobrimos que o papel das visões positivas da idade na redução do risco de demência é muito maior que os fatores mais estudados, como idade, sexo, depressão e escores cognitivos anteriores.

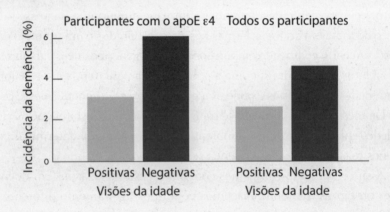

Figura 2: Visões positivas da idade reduzem o risco de demência. Visões de idade positivas reduziram o risco de demência em todos os participantes, inclusive nos portadores do gene de risco apoE e4.

Prevenindo sintomas do alzheimer com visões da idade e tempero jamaicano

Embora um grande número de portadores de Alzheimer desenvolva o mesmo conjunto de sintomas que roubaram a memória e a personalidade do meu avô no final da vida dele, outras pessoas com o mesmo acúmulo de placas amiloides no cérebro mantêm a cognição relativamente intacta. O cérebro desses pacientes aponta a presença dos biomarcadores do Alzheimer, mas eles expressam poucos, se algum, sinais clínicos da doença.

Para entender melhor como isso pode acontecer, conversei com participantes de um grande estudo em andamento, o Tratamento Antiamiloide do Alzheimer Assintomático (*Anti-Amyloid Treatment in Asymptomatic Alzheimer's Disease*, A4), apoiado pelo Instituto Nacional do Envelhecimento, que atualmente ocorre em sessenta locais dos EUA, do Canadá e da Austrália.[11] O objetivo é encontrar maneiras de prevenir os sintomas de Alzheimer antes que eles apareçam. Para fazer isso, os pesquisadores estão analisando pessoas que apresentam uma das características neurológicas do Alzheimer — níveis elevados de placas amiloides —, mas cuja cognição mantém-se normal e em quem não se observa nenhuma demência.

A primeira participante que conheci foi Amy, uma contadora aposentada de 82 anos que nasceu na Jamaica e agora mora em Chicago, que a princípio se envolveu no estudo A4 porque a irmã queria participar dele, mas não passou na triagem porque tinha sintomas de demência. Amy se ofereceu como substituta. Apesar de ter o acúmulo de placas amiloides no cérebro, ela não apresenta nenhum sintoma.

Seis anos de ressonâncias magnéticas, questionários, jogos de memória e uma incômoda punção medular, Amy é grata por ter uma mente lúcida. Atualmente, leva uma vida tranquila e satisfatória: igreja, telefonemas frequentes com a filha, um bocado de culinária jamaicana. Amy cresceu nas montanhas exuberantes perto de Montego Bay, sem eletricidade e água corrente. O pai era diretor e diácono da igreja, um homem mais velho de uma comunidade que o tratava com atenção e respeito. Ela se lembra de quando ele era chamado para lidar com problemas da comunidade, como a queda no número de alunos que completavam o ensino médio, e de como costumava trabalhar com os outros anciãos da aldeia para encontrar soluções criativas.

Depois de quase toda uma vida nos Estados Unidos, Amy, que socializa principalmente com outros imigrantes caribenhos, ainda se incomoda com a forma como os idosos são tratados nos EUA. Passou a última década trabalhando como voluntária em uma organização que ajuda crianças de bairros pobres de Chicago a aprender a ler, e muitas vezes fica chocada com a forma como algumas delas falam com os voluntários mais velhos, de maneira rude e condescendente. Em vez de repreendê-las, os professores às vezes riem dos seus comentários.

Essa maneira de tratar os idosos contrasta fortemente com o que Amy vivenciava na Jamaica. Muitas culturas caribenhas situam o respeito pelos idosos no topo do seu sistema de valores, o que muitas vezes faz com que cuidar deles seja uma atividade valorizada e estimada. Como tem uma cabeça melhor e mais mobilidade, Amy cuida da irmã mais velha. Ela me contou que, na infância, as duas não eram muito próximas; mas agora são melhores amigas e têm uma pela outra um sentimento profundo que não estava ali antes. A família preenche o espaço que a aposentadoria abriu na vida de Amy. Ela vê a irmã e a filha mais velha sempre que pode.

O que há em Amy que a torna resistente à demência clínica, apesar de ter um biomarcador do Alzheimer? Há razões para acreditar que a visão da idade desempenhe um papel fundamental. Na falta de uma cura, a maneira mais eficaz de controlar o Alzheimer é reduzir o estresse.[12] O estresse aumenta a inflamação no cérebro, e a inflamação crônica contribui para inúmeras doenças,[13] abrindo caminho para o desenvolvimento de disfunções neurológicas. A doença, então, afeta as vias neurais e endócrinas envolvidas na resposta ao estresse, acelerando assim sua própria progressão. É um círculo vicioso, melhor combatido com um bom gerenciamento do estresse, e é por isso que os médicos em geral procuram maneiras de reduzir o estresse com exercícios regulares e hábitos alimentares mais saudáveis.

Outro fator de redução do estresse que devemos considerar é a visão da idade. Quando fiz meu pós-doutorado na Faculdade de Medicina de Harvard, constatei em um estudo experimental realizado com moradores mais velhos de Boston que os estereótipos negativos da idade aumentavam o estresse, enquanto uma visão positiva da idade agia como um amortecedor contra ele.[14]

Por causa das suas propriedades protetoras contra o estresse, as visões positivas da idade estão até ajudando portadores do gene de risco apoE e4 a evitar o destino que a biologia parecia ter decretado para eles. Provavelmente foi o que aconteceu com Amy, que tem um biomarcador do Alzheimer, mas não apresenta os sintomas cognitivos. Graças, em parte, à sua visão positiva da idade, Amy consegue lidar melhor com o estresse e se esforçar para continuar física e mentalmente ativa, andando pela cidade e resolvendo quebra-cabeças e palavras cruzadas. Ela é tão boa em Scrabble que qualquer um que jogue mais que algumas vezes com ela se recusa a fazer disso um hábito regular. Sua irmã às vezes tenta introduzir palavras em patoá jamaicano, mas Amy é rigorosa: se não estiver no dicionário do Scrabble, é contra as regras.

Um estilo de vida saudável não é necessariamente difícil ou caro. No caso de Amy, os prazeres simples são os mais saudáveis. Antes da pandemia de covid-19, ela ajudava como podia em sua igreja, fazendo arranjos florais e cuidando da contabilidade. Quando conversamos, todos estavam confinados em casa por causa do vírus, então ela passava o tempo cozinhando e levando refeições para a irmã. Naquela tarde, estava fazendo bolinhos de farinha e pargo grelhado com tempero jamaicano.

O estilo de vida de Amy está ancorado em sua visão positiva da idade e é inerente à sua origem jamaicana. Por exemplo, ela acredita profundamente que os idosos têm opiniões valiosas. Como consequência, Amy ficou muito mais falante com a velhice. Sempre foi uma pessoa reservada, hesitante em participar de conversas em grupo, "nada boa de prosa". Mas à medida que envelheceu, tornou-se mais extrovertida, ávida por compartilhar seus pensamentos. Como que ecoando os anciãos desinibidos de sua infância na Jamaica, ela hoje diz a amigos e pessoas ao seu redor como se sente, especialmente quando depara com preconceitos de idade. Ao conhecer Amy, lembrei-me de algo que Maggie Kuhn, que fundou o grupo ativista antietarista Panteras Cinzentas, disse: "A velhice é um excelente momento para se indignar".[15]

Dois jovens médicos são iguais a um Jonas mais velho

Jonas, um pediatra de 75 anos do Centro-Oeste, demonstra que a velhice também é um excelente momento para o crescimento. Um dia, viu um folheto convidando pessoas para fazer parte de um estudo sobre o Alzheimer. Na época, ele estava de luto pela morte do pai, que desenvolvera a doença, então decidiu dar uma chance. Agora está participando do estudo A4, o que significa que, como Amy, seus níveis de placas amiloides estão altos, mas sua cognição não foi afetada. Jonas é uma dessas pessoas que foram alvo da doença, mas conseguiram resistir aos seus sintomas.

Jonas se aposentou da prática clínica há alguns anos, mas continua a lecionar.

"Percebi bem no fim da minha carreira clínica que a maioria das pessoas se aposenta assim que fica boa em alguma coisa", falou, mencionando que a filha gosta de lembrá-lo de que a universidade precisou contratar dois médicos mais jovens para substituí-lo, por conta do seu conhecimento e da sua habilidade de encontrar um diagnóstico.

A percepção de que a aposentadoria acontece no momento em que os profissionais estão mais qualificados lhe ocorreu um ou dois anos antes de se aposentar, quando um colega mais jovem pediu a ele para examinar um paciente cujo caso não conseguia entender. O paciente, um bebê, estava sentado no colo da mãe e, a pequenos intervalos, abaixava a cabecinha e a sacudia. "Em poucos minutos o diagnóstico me pareceu óbvio", diz Jonas.

Foi constatado que o bebê estava sofrendo de um distúrbio convulsivo. Apesar de ter percebido logo, Jonas examinou o bebê por algum tempo e falou com a mãe antes de chamar o colega de lado. Uma luz acendeu nos olhos do jovem médico quando ele ouviu o diagnóstico de Jonas. No final do dia, Jonas era o principal assunto da clínica pediátrica. Mais tarde naquele dia, quando Jonas se sentou para digitar alguns formulários, uma segunda colega mais jovem se aproximou dele com a cadeira e disse: "Ensine para mim, doutor! Como você fez isso?".

Era simplesmente algo que Jonas já tinha visto antes, ao contrário de seus colegas mais jovens. Ele percebeu que devia haver inúmeras situações como aquela, em que médicos mais velhos eram melhores em encontrar um diagnóstico ou em ver o quadro geral somente por causa da experiência.

Apesar de dizer que não gostaria de competir com médicos mais jovens no acompanhamento das últimas descobertas da bioquímica, Jonas acha contraproducente e prejudicial o fato de hospitais e faculdades de medicina tentarem discretamente excluir médicos mais velhos. A universidade onde leciona agora aplica testes de cognição nos professores mais velhos, independentemente de terem apresentado alguma evidência de declínio cognitivo ou não, apenas com base na idade. Pelo menos, um deles está revidando com um processo contra a universidade por discriminar funcionários mais velhos.

"Quando você é jovem, tende a ser deixado de lado porque é um pirralho arrogante", diz Jonas, definindo a hierarquia tácita na prática clínica. "Em contrapartida, quando você é mais velho, é visto como um chato antiquado, que não diz coisa com coisa. Sobram só uma ou duas décadas em que o respeito merecido coincide com a sua capacidade."

Quando Jonas soube qual era minha área de pesquisa, me disse que sua visão da idade melhorou drasticamente ao longo do tempo. "Quando eu era um jovem pediatra, no início da carreira, pensava nos idosos como um pouco vacilantes e indefesos, mas esses estereótipos desapareceram quando vi mentores e colegas mais velhos meus continuarem evoluindo com a idade avançada." Agora que está mais velho, Jonas aproveita a vida com o entusiasmo de quem encontra prazer em quase tudo que faz. Mesmo assim, ele se pergunta se médicos aposentados poderiam ajudar de algum jeito e compartilhar suas experiências clínicas.

Jonas trabalha em um hospital universitário, onde participa de grandes rodadas — reuniões semanais em que casos de pacientes são apresentados para ajudar médicos, residentes e estudantes de medicina a se manterem atualizados no cuidado ao paciente, uma área sempre em evolução. Ele compartilha suas décadas de conhecimento ministrando um curso sobre diagnóstico médico para alunos do primeiro ano de uma faculdade de medicina próxima, que assistem a ele boquiabertos.

Também pratica culinária francesa, cultiva orquídeas raras em estufas quentes e passa tardes inteiras mergulhado na árvore genealógica da família, em constante expansão. É obcecado por fotografia *close-up* (gosta de focar formas e texturas inesperadas da natureza). Pela manhã, faz longas caminhadas com uma câmera pendurada no pescoço.

Jonas continua sendo o piloto amador que sorri com alegria ao descrever o que vê no mundo do alto, com os olhos no nível do sol. Conseguiu aplicar as habilidades visuoespaciais afiadas que desenvolveu ao diagnosticar e tratar casos clínicos para escanear os céus. Contou que recentemente estava voando à tarde e ouviu no rádio algo sobre uma busca por um pequeno avião que havia caído. Conseguiu encontrar o avião, pousar nas proximidades, resgatar o piloto e levá-lo ao casamento a que estava a caminho.

O fato de ter tido bons modelos de envelhecimento ajuda. Sua mãe, por exemplo, de quem é muito próximo, tem 97 anos e mora sozinha em

Albuquerque. Na juventude e na meia-idade, Jonas se apegou a mentores mais velhos. Com um colega mais velho, aprendeu a importância dos centros comunitários de saúde e a filosofia da saúde comunitária. Um cardiologista mais velho lhe ensinou muito sobre compaixão e bondade para com os pacientes. E, como pediatra, aprendeu a respeitar os avós que vinham com os netos.

"Essas eram as visitas mais difíceis", diz com uma risada. "Sempre senti que os avós eram mais escrutadores, especialmente as avós."

Genes da sorte, visões da idade e cérebros ativos

Indivíduos como Jonas e Amy são a prova viva de que nossos neurônios e genes não decidem necessariamente nosso destino. Na verdade, descobri que as visões de idade têm um impacto quinze vezes maior que um dos genes que mais contribuem para a cognição ao longo do tempo. Nossos estereótipos de envelhecimento são poderosos.[16]

Você se lembra do gene apoE? A variante e4 aumenta o risco de Alzheimer; a variante e2, por outro lado, contribui para melhorar a cognição à medida que envelhecemos, limpando as placas amiloides e promovendo conexões entre as sinapses do cérebro.[17] Em outro estudo sobre o apoE, constatei que pessoas com a sorte de terem nascido com o apoE e2 ainda se beneficiam da assimilação de visões positivas da idade; elas se saem melhor em testes de cognição que aquelas com o apoE e2 e visões negativas da idade. Isso sugere que a visão que temos da nossa própria idade pode alterar como os genes são programados para influenciar nosso comportamento.

A boa notícia é que se aqueles que não nasceram com o gene apoE e2 (ou seja, cerca de 90% de nós) adotarem visões positivas da idade, terão o mesmo risco reduzido de desenvolver demência que aqueles que nasceram com o apoE e2.[18] Isso faz sentido quando você lembra que ter uma visão positiva da idade promove a prática de exercícios e o engajamento social e intelectual e diminui o estresse (e tudo isso melhora a saúde do cérebro). Em outras palavras, as visões da idade funcionam como uma variante *cultural* do apoE e2.

Por muito tempo, a comunidade científica tratou o envelhecimento do cérebro como uma tragédia que não merecia investigação. Foi falsamente suposto que o cérebro humano se desenvolvia de forma tranquila durante a infância e a adolescência, atingia o auge em algum momento no início da idade adulta e começava a declinar progressivamente quando os neurônios deixavam de formar novas conexões. Só recentemente pesquisadores começaram a estudar o cérebro em envelhecimento com o mesmo afinco que aplicavam ao estudar o cérebro jovem.[19] Eles descobriram que os neurônios de cérebros mais velhos conseguem, sim, fazer novas conexões.

Plasticidade e regeneração são características cruciais do cérebro em todo o reino animal e em todas as fases da vida: o cérebro dos canários adultos passa por uma "renovação" a cada estação de acasalamento, para aprender novas canções[20] e manter-se atualizado na linguagem da corte e do amor. E vemos o mesmo tipo de crescimento neural em ratos de laboratório mais velhos expostos a uma experiência enriquecedora, como a oportunidade de explorar espaços interessantes com rampas, rodas e brinquedos.[21] A verdade é que cérebros mais velhos estão sempre se regenerando.[22]

O cérebro, assim como os outros órgãos, deve ser cuidado e nutrido. Em uma pessoa idosa com uma visão negativa do envelhecimento, que por isso não se exercita, não se mantém ativa intelectualmente e é sujeita a estresse, pode não haver muita regeneração; pode até ocorrer perda neuronal. Adultos mais velhos com visões positivas da idade, que aprendem malabarismos, têm aulas de dança de salão ou praticam o francês que aprenderam no ensino médio, podem ter um aumento significativo no crescimento neuronal.[23]

Somos criaturas biológicas, mas também somos muito mais que a nossa biologia. Com uma perspectiva correta do envelhecimento, podemos aprimorar nosso código biológico à medida que envelhecemos.

5

MELHORA DA SAÚDE MENTAL NA VELHICE

INTERESSEI-ME PELO ENVELHECIMENTO de uma forma meio indireta. No ensino médio, passei um verão como voluntária ajudando uma psicóloga que estudava criatividade e saúde mental. Seu escritório ficava no McLean, um hospital psiquiátrico afiliado a Harvard, localizado em um belo campus nos arredores de Boston, cheio de árvores e casas vitorianas reformadas. Amava aquele cenário e ficava intrigada com o fato de alguns dos meus poetas e músicos favoritos, como Sylvia Plath, Ray Charles e James Taylor, terem sido tratados ali.

Quando terminei a faculdade, fui ao escritório de recursos humanos do McLean para me candidatar a um emprego. Fiquei consternada quando soube que a única vaga disponível, devido à minha falta de experiência clínica, era um cargo de nível básico, por acaso na unidade de idosos. Achei que seria muito deprimente. Aos 21 anos, eu presumia que doenças mentais eram comuns entre as pessoas mais velhas, e que essas doenças não podiam ser tratadas com bons resultados, apenas administradas. Essa era a minha visão da idade na época. Imaginei uma ala hospitalar triste e barulhenta, com pacientes idosos impotentes parados pelos cantos ou abandonados nos corredores, deixados por conta própria. Mas era a minha única proposta de trabalho, então resolvi tentar.

Durante um ano, servi refeições aos pacientes nos quartos, preenchi prontuários e até acompanhei pacientes em sessões de eletroconvulsoterapia (ECT). É um procedimento em que choques elétricos são aplicados no cérebro, provocando pequenas convulsões, que podem aliviar uma depressão mais grave. A ECT ajudava alguns pacientes que não respondiam a outros tipos de tratamento, mas achava perturbador ver os pacientes convulsionando quando a eletricidade era administrada por meio de fios presos à cabeça deles.

Uma das minhas partes favoritas do trabalho, por outro lado, era escrever o progresso de cada um dos sete pacientes que deveria monitorar no meu turno de oito horas. A maioria dos meus colegas profissionais de saúde mental não valorizava esse trabalho. Eles em geral escreviam uma ou duas observações superficiais sobre seus pacientes: "Lisa comeu a maior parte do almoço e participou da sessão de exercícios em grupo". Mas eu gostava muito de fazer aquilo, pois me dava a oportunidade de entrevistar os pacientes. Sempre que falava com um deles, tentava aprender algo novo sobre seu passado ou como se sentiam em relação à família e ao tratamento por que estavam passando. Talvez tenha sido um pouco zelosa demais nesses relatórios, que às vezes ocupavam algumas páginas, mas aquilo realmente me ajudava a documentar melhor o meu aprendizado.

Durante o ano que fiquei no trabalho, aprendi que, ao contrário das minhas suposições iniciais, a doença mental é na verdade muito menos comum em idosos que em pessoas mais jovens, e que a maioria dos idosos com doenças mentais pode ser tratada com bons resultados.

Quase toda semana, a equipe do hospital realizava reuniões para discutir o caso de cada paciente a partir de uma dúzia de pontos de vista diferentes. Eu observava e ouvia enfermeiras, assistentes sociais, psiquiatras, psicólogos clínicos, neuropsicólogos, psicofarmacologistas e outros profissionais, todos espremidos num cômodo de uma das elegantes casas vitorianas do hospital para chegar a um consenso. Durante horas, eles discutiam a cultura, a biologia, o histórico de trabalho e as relações sociais do paciente para entender melhor o que o levou a ser internado e quais tratamentos o ajudariam a se recuperar.

Nessas reuniões, também aprendi que nossa saúde mental depende da delicada interação de muitos fatores diferentes. Fiquei sabendo, por exemplo, de uma mulher chinesa mais velha que atribuía sua intensa ansiedade à falta de respeito dos filhos, que se recusavam a deixá-la consultar um fitoterapeuta tradicional. Embora muitos médicos ocidentais depreciassem a medicina chinesa tradicional, a equipe médica do McLean não fazia isso; ao contrário, eles passavam muito tempo analisando a dinâmica cultural e psicológica do paciente com os filhos para entender e tratar melhor sua condição.

Mais tarde, quando já estava desenvolvendo minhas próprias teorias e pesquisas e começando a entender como um fator social como a visão da idade podia impactar e interagir com a biologia, eu me lembrava daquelas reuniões esclarecedoras no McLean.

Influência da visão da idade no estresse

Da mesma forma que óculos e telescópios transformam a quantidade de luz e de detalhes que chegam aos nossos olhos, nossas visões da idade determinam o tipo e a quantidade de fatores causadores do estresse que chegam ao corpo e à psique. E esses fatores, por sua vez, podem afetar nossa saúde mental.

No primeiro estudo para determinar como as visões da idade afetam nossa fisiologia, descobri que visões de idade positivas servem como uma barreira contra o estresse, enquanto as negativas o amplificam.[1] Analisei detidamente o sistema nervoso autônomo (SNA), que está associado à resposta de luta ou fuga. O SNA nos dá a descarga de adrenalina quando nos deparamos com uma ameaça repentina (como a investida de um touro), o que nos motiva imediatamente a combatê-la ou escapar dela. Em curto prazo, essa injeção de adrenalina nos ajuda a lutar melhor ou a fugir mais rápido, mas a exposição em longo prazo à adrenalina e ao estresse pode prejudicar nossa saúde.

Nesse experimento, analisei se os estereótipos de idade afetam a reatividade cardiovascular — ou seja, se a frequência cardíaca, a pressão arterial e a atividade das glândulas sudoríparas mudam em resposta a um estressor. Para reproduzir melhor a exposição contínua a estereótipos que ocorre ao longo da nossa vida, expusemos subliminarmente os participantes a dois conjuntos de estereótipos de idade positivos ou negativos e a dois conjuntos de desafios verbais e matemáticos. No desafio verbal, os participantes descreveram o evento mais estressante que lhes ocorreu nos últimos cinco anos. Eles falaram sobre tudo, desde terem sofrido algum acidente automobilístico até serem despejados de seu apartamento.

Fiquei surpresa ao descobrir que os estereótipos negativos de idade produziam por si só uma dose enorme e imediata de estresse, mesmo antes dos desafios matemáticos e verbais. Na verdade, a quantidade de estresse foi muito mais significativa que a posteriormente causada pelos dois conjuntos de desafios.

Os estereótipos de idade positivos, no entanto, tiveram um efeito contrastante. A primeira vez que os apresentamos, eles tiveram pouco impacto. Contudo, na segunda vez, agiram como um amortecedor: não apenas não houve aumento do estresse no SNA durante os segundos desafios matemáticos e verbais, como os níveis de estresse *caíram* ao nível em que estavam antes dos desafios. Em outras palavras, apesar de levarem algum tempo para provocar seu efeito protetor, em última análise os estereótipos de idade positivos ajudaram os participantes a recuperar a sensação de calma em situações estressantes. Isso sugere que exposições múltiplas a estereótipos positivos de idade podem ajudar os idosos a reduzir o estresse de longo prazo e a se recuperar de eventos desafiadores. Também aponta para a interdependência entre nossos estereótipos de idade e o nosso bem-estar físico e mental.

Para saber se o efeito das visões da idade sobre o estresse que constatamos no laboratório também operava na comunidade por um longo período, analisei dados coletados ao longo de trinta anos por um grupo de pesquisadores do Instituto Nacional do Envelhecimento com sede em Baltimore, Maryland. Os participantes tinham apresentado suas visões da idade na primeira visita ao centro. Depois, a cada três anos, pelas três décadas seguintes, quando os participantes retornavam, os pesquisadores faziam uma coleta de cortisol, o principal hormônio do estresse do corpo. Assim como a adrenalina, picos limitados de cortisol são benéficos, enquanto grandes aumentos podem prejudicar o corpo e estão associados a vários sintomas ruins.[2]

Constatei que as visões de idade influenciavam significativamente os níveis de cortisol das pessoas. Como pode ser visto na figura 3, os participantes mais velhos com visões negativas da idade tiveram um aumento de 44%

no cortisol durante o período de trinta anos, enquanto aqueles com visões positivas da idade tiveram um *declínio* de 10%.[3]

Depois de identificar essas conexões entre visões de idade mais negativas e um estresse maior, pensei se a visão da idade também poderia contribuir para — ou evitar — distúrbios psiquiátricos na velhice, já que o estresse costuma ser um fator importante nos problemas de saúde mental. Realizei um estudo com veteranos militares mais velhos, cujas circunstâncias de vida levam previsivelmente a taxas de distúrbios psiquiátricos mais altas do que o normal. Afinal, muitos foram expostos a combates, a ferimentos violentos e à morte de companheiros. Em uma amostragem de veteranos de todos os Estados Unidos, descobrimos que aqueles com visões positivas de idade eram menos propensos a desenvolver ideação suicida, depressão e ansiedade nos quatro anos seguintes.[4] Visões positivas da idade ajudavam até a mitigar o estresse pós-traumático e transtornos nos que estiveram nas trincheiras.[5] Em comparação, visões negativas da idade tornavam os veteranos menos resilientes em face de adversidades, e os faziam desenvolver taxas mais altas de distúrbios psiquiátricos.

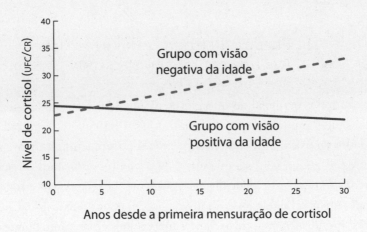

Figura 3: O estresse aumenta ao longo de trinta anos em participantes mais velhos com estereótipos de idade negativos. Participantes com visões negativas da idade mostraram um aumento no cortisol, biomarcador de estresse, enquanto aqueles com visões positivas da idade mostraram um declínio.

Visão negativa da idade como uma barreira para a saúde mental

Em nível institucional, estereótipos negativos de idade em profissionais de saúde mental também podem causar problemas. Profissionais de saúde em geral negligenciam pacientes mais velhos por considerarem que doenças mentais são normais nessas pessoas, principalmente a depressão.[6] Isso cria um círculo particularmente vicioso: pacientes mais velhos com visões negativas da idade têm mais problemas de saúde mental, mas muitas vezes não conseguem receber tratamento adequado, dado o caráter etarista do nosso sistema de saúde, o que aumenta os problemas de saúde mental, que, por sua vez, exacerbam o estereótipo de que esses problemas são inerentes ao envelhecimento e que pacientes mais velhos não podem ser ajudados. Embora pessoas com mais de 65 anos sejam menos propensas a desenvolver doenças mentais do que quando eram mais jovens, uma em cada cinco sofre de algum tipo de doença mental para qual o tratamento mais eficaz está muitas vezes fora de alcance, por causa dos estereótipos de idade arraigados na medicina.[7]

De Freud a Plotkin: pacientes mais velhos podem ser tratados

O estereótipo prejudicial de que idosos não podem ser tratados de problemas de saúde mental porque são muito rígidos remonta a Sigmund Freud, o fundador da psicanálise, que desencorajava os terapeutas a tratarem esses pacientes. Ele argumentava que entre os pacientes "próximos ou acima de cinquenta anos a elasticidade dos processos mentais, dos quais o tratamento depende, em geral é falha — os idosos não são mais educáveis".[8] Em outras palavras, Freud afirmava que pacientes mais velhos eram muito teimosos para se envolver no tipo de autorreflexão que uma terapia bem-sucedida exige.

É provável que parte das visões negativas da idade de Freud tenha vindo de sua educação austríaca etarista — particularmente da mãe, Amalia. (Freud acreditava que muitos dos problemas das pessoas derivavam do relacionamento com a mãe.) O biógrafo de Freud, Ernest Jones, escreve o seguinte sobre Amalia: "Quando tinha noventa anos, ela recusou um lindo xale como presente, dizendo que a 'fazia parecer muito velha'. Quando tinha 95 anos, seis semanas antes de morrer, sua fotografia foi publicada num jornal; seu comentário foi 'Que foto ruim. Parece que eu tenho cem anos!'".[9]

As opiniões de Freud sobre a rigidez dos pacientes mais velhos são uma ironia, pois um de seus atributos mais notáveis como pensador foi ter tido a honestidade e a coragem, à medida que envelhecia, de reconhecer erros fundamentais em seu pensamento anterior.[10] Aos setenta anos, já mundialmente famoso e indicado treze vezes ao Prêmio Nobel, Freud fez profundas revisões em seus celebrados modelos de psicologia, inclusive na forma como o inconsciente conduz nosso comportamento. Mas nunca se retratou publicamente por suas opiniões a respeito do envelhecimento.[11]

Cem anos depois, a situação hoje não é muito melhor: as visões etaristas de Freud continuam presentes no sistema de saúde mental norte-americano. Uma pesquisa recente com setecentos psicólogos e terapeutas constatou que a maioria via os pacientes mais velhos como menos aptos à terapia devido à "rigidez mental".[12] Eles também tinham expectativas baixas em relação à melhora de pacientes mais velhos (isso é chamado de "niilismo terapêutico"), e muitos acreditavam que condições tratáveis, como letargia e depressão, eram simplesmente características de um envelhecimento normal.[13]

Para uma visão contemporânea sobre saúde mental e envelhecimento, conversei com o dr. Dan Plotkin, um psiquiatra de setenta anos, de Los Angeles, que percebeu, ao longo da carreira, que esse estereótipo de pacientes mais velhos serem rígidos não poderia ser mais incorreto. Quando começou sua formação psicanalítica, há quatro décadas, tentou alistar uma mulher de 73 anos, que ele chamou de "J. F.", como um dos três estudos em profundidade de pacientes que ele precisava concluir para se tornar analista. Foi rejeitado por seus supervisores, que insistiram que a idade da mulher era um fator proibitivo. A análise, argumentaram, só beneficiava pacientes mais jovens, que estivessem dispostos a mergulhar profundamente em si mesmos e a mudar. Enquanto liam o relatório de Dan, "eles ficaram riscando e circulando coisas furiosamente com uma caneta vermelha", lembrou Dan. "Disseram que pessoas mais velhas não podem fazer o trabalho profundo." Dan recorreu, ressaltando o preconceito de idade dos seus supervisores, até a decisão ser revertida.

J. F. acabou se beneficiando de forma extraordinária da terapia. Uma das questões com que ela estava lidando era o seu próprio processo de envelhecimento: ela sentia ter se tornado um fardo para a família por causa da idade. Porém, segundo Dan, era precisamente *por ser mais velha* que ela conseguiu enfrentar coisas sobre si mesma que não estivera disposta a enfrentar mais cedo na vida. "Na primeira vez que nos encontramos, ela se sentou, olhou para mim e disse: 'Quero descobrir como foi a minha vida'."

Juntos, os dois começaram a deslindar a vida dela. Essa primeira sessão foi tão comovente que Dan quase começou a chorar. As sessões continuaram sendo produtivas — no final, J. F. estava mais feliz do que jamais havia sido, fez as pazes com a filha e pouco depois se mudou para ficar mais perto dela. Conseguiu lidar com seu passado e organizar e dar sentido aos acontecimentos da sua vida. No final do tratamento, J. F. se sentia melhor consigo mesma como uma pessoa mais velha, e recuperou seu humor e sua criatividade. "Ela renovou seu senso de dignidade. Conseguiu passar os últimos anos da vida na companhia daqueles que amava e que a amavam."

Esse tipo de resultado, explica Dan, é bastante comum na experiência de pacientes mais velhos em terapia: eles se beneficiam dela tanto quanto os pacientes mais jovens. Na verdade, costumam ser mais tratáveis do que se fossem mais jovens, pois são mais reflexivos; querem chegar ao fundo das coisas e resolver seus problemas. Por isso, não surpreende que Dan prefira tratar pacientes mais velhos.

O tema do envelhecimento surge muito nas sessões, bem como a noção das visões da idade. Dan diz que minha pesquisa o ajudou a reconhecer as raízes culturais dessas visões em seus pacientes e seu impacto na saúde mental.

São muitos os fatores que contribuem para uma terapia bem-sucedida, observa Dan: estar motivado, ser capaz de refletir sobre a própria vida e conseguir formar relacionamentos profundos. "Essas são todas características que associamos ao envelhecimento normal!", ele explica. "Nos últimos capítulos da vida, as pessoas têm mais maturidade, um pouco mais de sabedoria; geralmente encontraram maneiras de se sentir em paz consigo mesmas. Você não tem tanto ego e conhece muito bem as próprias neuroses."

A ciência comprova as observações clínicas de Dan, de que pessoas mais velhas podem se beneficiar muito da terapia.[14] Estudos mostram que na velhice crescemos em inteligência emocional, passamos mais tempo revisando a vida, temos mais sonhos com os amigos e respeitamos mais nossa intuição.[15] Há exceções, diz Dan com uma risada irônica, "mas quando as pessoas sentam e respiram, em sua sétima, oitava ou nona década de vida, e olham para trás, a maioria acha que a vida não foi um desastre".

Então, por que os estereótipos negativos de pessoas mais velhas serem inflexíveis e cheias de problemas de saúde mental persistem até hoje?[16] Além de preconceitos antigos dos profissionais de saúde mental, também existem forças estruturais significativas que permitem e reforçam o etarismo dos médicos.

Assim como acontece com tantos outros problemas, esse começa cedo, nos métodos de ensino. Poucas faculdades de medicina exigem que os alunos façam um curso de geriatria, e a maioria dos cursos de geriatria dedica no máximo uma sessão à saúde mental. Nos departamentos de psiquiatria e psicologia, a maioria das aulas, dos tratamentos e das teorias se concentram na infância e no início da idade adulta. Em consequência, menos de um terço dos terapeutas que tratam de pessoas idosas tem alguma formação acadêmica em psicologia do envelhecimento, e mais de dois terços acham que precisam e querem uma melhor formação nessa área.[17]

Os médicos são rápidos em receitar medicamentos a pacientes mais velhos, pois isso demanda menos esforço e tempo, e tende a ser mais barato em curto prazo do que combinar os medicamentos com psicoterapia, ainda que muitos pacientes prefiram fazer terapia para ajudar no tratamento. Essa abordagem de oferecer aos idosos uma combinação de medicamentos e terapia conversacional se mostraram mais eficazes que apenas medicamentos, tanto em termos de resultados na saúde mental quanto de custo em longo prazo.[18] Um terapeuta ideal, como Dan Plotkin, pode identificar a causa dos sintomas depressivos do paciente mais velho e encontrar um tratamento que se baseie em e reforce os pontos fortes próprios da idade do paciente, como uma inteligência emocional mais desenvolvida.

O uso indevido de medicamentos é particularmente desenfreado nas instituições de cuidados de longo prazo com fins lucrativos, que proliferam em muitos países desenvolvidos. Nos Estados Unidos, em 2019, essa indústria valia meio trilhão de dólares.[19] Nessas instituições, funcionários sobrecarregados usam uma série de medicamentos para ajudar a controlar sintomas de demência, embora a Food and Drug Administration (FDA)* não tenha aprovado muitos deles para esse uso, pois podem causar fadiga, sedação, quedas e perturbações cognitivas.[20] Em uma semana normal, as casas de repouso norte-americanas administram drogas a mais de 179 mil pacientes cujos diagnósticos não recomendam o uso desses medicamentos.[21]

Subdiagnosticar ou diagnosticar erroneamente problemas de saúde mental de pacientes mais velhos decorre em parte da tendência dos profissionais de saúde de ignorar os sintomas desses pacientes. Quando identificam ideação suicida ou depressão em pacientes mais velhos, os médicos não se dispõem a tratá-las, rotulando-as como uma característica inevitável do envelhecimento.[22] Essa negligência precisa ser corrigida, em especial se considerarmos que os idosos, principalmente os homens, estão entre os mais propensos a morrer por suicídio, pois tendem a usar armas mais mortíferas, planejar com mais cuidado e dificilmente são resgatados a tempo.[23]

As más políticas governamentais também explicam por que os idosos não recebem cuidados de saúde mental adequados. O Medicare,[24] programa federal de seguro-saúde para norte-americanos com mais de 65 anos, restringe o acesso já limitado de idosos aos serviços de saúde mental. As regras de elegibilidade recomendadas aos médicos pelo Medicare não são atualizadas desde 1989, o que significa que os cerca de 200 mil conselheiros licenciados e terapeutas matrimoniais e familiares que poderiam atender parte da demanda por cuidados de saúde mental na velhice são excluídos do reembolso pelo Medicare quando tratam de pacientes idosos. E os pagamentos do Medicare a outros tipos de terapeutas são tão baixos que a maioria dos profissionais não tem nenhum incentivo para tratar pacientes mais velhos. Os psiquiatras são reembolsados com o equivalente a menos da metade do valor da consulta normal. Essa é a razão pela qual 64% dos profissionais de saúde mental não aceitam pacientes idosos inscritos no Medicare.[25]

No entanto, o etarismo estrutural no campo dos cuidados de saúde mental, bem como nossa visão negativa da idade, é reversível. Você se lembra da minha relutância inicial em trabalhar na unidade geriátrica do McLean? Dan

---

* Agência reguladora de alimentos e medicamentos dos Estados Unidos. (N. E.)

Plotkin teve uma experiência semelhante. Quando terminou a faculdade de medicina, ele e os outros internos tiravam à sorte quem iria primeiro para a unidade geriátrica. "Ninguém queria. Estávamos em Los Angeles; a Califórnia é muito voltada à juventude. Todos nós tínhamos muito medo de envelhecer. Claro que eu perdi no sorteio." Dan começou a trabalhar na unidade geriátrica com uma relutância que beirava a aversão, e para surpresa de todos — principalmente dele próprio — acabou gostando muito. Ele adorou a equipe, e em especial os pacientes. Muitos eram lúcidos e falavam com discernimento e humor sobre os muitos desafios e sucessos de sua longa vida.

O envolvimento vital dos Erikson em saúde mental

Quando estava na faculdade, fiz amizade com Erik Erikson, o psicólogo alemão naturalizado norte-americano que cunhou o termo "crise de identidade", e com sua mulher e colaboradora frequente, Joan. Hoje eles são mais conhecidos por suas teorias sobre o desenvolvimento no ciclo da vida.

Conheci Erik e Joan quando me ofereci como voluntária para ensinar dança (ao lado de uma bailarina de oitenta anos muito flexível e graciosa) no Centro Erik e Joan Erikson em Cambridge, Massachusetts, a dez minutos de bicicleta do William James Hall, onde eram as minhas aulas em Harvard. Esse tempo com eles me ajudou quando precisei assumir como diretora-interina do centro no ano sabático do diretor.

Conheci melhor os Erikson durante as refeições que fazíamos na casa deles ali perto, uma residência vitoriana frágil que dividiam com outras três pessoas de gerações diferentes. Um jovem estudante de graduação, um psicólogo profissional em começo de carreira e um professor de religião comparada de meia-idade que estava sempre fazendo pão. Joan e Erik adoravam as conversas animadas e os intercâmbios propiciados pela vida em comunidade.

Erik combinava o refinamento do Velho Mundo com a inovação do Novo Mundo. Tinha um elegante sotaque europeu e uma formação vienense de prestígio (estudara nos mesmos círculos de Sigmund Freud e fora paciente de sua filha, Anna), mas também uma formação não convencional. Estudara arte antes de estudar psicologia e concluíra sua educação formal no ensino médio. E apesar de só ter aprendido inglês com trinta anos,[26] ganhou o National Book Award e o Pulitzer, os dois prêmios literários mais prestigiados dos Estados Unidos.

Antes de Erik Erikson, as teorias do desenvolvimento humano tendiam a se concentrar na infância e a parar no início da idade adulta. Erikson, no entanto, queria entender como as forças sociais influenciam nossa personalidade em todo o nosso ciclo de vida. Isso se devia em parte ao seu fascínio pela antropologia. Era amigo íntimo de Margaret Mead, que compartilhava seu interesse na maneira como as gerações aprendem umas com as outras.

Aos sessenta anos, Erik encontrou em Gandhi um modelo para o seu próprio desenvolvimento. Em 1969, ganhou o Pulitzer pela psicobiografia que analisa as últimas décadas da vida de Gandhi. Erik não abordou o tema como historiador nem como especialista em Índia, mas como um "crítico formado em observação clínica".[27] Isso deu margem a ele para explorar as fontes históricas e psicológicas da coragem de Gandhi, que aumentou conforme ficou mais velho. Ficou particularmente comovido com os métodos de protesto pacífico de Gandhi no final da vida — como a greve de fome de 21 dias (a mais longa dele), realizada quando tinha 74 anos para protestar contra a ocupação britânica.

Na casa dos oitenta anos, Erik e Joan revisaram seus famosos modelos psicológicos de desenvolvimento humano para incluir novas ideias sobre os estágios posteriores da vida. Esse grande trabalho, baseado em entrevistas com "crianças do século" (colegas octogenários nascidos no início do século), teve como título *Vital Involvement in Old Age* [Envolvimento vital na velhice].[28]

"Quando olhamos para a vida por volta dos quarenta anos, procuramos sabedoria nos idosos", disse Joan sobre o livro. "Aos oitenta, porém, olhamos para outras pessoas de oitenta anos para ver quem ficou sábio e quem não ficou. Muitos idosos não ficam sábios, mas você não fica sábio se não envelhecer."[29] Alguns dos entrevistados disseram que o humor era uma ferramenta importante para lidar com o inesperado. Como Joan Erikson ressaltou: "Não consigo imaginar uma pessoa idosa que não consiga rir. O mundo está cheio de dicotomias ridículas".[30]

Os Erikson também notaram que no oitavo estágio do desenvolvimento humano, que em geral começa aos oitenta anos, muitos vivenciam seus níveis mais profundos de intimidade. Isso porque, segundo Joan:

> Você precisa viver a intimidade por muitos anos, com todas as complicações de um relacionamento de longo prazo, para realmente entendê-la. Uma pessoa pode flertar com diversos relacionamentos, mas o compromisso é crucial para a intimidade. Compreendendo as complicações de um vínculo íntimo de longo prazo, aprendemos a amar melhor. Quando envelhece, você aprende o valor da ternura. Também aprende no final da vida a não segurar, a dar sem se agarrar; a amar livremente, no sentido de não querer nada em troca.[31]

A terapeuta psicanalítica e dramaturga Florida Scott-Maxwell reflete sobre sua própria experiência nesse estágio: "A velhice me intriga. Achei que seria um período tranquilo. Meus setenta anos foram interessantes e razoavelmente serenos, mas meus oitenta são apaixonados. Fico mais intensa à medida que envelheço. Para minha surpresa, explodi com uma convicção ardente".[32]

Nas aulas sobre saúde e envelhecimento que dou todos os anos, para estimular uma discussão sobre a vida interior das pessoas mais velhas, passo o clássico *Morangos silvestres*, de Ingmar Bergman. No começo do filme, o protagonista, um médico sueco chamado Borg, reconhece que está isolado e solitário, mas está farto de se iludir. "Aos 76, acho que estou velho demais para mentir a mim mesmo", ele nos diz. Em seguida faz uma longa viagem de carro com a nora, que não gosta dele, para receber um título honorário pelos cinquenta anos de serviço médico. Durante a viagem, Borg dá carona a pessoas de diferentes idades, que representam as várias fases de sua vida. Borg também tem sonhos vívidos ao longo do filme, que ilustram conflitos passados com que está lutando para entender.

No fim, Borg tem uma série de visões sobre os eventos e relacionamentos da sua vida, que o leva a se relacionar com os outros de uma maneira nova e gratificante. Como resultado, conquista a admiração da nora e dos jovens caroneiros, que fazem uma serenata para ele antes de seguirem viagem.

A ideia de exibir o filme na aula veio de Erik Erikson, que costumava mostrá-lo aos alunos do seu curso sobre o ciclo da vida, que eles carinhosamente chamavam de "Do útero ao túmulo", para ilustrar as etapas da sua teoria do desenvolvimento do ciclo da vida. Ambos os cursos, o dele e o meu, visam mostrar que o envelhecimento pode ajudar a superar conflitos do início da vida e trazer um crescimento gratificante.

UM EXÉRCITO GLOBAL DE AVÓS

Quase tudo que sabemos a respeito de como melhorar a saúde mental na velhice baseia-se em estudos realizados em países de alta renda. Uma exceção importante é uma série de estudos conduzida pelo psiquiatra Dixon Chibanda, nascido e criado no Zimbábue, no centro-sul da África, onde atualmente trabalha. Ele teve uma ideia fundamentada em visões positivas da idade que transformou as práticas do sistema de saúde mental do seu país e melhorou a vida de milhares de idosos.

Sua ideia, chamada de Banco da Amizade, inspira-se na sabedoria das avós. Ele a teve quando trabalhava como um dos doze psiquiatras num país de 14 milhões de habitantes. Ficou sabendo que uma de suas pacientes, Erica, tinha se matado por não conseguir pagar a passagem de ônibus para ir a um hospital a trezentos quilômetros de sua casa. Na época, explicou o dr. Chibanda, o Zimbábue estava passando por um período de "agitação social, política e econômica", e havia uma enorme lacuna entre a disponibilidade de serviços de saúde mental e as necessidades de saúde mental da população. O dr. Chibanda estava determinado a encontrar uma solução, mas não havia financiamento, espaço e profissionais de saúde mental disponíveis. Não conseguia nem mesmo recrutar voluntários confiáveis, pois muitos jovens e homens mais velhos estavam abandonando sua aldeia para encontrar trabalho em outros lugares, muitas vezes nas minas.

"De repente me dei conta de que um dos recursos mais confiáveis que temos na África são as avós. Sim, as avós. Elas estão em todas as comunidades. E não saem delas em busca de pastagens mais verdes." Ele teve a ideia de ensinar as avós a oferecer aos aldeões terapia conversacional em bancos de parques, num local seguro e discreto ao ar livre.

A princípio, o dr. Chibanda "não estava convencido de que funcionaria". Não sabia se as avós se interessariam nisso ou se teriam a habilidade necessária para realizar o plano. Para tirar sua dúvida, recrutou catorze avós sem nenhum treinamento médico ou de saúde mental. Ensinou-as a aplicar uma pesquisa, que estabeleceria se os pacientes precisavam de cuidados maiores, e a conduzir uma série de sessões de terapia conversacional, cada uma com 45 minutos de duração.

Dois meses depois, constatou que não só as avós se interessavam em fazer isso e eram capazes de atuar como profissionais de saúde mental amadoras, como também:

> Elas eram realmente muito talentosas para fazer isso! Percebi que eram bastante sólidas em termos de compreensão do que chamamos de determinantes sociais da saúde mental. Elas sabiam o que precisava ser feito. Na verdade, já tinham muitos recursos do jeito que são, sem precisar da minha participação. Meu trabalho na verdade foi o de ensinar uma maneira estruturada de usar as ferramentas e o conhecimento que elas já têm.

Dentre essas ferramentas, elas "eram empáticas e boas ouvintes, tinham a capacidade de refletir e se valiam da sabedoria e da cultura locais".

Uma das razões por que o Banco da Amizade deu certo no Zimbábue foram as fortes visões positivas de idade da cultura do país. O dr. Chibanda ressaltou que:

> A primeira coisa que se destaca na minha cultura quando se trata de envelhecimento é o respeito. As pessoas mais velhas são muito respeitadas. Acho que é por isso que o Banco da Amizade é bem-sucedido. Os clientes reconhecem que as avós têm muito para ensinar.

Hoje existem oitocentas avós, com uma idade média de 67 anos, que oferecem terapia conversacional aos aldeões. O modelo do Banco da Amizade, que se estendeu a Malawi, Botswana e Zanzibar, foi responsável pelo tratamento de mais de 70 mil pessoas de todas as idades. Quando os pacientes são mais novos, as avós os chamam de "netos". Quando têm mais ou menos a idade delas, elas os chamam de "irmão" ou "irmã".

O sucesso do programa foi documentado em vários estudos clínicos. Em um deles, publicado no prestigioso periódico acadêmico JAMA, a equipe do dr. Chibanda constatou que "as avós eram mais eficazes que os médicos na redução da depressão".[33] Em outro estudo, descobriram que as avós também se beneficiavam do Banco da Amizade. Por um lado, o dr. Chibanda considera isso surpreendente, pois as avós "passam muito tempo conversando com pessoas traumatizadas". Por outro, explicou que isso faz sentido para ele:

> Esse trabalho dá a elas uma sensação de propósito e pertencimento. Elas estão melhores que os anciãos não envolvidos nesse trabalho porque estão retribuindo à comunidade — a comunidade que cuidou delas todos esses anos. E agora, na velhice, estão dando algo à comunidade e se sentindo imensamente recompensadas.

Kusi, uma mulher de oitenta anos que vive em Mbare, é uma das avós por quem o dr. Chibanda tem uma admiração especial. Ela foi uma das catorze avós originais recrutadas há quinze anos, e já tratou com sucesso centenas de pessoas no Banco da Amizade. Ele explica:

> O que a torna uma das avós mais eficazes é sua incrível capacidade de dar às pessoas espaço para contar a história delas. Também é uma contadora de histórias inacreditável. Sabe exatamente como usar a linguagem corporal — a maneira como se comunica com as mãos, com os olhos. É ótima em ouvir e sabe quando ajudar alguém que está chorando; todas aquelas pequenas coisas que você não aprende na faculdade de medicina ou na psiquiatria. Ela é simplesmente brilhante.

O dr. Chibanda tem um sonho: "Existe 1,5 bilhão de pessoas no mundo com 65 anos ou mais. Imagine se pudéssemos criar uma rede global de avós em todas as cidades!". Esse exército de avós (que também poderia incluir mulheres mais velhas sem filhos e homens mais velhos com ou sem filhos, ele acredita) seria capaz de prover serviço de saúde mental a milhões de pessoas necessitadas, que atualmente não recebem nenhum tratamento.

Embora o modelo Banco da Amizade se beneficie de uma cultura que já tem uma visão positiva da idade, ele também funcionou em projetos-piloto em países com visões mais negativas da idade. Ao que parece, o exemplo das avós provendo uma terapia conversacional eficaz pode ajudar a derrubar essas visões negativas. Quando soube das opiniões a respeito de saúde mental do dr. Chibanda, perguntei se ele achava que o Banco da Amizade também pudesse contribuir para a redução do etarismo. Ele concordou que isso também poderia ser parte do sonho.

6

UMA SOBREVIDA DE 7,5 ANOS

ALGUMAS DÉCADAS ATRÁS, uma equipe de pesquisadores foi até a pequena e pacata cidade de Oxford, Ohio, e convidou todos os moradores com mais de cinquenta anos a participarem de um projeto chamado Estudo Longitudinal de Ohio sobre Envelhecimento e Aposentadoria. A equipe fez uma série de perguntas sobre a saúde, a vida profissional e a família deles — e o que pensavam sobre o envelhecimento. Este item incluía perguntas como: "Você concorda ou discorda que à medida que envelhece você se torna menos útil?".

Suzanne Kunkel, que hoje dirige o Centro Scripps de Gerontologia da Universidade de Miami, mudou-se para Ohio logo após a faculdade para se juntar à equipe de pesquisa. Era uma jovem estudante de pós-graduação em sociologia, interessada no desenvolvimento humano. Robert Atchley, o diretor do estudo, queria recrutar o maior número possível de moradores, e Suzanne passou suas primeiras semanas em Oxford colando panfletos na porta de restaurantes e cafeterias, consultando listas de eleitores, mandando cartões-postais a todos os moradores pedindo que pesquisassem em sua agenda de endereços e incentivando-os a divulgar a notícia. O objetivo era incluir todos os residentes com a idade certa, fossem cirurgiões aposentados ou mecânicos, morassem numa das imponentes casas de tijolos da Church Street ou em um trailer, fossem escoceses ou laosianos, conservadores ou liberais. Atchley sentiu que essas diferenças ajudariam sua análise e permitiriam isolar o papel dos fatores sociológicos no envelhecimento.[1]

Nas décadas seguintes, Suzanne e seus colegas pesquisadores retornaram cinco vezes para acompanhá-los. O estudo resultante forneceria uma das perspectivas mais ricas e detalhadas sobre o envelhecimento nos EUA do final do século XX, no entanto, algumas de suas implicações mais profundas não ganharam estudos novos e continuaram ignoradas por 25 anos. Topei com esse estudo na pós-graduação, pouco depois de voltar do Japão. Tendo acabado de passar meses num lugar onde pessoas centenárias eram comuns e a velhice não era desvalorizada, mas celebrada, eu estava com a longevidade na cabeça. A essa altura, suspeitava que a cultura desempenhava um papel importante na formação das visões de idade das pessoas e queria saber se essas visões, por sua vez, poderiam exercer uma influência demonstrável na longevidade delas. Ouvi dizer que uma mensuração das visões de idade fora feita no início do Estudo Longitudinal de Ohio.

Quando entrei em contato com Suzanne e lhe apresentei minha ideia, ela disse que, embora vários participantes tivessem morrido ao longo dos anos, não havia registros sobre sua longevidade. Assim, não tinha como saber quais membros do estudo ainda estavam vivos ou mortos.

Por um golpe de sorte, pouco depois participei de uma conferência sobre envelhecimento em que descobri uma maneira de preencher essa lacuna. Enquanto andava pelo salão de exposição com uma sacola cheia de brindes relacionados à longevidade (uma toalha de praia, um frisbee e uma viseira — que se tornaram alguns dos meus equipamentos de praia mais incomuns), um homem amigável, com uma gravata-borboleta de bolinhas, me deu uma régua com "INM" gravado em letras grandes e negrito. Intrigada, perguntei o que significava INM e ele explicou que era Índice Nacional de Mortes, uma iniciativa do governo para acompanhar a longevidade de todos os norte-americanos. Como uma certidão de nascimento, ele falou, mas na outra extremidade da vida. "Perfeito!", exultei, assustando algumas poucas pessoas no salão de exposição silencioso.

98 *Dra. Becca Levy*

A conferência estava repleta de especialistas em longevidade famosos. Cada um estudava o assunto de uma perspectiva diferente: um estava usando moscas-das-frutas como método; outro estudava a pressão arterial de pessoas centenárias; um terceiro analisava as tendências demográficas da Suécia. Mas ninguém parecia interessado em determinantes psicológicos, como as visões da idade.

Agora eu conseguiria examinar a existência dessa relação sobrepondo visões de idade a esses novos dados sobre mortalidade. Analisei as visões de idade dos participantes do estudo de Ohio, começando pela meia-idade e acompanhando-os ao longo do tempo. O que descobri foi surpreendente: os participantes com visões mais positivas do envelhecimento viviam, em média, sete anos e meio a mais que aqueles com visões mais negativas.[2]

Como havia muitas informações sobre esses moradores de Ohio, consegui deduzir que visões da idade eram mais determinantes na expectativa de vida que gênero, raça, status socioeconômico, idade, solidão e saúde. As visões da idade roubavam ou acrescentavam quase oito anos de vida, conferindo uma sobrevida ainda maior do que colesterol baixo ou pressão arterial baixa (ambos adicionam quatro anos de vida), índice de massa corporal baixo (um ano a mais) ou não fumar (três anos extras). (Ver figura 4, na página 100.)

Em meu artigo sobre essas descobertas, concluí:

> Se fosse encontrado um vírus ainda não identificado que reduzisse o tempo de vida em mais de 7 anos, provavelmente seria dedicado um esforço considerável para identificar a causa dele e desenvolver um remédio. No caso presente, uma das causas prováveis é conhecida: o menosprezo pelos idosos sancionado pela sociedade. Um remédio para ele requer que as visões e ações que menosprezam os idosos sejam deslegitimadas pela mesma sociedade que as gerou.[3]

O estudo foi tão divulgado na imprensa que por alguns dias minha vida se tornou surreal. De passar meus dias sozinha, concentrada e em silêncio, lendo e escrevendo num cubículo escondido no subsolo de uma biblioteca gótica em Yale, comecei a ser perseguida na rua por jornalistas de rádio, da imprensa e da TV locais, nacionais e estrangeiros. Foi chocante me tornar de repente o centro das atenções, mas fiquei feliz que o preconceito de idade e as visões etaristas estivessem ganhando atenção.

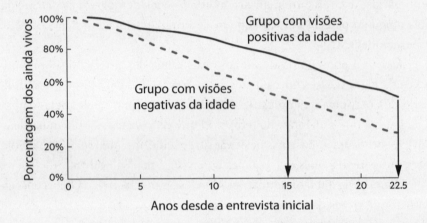

Figura 4: Sobrevida proporcionada pelas visões positivas da idade. Os participantes com visões positivas da idade viveram em média 7,5 anos a mais que aqueles com visões negativas da idade. Isso foi calculado analisando a diferença da sobrevida média entre os grupos (o tempo transcorrido para metade das pessoas ainda estar viva), conforme indicado pelas setas.

Algumas semanas depois de o estudo ser publicado, recebi um telefonema de Washington. Era um funcionário do senador John Breaux, querendo que eu falasse sobre minha descoberta em uma audiência sobre o etarismo. Hesitei, incomodada com toda aquela atenção repentina, mas quando soube que meu mentor e amigo Robert Butler iria falar, e também Doris Roberts, a atriz de 77 anos vencedora do Emmy, que interpretou Marie na série *Everybody Loves Raymond*, eu disse ao assessor que ele podia contar comigo.

A audiência ocorreu no Dirksen Senate Office Building, no Capitólio. A sala forrada de painéis de mogno estava repleta de senadores e jornalistas. Foi bom ouvir os outros — Butler e Roberts, bem como o jornalista Paul Kleyman e um dos sócios de uma importante agência de publicidade — falarem longamente não apenas sobre os efeitos corrosivos do etarismo, mas também sobre a importância e o impacto das imagens relacionadas à idade. Butler mostrou duas delas; uma era a capa de uma revista ilustrada mostrando uma horda de homens e mulheres mais velhos, encurvados e carrancudos (com o título "Velhotes ambiciosos"); a outra era um retrato elegante, glamoroso e até sensual de Kitty Carlisle Hart, 92 anos, atriz e cantora de ópera (de uma coleção de fotografias chamada "Mulheres sábias"). O objetivo de Butler com aquelas duas séries de imagens contrastantes era mostrar que as empresas de mídia e de marketing não precisavam menosprezar os mais velhos; havia muitas outras maneiras de apresentá-los.[4]

Em seguida, Doris Roberts falou sobre o impacto pessoal dessas imagens.

> Eu estou na casa dos setenta, no auge da minha carreira, da minha renda e, devo acrescentar, das minhas contribuições fiscais. Quando meus netos falam da minha ginga, não estão se referindo a uma cadeira de balanço. Mas a sociedade me considera descartável. Eu e meus colegas somos retratados como impotentes, indefesos, improdutivos e exigentes, não como merecedores.

Note a palavra que ela usou: "retratados". Doris Roberts também estava se referindo à questão da representação e das imagens. Ela continuou:

> Na verdade, a maioria dos idosos são consumidores autossuficientes de classe média, com mais bens que a maioria dos jovens e com tempo e talento para oferecer à sociedade. Não é apenas uma situação triste, sr. presidente. É um crime [...] Os anos da velhice podem ser dos mais produtivos e criativos da vida. A idade média dos ganhadores do Prêmio Nobel dos últimos cem anos é 65 anos. Frank Gehry projetou o moderno e arrojado museu de Seattle aos setenta. Georgia O'Keeffe continuou pintando até os oitenta. Adicione a essa lista Hitchcock, Dickens, Bernstein, Fosse, Wright, Matisse, Picasso e Einstein, só para mencionar alguns que produziram parte de seus melhores trabalhos quando seriam considerados decadentes pelos padrões atuais.

Como atriz, Doris reservou o peso de sua ira aos criadores de imagens — a indústria do entretenimento, à qual pertencia e em que trabalhava. Disse que, apesar de as atrizes ficarem "cada vez melhores em seu ofício à medida que envelhecem", muitas amigas suas, atrizes talentosas na faixa de quarenta a sessenta anos, foram "forçadas a viver desempregadas ou da previdência social por causa da escassez de papéis para mulheres nessa faixa etária".[5]

Quando chegou minha vez de falar aos senadores, expliquei como descobri que as visões negativas da idade afetam não só a saúde, como também a memória, a resposta cardiovascular ao estresse e a duração da vida.

As pessoas que conheço ainda falam dessa minha descoberta: "Ah, foi você quem descobriu os sete anos e meio extras de vida!". Desde que publiquei o estudo, seus resultados foram replicados em dez países, em lugares tão diferentes uns dos outros como Austrália, China e Alemanha, e se tornaram a pedra angular de uma recente campanha da oms para combater o preconceito de idade.[6]

Um grupo de ativistas mais velhos de Wisconsin me mandou alguns bótons que eles mesmos faziam, inspirados na nossa descoberta sobre a longevidade, como forma de iniciar conversas sobre o poder das visões da idade e a necessidade de combater o etarismo. Os bótons dizem: "Pergunte-me sobre os 7,5". A razão pela qual essa descoberta ressoa em tanta gente é que ela refuta a suposição amplamente aceita de que os genes determinam por si só quanto tempo você vive. Saber que a visão da idade desempenha um papel tão importante na longevidade significa que podemos aumentar o controle sobre nossa expectativa de vida. Portanto, é fácil entender por que as pessoas usariam um bóton "Pergunte-me sobre os 7,5" em vez de um que diz: "Pergunte-me sobre genes".

De fato, pesquisas mostram que fatores não biológicos, inclusive a visão da idade, determinam até 75% da nossa longevidade.[7] E os 25% que se acredita serem determinados estritamente por nossos genes podem ser ainda menores, considerando nossa descoberta de que a visão da idade pode afetar a expressão desses genes — e, em caso afirmativo, como.[8] No entanto, a maioria das pesquisas recentes e em andamento sobre os determinantes da longevidade se concentrou nos genes.[9] Além disso, a maioria dos estudos de causas não genéticas se concentra em fatores negativos, como doenças, lesões e declínio cognitivo, e não em fatores positivos, como visões positivas da idade.

Os genes são poderosos, claro, mas o ambiente também é. Alguns centenários nascem com genes da sorte (como o apoE e2), que são transmitidos de geração em geração. Mas muitos centenários não têm esses genes.[10] Alguns até têm o gene de risco apoE e4, mas conseguem superá-lo com o ambiente, o que inclui a maneira como são tratados pelos outros e as visões que assimilam do ambiente em que vivem.

Considere o tempo de vida da abelha-rainha como uma analogia de como o ambiente pode superar os genes. Abelhas-rainhas e operárias têm genes idênticos, mas a rainha vive cinco vezes mais que as operárias. Embora compartilhem a mesma colmeia, vivem na prática em dois ambientes diferentes. Em vez de ingerir o pólen consumido pelas operárias, a rainha está sempre sendo afagada e alimentada com uma geleia real especial por toda uma "corte" de atendentes que pré-digerem sua comida.[11] Em outras palavras, quando se trata de determinantes da longevidade, o ambiente pode superar os genes. Um ambiente social semelhante para os humanos, uma cultura rica em visões positivas da idade, não apenas une as gerações como também pode aumentar o tempo de vida dos indivíduos, independentemente do roteiro genético de cada um.

CAMINHOS PARA A SOBREVIVÊNCIA

Então, como as visões de idade que internalizamos do ambiente social influenciam nossa sobrevivência? Pela minha teoria da incorporação dos estereótipos, que explica como essas visões afetam nossa saúde na velhice, sabemos que pode haver caminhos psicológicos, biológicos e comportamentais.[12]

O mecanismo psicológico inclui a vontade de viver, a percepção de que os benefícios de viver superam suas dificuldades. Se parecer um pouco abstrato, pense nisso como algo por que você anseia. Os costa-riquenhos falam em *"plan de vida"*. Os norte-americanos dizem *"why I get up in the morning"*. Os franceses têm a *"raison d'être"*. E os japoneses dizem *"ikigai"*. Tudo isso pode ser traduzido como "vontade de viver" ou "razões de ser".

Vontade de viver não é um conceito filosófico complicado, é simplesmente a sensação de que a vida vale a pena ser vivida. Manifestamos essa vontade quando cuidamos de um ente querido, de um animal de estimação, de um jardim ou quando fazemos algum trabalho que contribui para a sociedade. Coisas que nos dão um propósito, um sentimento de sermos úteis, geram vontade de viver.

Meu falecido colega e epidemiologista Stan Kasl demonstrou que a vontade de viver, ou até mesmo um evento ao qual se queira muito ir, pode prolongar a vida. Ele e a socióloga Ellen Idler constataram que os cristãos muitas vezes adiam a própria morte até depois do Natal e da Páscoa, enquanto os judeus costumam adiar até depois do Yom Kippur, do Pessach e do Ano-Novo judaico.[13] Quando falo sobre esse fenômeno nas minhas aulas de saúde e envelhecimento, alguns alunos sempre levantam a mão para contar histórias de parentes que adiaram a morte até depois de um casamento ou de um nascimento muito aguardado.

Consegui demonstrar o efeito dramático das visões de idade na vontade de viver de idosos num experimento em que metade dos participantes foi exposta a estereótipos de idade positivos, e a outra metade, a estereótipos negativos. Em seguida, apresentamos a todos o seguinte cenário: e se você contraísse uma doença que o mataria em um mês, a menos que optasse por um tratamento caro e agressivo? Digamos que esse tratamento garantisse 75% de chances de sobrevivência, mas custasse quase todas as suas economias, e, além disso, sua família precisasse passar muitas horas cuidando de você. Descobrimos que os participantes mais jovens, independentemente de terem sido expostos a estereótipos de idade positivos ou negativos, tendiam a aceitar o tratamento para prolongar a vida. Em comparação, os participantes mais velhos, para quem os estereótipos de idade eram pessoalmente relevantes, aceitavam ou rejeitavam o tratamento de acordo com o tipo de estereótipo a que tinham sido expostos, positivo ou negativo, respectivamente.[14]

Como exemplo, Ernie, um bostoniano de 64 anos dono de um trailer em Fenway Park, disse que preferia morrer a aceitar o tratamento. Ernie fora exposto a visões negativas da idade. Por outro lado, Bette, uma senhora de 65 anos que administrava um salão de beleza em Jamaica Plain e fora exposta a visões positivas da idade, disse não ter dúvida de que escolheria o tratamento.

Em nosso estudo em Ohio, conseguimos demonstrar que as visões da idade afetam a vontade de viver. Todos os nossos participantes responderam uma avaliação sobre a vontade de viver. Os que tinham uma visão negativa da idade eram mais propensos a definir sua vida como "inútil" ou "vazia", enquanto os que apresentavam uma visão positiva eram mais propensos a defini-la como "útil" ou "plena". Entre os nossos participantes de Ohio, os que conseguiram refutar estereótipos negativos de idade expressaram uma vontade mais forte de viver e isso, por sua vez, prenunciava uma vida mais longa.[15]

Embora ainda não tivesse sido demonstrado, eu tinha um palpite de que o caminho biológico pelo qual as visões da idade afetam a longevidade envolve a maneira como vivenciamos o estresse. Examinei mais de perto um biomarcador de estresse chamado proteína C-reativa (PCR), uma proteína em forma de anel encontrada no plasma sanguíneo cujo nível aumenta com o acúmulo de estresse.[16] Pessoas que morrem mais cedo geralmente têm níveis mais altos de PCR.[17] Acompanhamos mais de 4 mil norte-americanos com cinquenta anos ou mais durante seis anos, mapeando suas visões de idade e os níveis de PCR. Constatamos que visões positivas de idade correspondiam a um nível mais baixo de PCR, o que implicava uma sobrevida maior. Ou seja, visões positivas de idade aumentaram a capacidade de resistir e lidar com o estresse em nível biológico, o que influenciou na longevidade.

Finalmente, há uma dimensão comportamental que relaciona a visão da idade à sobrevida. É a forma como as pessoas cuidam da própria saúde. Um tema comum nas visões negativas de idade é o de que a debilitação na velhice é inevitável. Consequentemente, descobrimos que pessoas com uma visão negativa da idade, comparadas com aquelas com uma visão positiva, são menos propensas a adotar um comportamento saudável, pois o consideram fútil.[18] Estudei o alcance dessa descoberta no estágio inicial da pandemia de covid-19, quando os EUA estavam em lockdown. Minha equipe avaliou as visões de idade de 1.590 participantes mais velhos e mais jovens, e perguntou se eles achavam que pessoas mais velhas com a forma grave da covid-19 deveriam ir ao hospital para se tratar ou abdicar do tratamento e ficar em casa.[19] As visões de idade dos participantes mais jovens não afetaram suas respostas, pois essas visões não eram pessoalmente relevantes. Já os participantes mais velhos, quanto mais negativas suas visões de idade, maior sua resistência à hospitalização, provavelmente porque consideravam o tratamento inútil. Em comparação, aqueles que tinham uma visão mais positiva tendiam a dizer que os idosos deveriam ir ao hospital para se tratarem.

Vivendo o sonho: conhecer os nossos tataranetos

A longevidade não é um sonho recente da humanidade. Como ressalta o historiador Thomas Cole: "Povos de todos os tempos e lugares sonharam com uma vida mais longa, se não com a imortalidade".[20] Podemos encontrar exemplos disso ao longo da história. Xuanyuan Huangdi, o imperador que fundou a cultura chinesa 5 mil anos atrás, buscava a imortalidade. Os antigos gregos acreditavam em deuses que comiam ambrosia para afastar a morte. No clássico poema alemão *Fausto*, de Goethe, o protagonista faz um pacto com o diabo pela imortalidade. Peter Pan nunca envelhece. Mais recentemente, há Edward Cullen, o galã/vampiro adolescente imortal, um dos protagonistas de *Crepúsculo*, a popular série de romances e filmes de fantasia.

Dado nosso fascínio duradouro por viver o maior tempo possível, pode-se pensar que o aumento generalizado da longevidade alcançado pela nossa espécie seria motivo de celebração. Mas esse está longe de ser o caso, como mostraremos mais adiante. De fato nossa expectativa de vida triplicou em relação à expectativa de vida durante a maior parte da história humana.[21] Nos últimos 120 anos, acrescentamos trinta anos à nossa expectativa de vida. Como ressalta Robert Butler: "Em menos de cem anos, os seres humanos tiveram mais ganhos na expectativa de vida que nos cinquenta séculos anteriores".[22]

E não há sinal de estabilidade para essa tendência. O constante aumento da nossa expectativa de vida, na verdade, é uma das tendências mais lineares e consistentes já observadas na natureza. Como destacam os demógrafos James Oeppen e James Vaupel: "Nos últimos 160 anos, houve um aumento constante de três meses por ano na expectativa de vida humana".[23]

É claro que existem variações na expectativa de vida de acordo com a região, o gênero e o grupo étnico. Habitantes de países de alta renda e com mais recursos em geral vivem mais que habitantes de países de baixa renda, e em todos os lugares as mulheres tendem a viver mais do que os homens.

Mas essas tendências nem sempre se manifestam como se poderia esperar. Nos EUA, por exemplo, apesar de vários fatores — incluindo o racismo estrutural — fazerem os afro-americanos terem uma expectativa de vida mais curta que os brancos nas faixas etárias mais jovens, essa tendência inverte naqueles que passam dos oitenta anos. As pessoas negras mais velhas vivem em média mais que os idosos brancos.[24] Uma das razões de os idosos negros terem uma sobrevida maior na velhice é que — conforme vários estudos constataram —, em comparação com a cultura branca, a cultura negra tem visões da idade mais positivas. Isso pode estar relacionado a uma cultura em que há mais famílias intergeracionais, com os avós mais envolvidos no cuidado das crianças; sabe-se que o contato intergeracional fomenta visões de idade mais positivas em ambas as gerações.[25]

Em vez de ver o aumento global da longevidade como uma vitória com a qual a humanidade vem sonhando há milhares de anos, esse fato costuma ser considerado um desastre natural que sobrecarregará a população mundial.[26] Desde os anos 1980, formuladores de políticas, jornalistas e comentaristas vêm culpando a população idosa em expansão pelos incontáveis problemas econômicos, alertando a respeito de falências nacionais iminentes, quando muitas vezes o verdadeiro culpado é o rápido aumento das desigualdades econômicas, com a riqueza se concentrando na mão de cada vez menos pessoas a cada geração.[27] (Recentemente, foi cunhado o termo "centibilionários" para definir uma nova categoria financeira, que inclui Jeff Bezos e Elon Musk, cujos patrimônios líquidos chegam a mais de 100 bilhões de dólares.)[28]

Saúde e riqueza com longevidade

Embora a visão mais apresentada pela mídia seja a de que o aumento da longevidade pode esgotar os cofres públicos e sobrecarregar os hospitais, há cada vez mais evidências de que o aumento da longevidade é na verdade um prenúncio de saúde e riqueza. Como declarou apropriadamente Linda Fried, reitora da Faculdade Mailman de Saúde Pública da Universidade Columbia: "O único recurso natural que está realmente aumentando é o capital social de milhões de adultos mais saudáveis e bem formados".[29] "Capital social" é um termo abrangente que se refere às contribuições sociais em geral, mas os recursos propiciados pela longevidade também incluem o capital financeiro tradicional. Um estudo em 33 países ricos constatou que o envelhecimento da população tinha correlação *negativa* com gastos de saúde.[30] Em outras palavras, quanto mais velha a população, menos o país precisa gastar em saúde.

Além disso, o aumento da expectativa de vida leva ao que Joseph Coughlin, do AgeLab do MIT, chama "economia da longevidade".[31] Os cidadãos com mais de cinquenta anos controlam 77% do patrimônio líquido total das famílias norte-americanas, e gastam mais em viagens, em lazer e produtos de cuidados pessoais que qualquer outra faixa etária, apesar de representarem somente 32% da população.[32]

Longe de serem um dreno para a economia, como os estereótipos negativos da idade dizem, os idosos ajudam a movimentar a economia: o fluxo de dinheiro nas famílias é muito maior dos mais velhos para os mais jovens, e não o contrário.[33] Quando você olha para os empreendedores, celebrados nos EUA como heróis modernos por criarem negócios e empregos, existe uma probabilidade duas vezes maior de aqueles bem-sucedidos terem mais de cinquenta anos, e não vinte e poucos anos.[34] E alguns economistas constataram que, em muitos países, aumentos na longevidade geram um crescimento do produto interno bruto.[35] Em Cingapura, os pais mais velhos em geral moram com o filho adulto mais pobre, para distribuir melhor seus rendimentos. Pesquisadores desse fenômeno disseram que esses pais "mencionavam o desejo de vivenciar a gratificação psicológica e a gratidão ao prover apoio material, além de amor e companheirismo".[36]

Ao contrário do mito etarista de que o aumento da expectativa de vida é uma catástrofe para o nosso sistema de saúde, a longevidade na verdade proporciona dividendos significativos para a saúde. O mito é baseado no estereótipo pernicioso de que o envelhecimento implica uma série de doenças físicas e mentais inevitáveis, acompanhadas de custos médicos cada vez maiores. Mas as evidências sugerem que, à medida que vivemos mais, vivenciamos o que James Fries, professor de medicina da Universidade Stanford, chama de "compressão da morbidade", ou uma quantidade cada vez maior de anos livres de doenças.[37] Doenças comuns como problemas cardíacos e artrite ocorrem cada vez mais tarde na vida. Atualmente, a probabilidade de você entrar na casa dos sessenta sem nenhuma doença crônica é duas vezes e meia maior do que um século atrás.[38] As pessoas mais velhas estão mais saudáveis e vigorosas do que nunca, e as taxas de invalidez e doenças estão diminuindo.[39]

Thomas Perls, que iniciou e agora supervisiona o maior estudo do mundo sobre centenários e suas famílias, o Estudo de Centenários de New England, é um amigo do meu tempo em Harvard, quando dividimos um escritório em cima de um dos meus restaurantes favoritos, num antigo prédio de tijolos. Nós nos encontramos brevemente quando soube que ele decidiu ser geriatra depois de ler o livro seminal de Robert Butler sobre envelhecimento e etarismo, *Why Survive? Being Old in America* [Por que sobreviver? Ser velho nos EUA].

Em seu trabalho inovador, Tom descobriu um padrão, com que espera refutar a ideia preconceituosa de que quanto mais velhos, mais doentes ficamos. Ao contrário, ele percebeu que "quanto mais velhos, mais saudáveis ficamos". Ele explica: "É o que estamos vendo com os centenários. Para viver até uma idade mais avançada, não se pode ficar doente por muito tempo. É preciso envelhecer devagar ou escapar das doenças relacionadas à idade".[40]

Em um estudo, Tom constatou que 90% dos centenários eram funcionalmente independentes na casa dos noventa anos — ou seja, viviam sem qualquer ajuda.[41] "Os centenários que encontrei relataram, com poucas exceções, que praticamente não tiveram problemas na casa dos noventa anos. Como nonagenários, muitos continuavam empregados, eram sexualmente ativos e gostavam de atividades ao ar livre e das artes."[42] A maioria dos supercentenários (pessoas com mais de 110 anos) vivia sozinha com cem anos, e poucos tinham diabetes ou doenças vasculares, inclusive hipertensão.[43] Da mesma forma, em um estudo recente, 330 centenários holandeses demonstraram numa série de tarefas que suas capacidades cognitivas estavam preservadas, inclusive a de listar nomes de animais que começam com determinada letra e a de não se distrair ao trabalhar para conquistar um objetivo.[44]

Tom acha que estudar os centenários "dará pistas não tanto sobre como viver muito, mas como podemos evitar ou retardar doenças como Alzheimer, derrames, problemas cardíacos e câncer".[45] Em outras palavras, pessoas que têm uma longa vida podem nos ensinar a desfrutar de uma vida *saudável*.

Os segredos da longevidade extrema

O Japão, como vimos, descobriu o segredo da longevidade. Tanto os homens como as mulheres japonesas gozam das maiores expectativas de vida do mundo, e há mais centenários e supercentenários no Japão que em qualquer outro lugar do planeta.[46]

A pessoa mais velha do mundo é a japonesa Kane Tanaka, que nasceu no mesmo ano em que o primeiro avião decolou. Hoje ela tem 118 anos e mora em Fukuoka, no litoral norte de Kyushu, uma ilha na região de Okinawa.

Talvez não seja surpresa que o nome *Okinawa* inclua o kanji, ou caractere japonês, *okina*, que significa "velho" ou "venerável", já que a velhice é algo venerado pela cultura japonesa. Quando completam 61, 77, 88, 90, 99 e 100 anos, ou os tão desejados 120, as pessoas recebem presentes especiais.[47] (Compare isso com os tristes cartões de aniversário ácidos dirigidos aos mais velhos no Ocidente.) No Keiro no Hi, a celebração anual dos idosos no Japão, o governo manda cheques a todos os centenários e supercentenários, e as prefeituras organizam uma festa para seus cidadãos mais velhos.

Recentemente, em uma dessas festas, o prefeito da cidade onde Kane mora presenteou-a com um bolo enorme no formato do seu jogo de tabuleiro favorito, Othello. Mesmo sabendo quão competitiva ela era, ele a desafiou para um jogo. Usaram o bolo como tabuleiro para as equipes de filmagem, para poupar o prefeito de uma revanche; foi uma jogada inteligente, pois Kane odeia tanto perder que costuma desafiar seus oponentes a uma revanche atrás da outra até vencer. Mais tarde, quando Kane se tornou a pessoa mais velha do mundo, o mesmo prefeito compareceu à cerimônia de aniversário e a viu curvar-se até o chão e dizer à multidão que se sentia mais feliz do que nunca.[48]

Assim é a vida de um supercentenário no Japão: você é tratado como uma estrela pop. Kane aparece com frequência na TV japonesa, e recentemente participou de um drama de época e de um reality show que convida toda semana um trio de celebridades (Kane dividiu o tempo de tela com um comediante famoso e uma modelo popular). Também apareceu com a bisneta num programa que conta histórias japonesas inspiradoras baseadas na vida real.

Atualmente, Kane preenche seu tempo com caligrafia, um diário, origami e jogos de tabuleiro. Também faz parte de um clube de matemática que se reúne todos os dias para resolver problemas de matemática e se mantém fisicamente ativa.[49]

O que há no Japão que promove vidas tão longas? Quando falei com Yumi Yamamoto, que trabalha para uma organização que supervisiona a expectativa de vida das pessoas mais velhas do Japão, ela me contou sobre sua bisavó e exemplo de vida, Shigeyo Nakachi, que na época era a quinta pessoa mais velha do mundo, com 115 anos. Ao entrevistar supercentenários japoneses, Yumi percebeu que, assim como a bisavó, todos tinham atitudes positivas em relação ao envelhecimento e uma profunda gratidão pela apreciação e pelo respeito das suas famílias.

O chefe de Yumi, o norte-americano Robert Young, vem verificando a idade das pessoas mais velhas do mundo para o *Guinness* nos últimos dezesseis anos. É um trabalho difícil, que requer a dedicação de um meticuloso detetive. Como os seres humanos não são árvores, com anéis marcando nossos anos de vida, Robert passa os dias verificando o tempo de vida de uma pessoa a partir de documentos de identidade antigos com fotos e certidões de nascimento e de casamento mofadas. Quando perguntei a Robert o que no Japão promove a longevidade, ele sorriu, como se estivesse esperando a pergunta. "Cultura. É a cultura." E continuou me falando sobre as raízes confucionistas do país, que durante séculos promoveram um profundo respeito pelos membros mais antigos da nação e uma apreciação generalizada pelos bons conselhos deles e perspectiva que conquistaram com muito esforço.

Constatamos que nas culturas com visões positivas da idade, esses valores em geral se difundem de cima para baixo. No Japão, não são só os muito idosos que se sentem bem com o envelhecimento. As crianças japonesas também são ensinadas a ver com bons olhos os mais velhos e a gostar da companhia deles. É comum os netos morarem com ou perto dos avós, com quem muitas vezes mantêm um vínculo especial, e vários personagens de histórias infantis populares são pessoas mais velhas que transmitem uma sensação de felicidade e alegria contagiantes. Os *jiisan* e os *baasan*, vovôs e vovós, são retratados nessas histórias como bondosos e saudáveis, e esses contos geralmente têm um final feliz.[50] (Compare isso com as histórias infantis populares que apresentam personagens mais velhos nos EUA e na Europa, como "João e Maria", que enfrentam uma bruxa mais velha comedora de criancinhas.)

Apesar de o Japão ter evoluído e se modernizado, assim como o resto do mundo, por ter uma sociedade mais fechada, ele mantém muito mais elementos de sua cultura tradicional que países mais heterogêneos como os EUA ou o Canadá. Essa cultura tradicional, por sua vez, exerce uma profunda influência na maneira como os japoneses pensam e vivem.

A cultura japonesa é "coletivista", o que significa que os indivíduos japoneses são vistos como interdependentes e inseridos em uma sociedade maior. Por outro lado, culturas "individualistas", como a norte-americana, valorizam a autonomia e a independência dos membros da sociedade.[51]

Os psicólogos culturais Hazel Markus e Shinobu Kitayama dramatizam esse abismo cultural com um exemplo:

> Os pais norte-americanos, ao tentar convencer os filhos a comer, gostam de dizer 'Pense nas criancinhas com fome na Etiópia e valorize sua sorte de não ser como elas'. Já os pais japoneses dizem 'Pense no lavrador que trabalhou tanto para colher esse arroz para você; se você não comer ele vai se sentir mal, pois seus esforços terão sido em vão'.[52]

Ou considere a maneira como as empresas japonesas e norte-americanas procuram motivar seus funcionários. Quando uma empresa do Texas quer aumentar a produtividade, pede que os funcionários se olhem no espelho todos os dias e digam "Eu sou lindo" cem vezes antes de ir trabalhar. Já os funcionários do mercado de uma empresa japonesa em New Jersey são instruídos a começar o dia de mãos dadas dizendo uns aos outros "Você é lindo".[53] Uma cultura vê o *eu* principalmente como um indivíduo, enquanto a outra o vê como parte de uma rede maior.

Essa interdependência, por sua vez, promove e sustenta uma cultura com visões positivas da idade. Em seu estudo, que analisou 1 milhão de pessoas em 68 países diferentes, William Chopik e Lindsay Ackerman descobriram que membros de culturas coletivistas expressam menos etarismo explícito e implícito e mais respeito pelos mais velhos.[54] Sabemos por nossa pesquisa que essas visões positivas, por sua vez, prenunciam uma expectativa de vida mais longa.[55]

Equação da longevidade

Então, o que essas observações sobre cultura nos dizem a respeito do código de idade aplicado à longevidade? Para pensar em como os diferentes componentes se entrecruzam, gostaria de propor uma equação da longevidade:

$$L = f(P, A)$$

Nesta equação, a longevidade (L) é uma função (f) tanto da pessoa (P), que inclui sua personalidade e seus genes, como do ambiente (A), que inclui o entorno físico e social. As visões da idade começam no ambiente, mas depois são absorvidas pela pessoa. Elas são, em outras palavras, um esforço conjunto dos indivíduos e da cultura em que vivem.[56] Esse ambiente pode transmitir uma valorização dos mais velhos ou, no caso do etarismo estrutural, uma estigmatização dos mais velhos.

Robert Young, o especialista em longevidade do *Guinness*, nasceu na Flórida, mas na infância já admirava a profunda afeição pelos idosos no Japão. Quando tinha três anos, seu tio-avô favorito morreu, "porque já estava velho", disse a mãe. "Naquele momento, decidi me tornar amigo dos idosos, porque eles morreriam primeiro." Um ano depois, aos quatro anos, Robert ficou deslumbrado quando viu uma mulher de 108 anos no noticiário local. Perguntou-se como ela conseguiu viver muito mais que o tio-avô, e mais tarde ficou fascinado com os padrões de expectativa de vida ao redor do mundo. Na adolescência, Robert recortava e colecionava artigos sobre superidosos e começou a escrever para o *Guinness* sugerindo quem ele achava que era a pessoa mais longeva do mundo.

Mas era mais do que apenas uma paixão por documentar a vida dos supercentenários. Essas pessoas, Robert logo percebeu, eram vínculos vivos com o passado histórico, tinham histórias, humor e uma maneira de ver o mundo cada vez mais raros — e valiosos. No início da carreira, por exemplo, conheceu Betty Wilson, de 115 anos, no Mississippi, e viu a história ganhar vida. De uma forma pungente e dolorosa, Betty contou a Robert como foi crescer sendo filha de escravizados no Sul na época da Reconstrução.[*] Contou como aprendeu a ler e a escrever sozinha, sobre as atrocidades das leis Jim Crow,[**] sobre a resiliência e a esperança que a motivaram ao longo da vida. Mostrou sua bengala cujo cabo brilhante fora alisado por um século de mãos quentes, explicando que tinha sido feita por parentes escravizados. Até hoje, seus ancestrais a ajudavam a andar pelo mundo.

Visões positivas da idade têm um duplo benefício para a longevidade. Além da probabilidade de uma vida mais longa, as muitas recompensas dessas visões possibilitam uma vida mais gratificante e criativa.

---

[*] Período da história dos EUA que se estende do fim da Guerra de Secessão, em 1865, até 1877. (N. T.)
[**] Leis estaduais e locais que impunham a segregação racial no Sul dos EUA. (N. T.)

7

Estrelas invisíveis de dia: a criatividade e os sentidos

UM TAMANHO NÃO SERVE PARA TODOS

Não muito tempo atrás, minha filha mais nova, já na faculdade, veio passar um fim de semana prolongado em casa, animada para conversar sobre o que tinha escolhido estudar. Ao resolver formar-se em filosofia e ciências cognitivas, estava radiante, com o fervor de uma recém-convertida. Para explicar como esses campos influenciam a nossa visão de mundo, durante o jantar ela pegou uma caneta e um guardanapo e desenhou duas margaridas, uma com seis pétalas grandes e outra com pétalas menores. "Qual dos dois círculos centrais é maior?", ela perguntou.

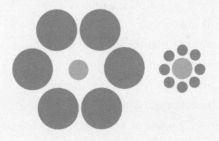

Sem hesitar, apontei para a margarida da direita, já que seu círculo central parecia duas vezes maior que o outro. Minha filha sorriu, pegou outro guardanapo, tracejou o diâmetro dos círculos centrais e o dobrou ao meio para que os dois ficassem um ao lado do outro. Os tracejados eram do mesmo tamanho. Em outras palavras, os círculos eram iguais.

Talvez você conheça essa ilusão de ótica. Eu não conhecia, mas agora faço parte das muitas pessoas enganadas por ela há mais de duzentos anos, já que ela foi demonstrada pela primeira vez pelo psicólogo alemão Hermann Ebbinghaus. Até hoje é usada para ilustrar as peças que nosso cérebro pode nos pregar quando processamos informações do nosso entorno.

O que eu gosto nessa ilusão é que ela demonstra como nossa percepção é influenciada pelo contexto. Nesse caso, o tamanho das pétalas influencia a forma como percebemos o círculo central. Outro aspecto interessante é que ela não engana as crianças. Em outras palavras, essa ilusão é uma deficiência perceptiva do mundo que assimilamos com o tempo, particularmente notável em adultos mais sensíveis ao contexto ou ao ambiente.[1]

Existe um pequeno subcampo rebelde na psicologia social chamado "novo olhar", que estuda como nossa percepção de objetos e eventos pode ser influenciada por forças sociais e culturais invisíveis. Foi desenvolvido pelo psicólogo Jerome Bruner, que nasceu cego, com catarata nos dois olhos, e só recuperou a visão aos dois anos.[2] Bruner passou o resto da vida tentando entender como percebemos o mundo. Em um de seus famosos estudos, mostrou que crianças de famílias mais pobres achavam as moedas muito maiores do que crianças de famílias mais ricas.[3] Isso virou as pesquisas sensoriais e perceptivas convencionais de cabeça para baixo, pois havia muito tempo se supunha, e no geral até hoje, que processamos o mundo de uma maneira mais ou menos objetiva. Mas, na verdade, nossas expectativas e experiências influenciam não só quem somos, como também nossa forma de ver o mundo.

Em uma série de experimentos agora famosa, Solomon Asch descobriu que nossa percepção de tamanho e de comprimento dos objetos pode ser influenciada pela pressão dos nossos pares e pelo desejo de nos conformarmos. Em um estudo de acompanhamento usando escaneamento cerebral, constatou-se que, quando fazemos julgamentos sob pressão social, não só fingimos ver as coisas de maneira diferente para "nos ajustar", como a parte do cérebro que percebe o tamanho e o comprimento dos objetos é transformada.[4]

Descobri que as visões de idade também podem afetar a percepção. Depois de participantes terem sido implicitamente condicionados com estereótipos de idade, eles tinham que interpretar a breve descrição de uma mulher fictícia de 73 anos que imagina que uma pessoa e um objeto (um guardanapo amassado) parecem animais. Os expostos a estereótipos negativos de idade tenderam a ver esse devaneio como um indício de demência; os expostos a estereótipos positivos tenderam a vê-lo como um indício de criatividade.[5]

Será que é possível as visões da idade influenciarem não somente nossa percepção, mas também a capacidade de usarmos nossos sentidos, como a audição, e nossa criatividade? O restante deste capítulo analisará essas conexões.

Cultura auditiva

Nos anos 1980, um otorrinolaringologista chileno chamado Marcos Goycoolea viajou para a Ilha de Páscoa, famosa por seus moais, as misteriosas esculturas de pedra representando cabeças gigantescas, para estudar outro mistério: a audição dos moradores mais antigos da ilha. Ele descobriu que aqueles que passaram a vida na ilha ouviam muito melhor que aqueles que viveram por algum tempo no continente sul-americano (o Chile anexou a Ilha de Páscoa em 1888, e há um razoável fluxo migratório da ilha para o continente). Goycoolea achou que essa discrepância poderia resultar níveis contrastantes de ruído cotidiano: a Ilha de Páscoa era remota e silenciosa, no meio do Pacífico, enquanto o Chile se urbanizava rapidamente, e tinha barulho de máquinas, carros buzinando e outros ruídos da cidade.[6]

Quando li suas descobertas, porém, ocorreu-me que poderia haver uma explicação diferente para essa vantagem auditiva. Será que as visões de idade desempenhavam algum papel? Enquanto consultava textos antropológicos, descobri que os habitantes das ilhas do Pacífico tradicionalmente tinham uma visão positiva da idade, enquanto na América do Sul essa visão se tornava cada vez mais negativa.[7]

Para testar minha teoria, entrevistamos mais de quinhentos idosos da área de New Haven.[8] Nossas enfermeiras se espalharam para visitar os participantes em suas casas, munidas de otoscópios portáteis que emitiam uma série de bipes (reproduzindo a variedade de tons usados na fala do dia a dia) no canal auditivo. Os participantes tinham de levantar a mão quando ouvissem o bipe. Constatamos que pessoas mais velhas que, no início do estudo, tinham uma visão positiva da idade ouviram mais bipes ao longo dos três anos seguintes que aquelas que tinham uma visão negativa no início do estudo. Na verdade, aquelas com uma visão mais negativa da idade tiveram um declínio auditivo 12% maior nos três anos seguintes em comparação àquelas com uma visão mais positiva. Foi um indicador de audição maior que outros fatores conhecidos, como o tabagismo. Consideramos que as mudanças na percepção sensorial na idade avançada são muitas vezes determinadas apenas pela nossa biologia, mas nesse caso havia evidências de que essas mudanças também são influenciadas pela cultura.

Outros pesquisadores chegaram à mesma conclusão.[9] Em um estudo, a psicóloga Sarah Barber designou aleatoriamente participantes mais velhos para lerem uma entre duas histórias.[10] Em uma delas, os mais jovens perdiam a audição por ouvir música em volume muito alto com fones de ouvido. Na segunda (falsa) história, todos os idosos perdiam a audição. Muito mais gente que leu a segunda história relatou posteriormente ter problemas de audição, em comparação com os que leram a primeira.

OUVINDO OS GRANDES NOMES DOS VELHOS TEMPOS

Não é só a cultura polinésia da Ilha de Páscoa que ressalta a associação de estereótipos de idade com o som. A música popular está repleta de medo do envelhecimento (por exemplo, *"What a Drag It Is Getting Old"* [Que droga é envelhecer], dos Rolling Stones, *"Gravity Is a Bitch"* [A gravidade é um saco], de Miranda Lambert e *"I Hope I Die Before I Get Old"* [Espero morrer antes de ficar velho], do The Who). Mas existem inúmeras subculturas musicais que adotam visões de idade mais positivas.[11] Por isso é comum vermos músicos mais velhos, como os grandes nomes do jazz Sonny Rollins e Allen Toussaint, subirem ao palco com mais de setenta e oitenta anos. Na verdade, o campo da música está repleto de artistas que parecem melhorar à medida que ficam mais velhos. Considere o cantor e compositor Mavis Staples, de 82 anos, que lançou um número recorde de álbuns populares na velhice, ou o compositor Elliott Carter, que passou por uma renovada explosão de criatividade aos noventa anos (quando compôs sua primeira ópera), que perdurou até sua morte, aos 103 anos. Ou um dos meus favoritos, Leonard Cohen, cujo último álbum, lindo e arrebatador, *You Want It Darker*, foi lançado quando ele tinha 82 anos e passou semanas no topo das paradas.

Com tantos exemplos de sucesso na velhice, muitos músicos não aderem à narrativa de que o envelhecimento é uma trajetória de declínio sensorial e cognitivo. Talvez essa seja a razão de eles ouvirem melhor que os não músicos na velhice. Músicos mais velhos ouvem 40% melhor a fala em ambientes ruidosos (digamos, um restaurante muito barulhento) do que não músicos, e um músico mediano de setenta anos ouve tão bem quanto um não músico mediano de cinquenta anos.[12]

Essa vantagem auditiva na velhice provavelmente tem uma relação com as visões da idade. Saber da existência de muitos exemplos de músicos mais velhos ainda em atividade contribui para que os artistas continuem se apresentando à medida que envelhecem. A experiência musical, ou qualquer outra atividade séria de interação ativa com o som, como a de observar pássaros, envolve as partes do cérebro dedicadas a interpretar e dar significado aos sons, o que melhora a audição —[13] reforçando assim as visões positivas da idade. Não é de admirar que tantos músicos idosos continuem produzindo ritmos e melodias até o fim da vida.

Nina Kraus, que dirige o Laboratório de Neurociência Auditiva da Universidade Northwestern e toca guitarra nas horas vagas, descobriu que se envolver com música não se resume a ouvir. Fazer música engaja o cérebro, a atenção e a memória, bem como nossos sentidos e nossa cognição. E as mudanças cerebrais resultantes são mais profundas naqueles que se envolvem com música regularmente. Segundo Nina, isso independe do instrumento, do tipo de música (inclusive de canto) e do nível de desempenho. Em seus estudos, ela identificou as mesmas vantagens cerebrais em músicos de blues profissionais de Chicago e em gaitistas amadores. Constatou também que começar a se envolver com música na velhice pode beneficiar o cérebro e a audição. Nina diz que músicos mais velhos não apenas ouvem música melhor, como o cérebro também consegue processar melhor diversos tipos de som.[14] E algumas das habilidades que os músicos cultivam ao longo da vida, como a capacidade de separar sons específicos de um ambiente barulhento, podem ser ensinadas em um treinamento sonoro de seis semanas com um computador, o que melhora sensivelmente a audição de idosos.[15]

Nina não estudou visões de idade nem o impacto delas no cérebro auditivo, mas disse que, a partir de suas descobertas, uma visão positiva da idade adquirida do ambiente pode resultar numa melhor audição na velhice e talvez também aprimorar outros sentidos. Isso é particularmente provável quando essa visão positiva reduz o estresse e incentiva o envolvimento com a música.

Atividades intergeracionais significativas, como tocar uma música juntos, também podem reforçar visões positivas de idade.[16] Meu marido toca violino numa orquestra comunitária com músicos de diferentes gerações. Minhas filhas cresceram tocando em conjuntos de música de câmara intergeracionais, alguns incluindo seus avós paternos, ambos músicos profissionais. (Meu talento musical se resume a algumas músicas muito simples ao piano que aprendi na infância, mas gosto de ouvir minha família ensaiando e tocando.) E quando músicos mais jovens tocam com músicos mais velhos, é natural que os mais jovens olhem com admiração para aqueles do grupo que têm mais experiência e conhecimento.

"NUNCA TÃO RICAMENTE DOURADO": OS SENTIDOS DO ENVELHECIMENTO

A narrativa cultural predominante no mundo ocidental é de que os muito jovens são receptivos e maleáveis e que, com o passar dos anos, endurecem, tornando-se rígidos e insensíveis. Mas como Penelope Lively, a escritora britânica vencedora do Booker Prize, escreve aos 87 anos:

> Estou tão viva para o mundo como sempre estive — viva para tudo que vejo, ouço e sinto. Deleito-me com o sol da primavera e o heléboro creme e roxo no jardim; ouço uma discussão no rádio sobre a ética do

aborto seletivo e participo em alguns pontos; o som de uma voz querida ao telefone traz uma onda de prazer. Acho que há uma mudança radical na velhice — uma metamorfose das sensibilidades [...] A primavera nunca foi tão vibrante; o outono nunca tão ricamente dourado.[17]

Condizente com seu nome, Lively [alegre] descreve um mundo em chamas cheio de sensualidade e envolvimento tátil. Ela escreveu mais de quarenta livros, quatro nos últimos dez anos, dos quais dois são memórias, sugerindo que a velhice para ela não foi apenas um capítulo ricamente sensual, mas também introspectivo e produtivo.

Como sugere Joan Erikson no livro *Wisdom and the Senses: The Way of Creativity* [A sabedoria e os sentidos: o caminho da criatividade] (que publicou aos 88 anos), a criatividade na velhice alimenta os sentidos, que por sua vez alimenta a pessoa. Joan era uma dançarina profissional quando conheceu Erik, seu futuro marido, em Viena, e refletiu profundamente ao longo da vida adulta sobre a arte e a criatividade e o papel delas no desenvolvimento humano:

> Como se orientar melhor ao longo do ciclo de vida para sustentar, manter e até aumentar a possibilidade de conservar os sentidos vivos e aguçados? Que atividades promovem o envolvimento necessário e são formas universalmente consagradas de enriquecer a vida? A resposta é, claro, que as atividades criativas em geral, em especial toda a criação e o fazer voltado para a arte ao longo da vida, propiciam essa realização.[18]

Com base nessas observações de Penelope Lively e Joan Erikson, acredito que pode existir um círculo virtuoso entre visões positivas da idade, criatividade e experiência sensorial na velhice. Para entender o que quero dizer, gostaria que você conhecesse Nancy Riege.

Encontrando o centro do labirinto

Nancy Riege é uma artista de 63 anos que vive no mítico Northeast Kingdom, em Vermont. Quando conversamos, era fevereiro. Todo o nordeste dos Estados

Unidos estava soterrado sob um espesso manto de neve, mas Nancy estava feliz como uma criança voltando da escola em dia de neve. O inverno é sua estação favorita: ela considera o silêncio contemplativo e o frio revigorante. Nancy vem fazendo labirintos — caminhos circulares que propiciam a meditação — pelos últimos trinta anos.

Eles preenchem uma necessidade, ela explica, que muitas vezes não é atendida na maioria das comunidades atuais: uma trilha para os caminhantes se acalmarem, ouvirem sua quietude e buscarem sua essência. No inverno, ela escava os labirintos na neve, com "duas raquetes de neve de largura", bastante espaço para quem quiser caminhar neles. No verão, abre-os na grama e forra o caminho com penas de peru.

Quando conversamos, Nancy havia construído cinco labirintos para os moradores de Greensboro, o máximo que já tinha construído de uma só vez. O último está na frente da escola local. Das janelas da sala de aula, os alunos da quinta e da sexta séries do vilarejo viram quando ela o construiu em uma semana, e curtiram andar nele com pessoas de diferentes idades na semana seguinte. (Voltaremos às trilhas de Greensboro no epílogo.)

Há milênios, labirintos têm adornado moedas, gravuras rupestres, campos, potes e cestos em lugares tão díspares quanto Java, Austrália e Nepal. Em muitas tradições há uma forte ligação entre labirintos e ancestrais — o labirinto pode servir tanto como um caminho simbólico para o lar ancestral quanto para os próprios ancestrais.[19]

Conforme Nancy descrevia seu trabalho, lembrei-me dos monges tibetanos, que criam mandalas de areia distribuindo cuidadosamente grãos coloridos em intrincados padrões geométricos. Quando a figura é enfim concluída, o que pode levar até três anos, os monges a destroem, como se para nos lembrar da impermanência da vida. Nancy se sente atraída a fazer labirintos pela mesma razão: eles em geral duram somente algumas semanas, no máximo uma estação, e a mantêm enraizada no presente. Ela sabe que algumas pessoas fazem labirintos de pedras pesadas, mas adora o fato de que os que ela escava na neve sejam apagados com o próximo acúmulo de neve.

Nancy é quase misticamente atraída pela ideia de centro. O centro do labirinto é a primeira coisa que ela decide, "andando pela área. Fecho os olhos e meio que sinto no corpo onde está o centro". Em seguida, olha ao redor para "sentir a terra, a topografia, o grau de inclinação e o vento, os sons próximos, os limites externos". Depois anda mais um pouco, fechando os olhos de vez em quando para escolher a direção da trilha, a dimensão e as curvas. Ela define seu processo criativo como muito intuitivo.

No meio da nossa conversa, pergunto a Nancy sobre sua infância, e ela logo começa a falar dos avós. "Esses aspectos em torno dos quais gravito, essas coisas de que preciso — equilíbrio, quietude, apenas *ser* —, meus avós tinham em abundância." Ela amava os pais, mas muitas vezes se via desejando que reduzissem sua velocidade e "saíssem da roda do hamster". Admite que "eles precisavam ganhar a vida", mas achava que eles viam a vida de uma maneira muito diferente da dos avós, que moravam perto dali. Apesar de também serem ocupados (eles administravam a organização voluntária de um orfanato local), "não corriam por aí tentando fazer tudo, sentiam-se bem só de ser". Assim, é com prazer que diz ter ficado mais parecida com eles com a idade.

Conforme foi envelhecendo, Nancy focou-se mais na simetria e no equilíbrio (aspectos importantes para um labirinto, que em geral consiste em trilhas que serpenteiam círculos concêntricos). E percebeu que seus labirintos melhoraram. Perguntou-se em voz alta se isso tinha algo a ver com o tipo de pessoa que estava se tornando — alguém mais parecida com os avós, que buscavam maneiras de contribuir para a comunidade e tinham vontade de passar um tempo fora "apenas existindo, só que mais vividamente".

Logo depois que conversamos pela primeira vez, Nancy me mandou fotos de seus mais recentes labirintos, e uma mensagem explicando que valoriza os mais velhos porque eles "podem superar os limites, as muralhas, ou 'regras', que aprendemos a seguir ao longo da vida. Com os mais velhos, vejo a esperança de desaprender essas regras tácitas que acredito terem nos mantido afastados do nosso verdadeiro eu — da nossa verdadeira presença". E terminou com uma citação do monge beneditino David Steindl-Rast: "Possa você se aquietar tanto que consiga ouvir o movimento de um floco de neve no ar, para seu silêncio interior se tornar uma expectativa silenciosa".

O POÇO PROFUNDO DA EXPERIÊNCIA VIVIDA

Quando Henry Longfellow, de 68 anos, foi convidado a falar na 50ª reunião da sua turma no Bowdoin College, ele leu um poema que escreveu para a ocasião:

> É tarde demais! Ah, nada é tarde demais
> Até o coração cansado deixar de palpitar...
> Chaucer, em Woodstock com os rouxinóis,
> Aos sessenta anos escreveu os Contos de Canterbury;
> Goethe em Weimar, trabalhando até o fim,
> Terminou Fausto quando oitenta anos se passaram...
> Então o quê? Vamos sentar de braços cruzados e dizer
> A noite chegou; já não é dia?...
> Algo nos resta para fazer ou ousar;
> Até a árvore mais velha pode dar um fruto;...
> Pois a idade não é menos oportunidade
> Que a própria juventude, embora em outro traje,
> E quando o crepúsculo esmaece
> O céu está cheio de estrelas, invisíveis de dia.

Apesar de ter sido escrito 150 anos atrás, as afirmações e as preocupações desse poema são bem contemporâneas. Delicadamente, porém com firmeza, Longfellow contesta o pensamento de que a velhice é um período em que as oportunidades se perdem. Em vez disso, ele prefere afirmar que essas oportunidades podem se tornar reconhecíveis pela primeira vez, em um novo formato.

Dean Simonton, um psicólogo da Califórnia que estuda a criatividade na velhice, ao estudar o que chama de "criativos" ao longo do tempo e das culturas, constatou que "a proporção de acerto ao alvo em relação ao número total de disparos não muda com a idade".[20] Em outras palavras, a qualidade do trabalho criativo permanece constante ao longo da nossa vida. Ademais, há muitos exemplos do que ele chama de "desabrochamentos tardios",[21] ou "criativos" que atingem o pico na velhice. Depende um pouco do campo escolhido, pois profissionais de certas áreas, como física teórica e matemática pura, tendem a ter seu melhor desempenho mais cedo na vida, enquanto profissionais de campos que se baseiam em conhecimento acumulado, como história e filosofia, tendem a ter seu melhor desempenho mais tarde. O filósofo Immanuel Kant, por exemplo, escreveu muitas de suas obras mais importantes no fim dos cinquenta e sessenta anos.

Uma das vantagens da idade é a experiência. O violinista Arnold Steinhardt percebeu que, à medida que envelheciam, ele e seus colegas do Guarneri Quartet tornavam-se mais sensíveis às emoções dos compositores, o que é coerente com o que os cientistas estão descobrindo: nós conseguimos interpretar melhor os sentimentos dos outros à medida que envelhecemos.[22] Ao longo da sua carreira, o quarteto tocou centenas de vezes *A morte e a donzela*, uma peça particularmente dramática e inquietante de Schubert, escrita quando o compositor estava morrendo, em 1824. Quando Steinhardt ouviu duas gravações, registradas com vinte anos de diferença, notou que a interpretação deles havia melhorado de forma notável. Com o tempo, o quarteto começou a retardar o tempo do terceiro e último movimentos, para captar melhor as intenções do compositor moribundo. "Será animador que depois de tantas apresentações ainda estejamos melhorando?", perguntou Steinhardt. "Ou é deprimente termos tocado tantas vezes sem perceber algo tão óbvio quanto o tempo certo? Talvez o tempo atual só seja possível por causa de cada tempo que o precedeu."[23]

Historiadores da arte e pesquisadores da criatividade identificaram evidências de um estilo da velhice que inclui "mudanças drásticas na técnica, no tom afetivo e no tema".[24] Eles veem esse estilo como marcado por um aumento do senso de drama, um desempenho técnico mais instintivo, uma expansão da perspectiva e mais confiança na intuição e no inconsciente. Como observou o artista Ben Shahn aos 66 anos, desenvolve-se uma maior consciência da vida interior do processo criativo. Cada vez mais ele se inspirava "nos recessos mais remotos e íntimos da consciência; pois é ali que somos únicos e soberanos e mais conscientes".[25]

As duas *Pietà* que Michelangelo esculpiu num intervalo de cinquenta anos ajudam a ilustrar esse "estilo da velhice" e o aumento da criatividade que muitas vezes vem com a idade. Aos 23 anos, ele esculpiu uma cena bíblica, atualmente em exibição na entrada da Basílica de São Pedro, representando uma jovem Maria com Jesus morto em seu colo, deitado em seus braços.

Como artista experiente, Michelangelo se sentiu fortalecido por sua visão da própria idade. É famosa sua declaração na velhice, *Ancora imparo*, "Ainda estou aprendendo".[26] A *Pietà de Florença* retrata três figuras entrelaçadas: Jesus, Maria, Maria Madalena, nos dois terços inferiores, e um velho no terço superior. O velho, que está atrás sustentando os outros três, é um autorretrato. O artista pretendia que essa escultura decorasse seu túmulo. Na primeira *Pietà*, Maria olha para Jesus sem nenhuma tristeza maculando seu rosto. Na segunda, parece aflita ao segurar o filho; ela não consegue fazer isso sozinha. O velho a ajuda. Ela também não está sozinha em seu sofrimento — as figuras estão física e emocionalmente interligadas. É uma representação mais terna e mais humana do amor e da tristeza.

Joseph Turner, o pintor inglês do século XIX, conhecido por suas representações dramáticas do oceano e da luz, também exemplificou essa expansão de perspectiva nos seus últimos anos. Segundo seu biógrafo, "a visão de Turner ficou mais ampla e menos específica" quando ele fez sessenta anos, inspirada por um "desdém cada vez maior pelos detalhes triviais", resultando na "grandeza dos últimos quadros de Turner".[27]

A fotógrafa Jo Spence estava na casa dos cinquenta anos quando mudou seu foco da fotografia comercial, como fotos de casamento, para um tipo inovador de fotografia documental que encarava questões sociais mais abrangentes, como o preconceito da classe médica. Em suas memórias, *Putting Myself in the Picture* [Colocando-me na foto], ela descreve uma experiência por que passou quando já era mais velha.[28] Um médico aproximou-se de sua cama com um bando de estudantes de medicina e examinou seu prontuário. Depois de dar o veredito de câncer aos alunos, desenhou silenciosamente um X no seio esquerdo dela para indicar que deveria ser removido. Spence então usou sua câmera para protestar contra a forma como fora tratada pelo médico, como se não fosse humana. Tirou uma série de autorretratos nua, em um deles há um X desenhado em seu seio e uma pergunta estampada no corpo: "Propriedade de Jo Spence?".

Em uma importante análise linguística da produção criativa de dez poetas, dramaturgos e romancistas de língua inglesa dos últimos quinhentos anos (com o mesmo número de homens e mulheres), o psicólogo James Pennebaker descobriu que a complexidade cognitiva dos escritores aumentava à medida que eles envelheciam. Ele analisou o uso que os autores faziam da linguagem, como palavras que indicavam "metacognição", ou pensamentos sobre pensamentos, como "perceber". Pennebaker concluiu que as associações entre o uso da linguagem e o envelhecimento na maioria dos autores "foram bastante notáveis". Como exemplo da robustez dessa complexidade cognitiva crescente, ele destacou que a poeta norte-americana Edna St. Vincent Millay e a romancista britânica George Eliot mostraram muito bem essa melhora com a idade, apesar de diferirem "no gênero literário, na nacionalidade e nos séculos que a separavam".[29]

Da mesma forma, a psicóloga Carolyn Adams-Price constatou que escritores mais velhos tendem a se envolver mais diretamente com o significado emocional, enquanto escritores mais jovens tendem a ser mais literais.[30] Carolyn pediu a um grupo formado pelo mesmo número de jovens e idosos que avaliassem a obra de uma dezena de escritores, sem que soubessem a idade deles. Tanto os leitores mais velhos quanto os mais jovens consideraram o texto dos escritores mais velhos mais bem escritos, mais significativos e com uma "ressonância mais empática". Talvez, concluiu Carolyn, "o texto dos mais velhos reflita melhor os aspectos positivos do pensamento tardio: síntese, reflexão e até sabedoria".[31]

REINVENÇÕES

Muitos artistas mais velhos se reinventam tarde na vida, muitas vezes com sucesso retumbante. O pianista e concertista Arthur Rubinstein mudou sua forma de interpretar uma música quando se viu incapaz de mover os dedos com a mesma rapidez no teclado. Compensou reduzindo mais o tempo antes dos momentos dramáticos e depois aumentando-o nos pontos altos das frases musicais.[32] A artista folk norte-americana Anna Mary Robertson Moses, conhecida como "Grandma Moses", trabalhou em bordados até o fim dos setenta anos, quando a artrite nos dedos a fez começar a pintar. Pintou todos os dias até seu aniversário de 101 anos, criando mais de mil quadros em sua longa e tardia carreira.[33] E Henri Matisse mudou da pintura para os recortes de papel coloridos e exuberantes que produziu com tesoura na última década de sua vida, após a cirurgia que tornou difícil ele ficar de pé em frente a um cavalete. Ele chamou essa reinvenção de "minha segunda vida".[34] A maioria dos críticos vê essa fase como um de seus capítulos artísticos mais brilhantes.[35]

Em sua análise da vida de sete pessoas criativas mais velhas que "mudaram o século", Howard Gardner descreve como todos eles fizeram uma mudança profunda na velhice.[36] Por exemplo, Freud deixou de escrever sobre casos médicos para analisar de forma mais abrangente as ideias de cultura e civilização. Martha Graham, que transformou a dança norte-americana e ajudou a tornar a dança moderna mais emocionalmente expressiva, se aposentou aos 75 anos. Então, aos 79, ressurgiu como diretora e coreógrafa de sua trupe de dança, deixando um legado igualmente marcante.

Os artistas costumam rejuvenescer perto do fim da carreira, um fenômeno às vezes chamado de "canto do cisne".[37] O escritor norte-americano Henry Roth fez muito sucesso aos 28 anos com seu primeiro romance *Call It Sleep*, e depois teve um bloqueio criativo, quando não escreveu nada pelos 45 anos seguintes, até escrever furiosamente *seis* romances na casa dos setenta e oitenta anos. Para ele, seus textos o ajudaram a olhar para trás e para a frente, ajudando-o a processar seus arrependimentos anteriores e sua própria mortalidade. Escrever, em seus últimos anos, tornou-se, como diz um dos protagonistas de *From Bondage*, "uma janela para o futuro que me resta [...] minha sobrevida e minha penitência".[38]

Conforme nossa discussão sobre saúde mental, a inteligência emocional e a vontade de olhar para a própria vida aumentam à medida que ficamos mais velhos. Isso alimenta uma corrente poderosa, que pode irrigar nosso impulso criativo conforme nossa motivação para encontrar e entender o sentido da vida se traduz numa produção criativa renovada ou aprimorada.

Liz Lerman: uma dançarina genial

Quando completou 69 anos, a dançarina e coreógrafa Liz Lerman estava em busca de uma mudança de cenário criativo. Ela brincou com o marido: "Eu preciso mudar de emprego, mudar de casa ou mudar de marido". Ela não mudou o marido, mas mudou os outros dois. Saiu de Baltimore, Maryland, para Phoenix, Arizona, onde se tornou professora de dança na Arizona State

University. Desde então, vem pensando, se envolvendo e ajudando outras pessoas a encontrar sua própria criatividade. Liz esclarece que não precisamos fazer uma grande mudança na vida para ativar a criatividade; podemos apenas mudar ou expandir nossas conexões com as pessoas.

Certa vez, quando estava na faculdade, fiz um workshop de dança com Liz, tão inovador e energizante que desde então tenho na minha mesa uma foto dela, tirada quando ela estava na casa dos trinta, dançando com três homens mais velhos. Assim, quando ela concordou em falar comigo sobre seu processo criativo, me senti como se estivesse conversando com uma velha amiga que me faz companhia enquanto escrevo.

Liz, que ganhou um prêmio da Fundação MacArthur por "redefinir onde a dança acontece e quem pode dançar", é o epítome da sinergia entre visões positivas da idade e atividade criativa. Começou a dançar com idosos logo após formar-se no Bennington College e coreografou uma peça importante para dançarinos mais velhos durante o período de dor que se seguiu à morte da mãe. Canalizando sua dor para a dança, ela imaginou anjos velhos recebendo sua mãe no céu. Colocou dançarinos mais velhos para interpretá-los. "Eu não sabia se isso ia dar em alguma coisa", explicou. "Só pensei que precisava fazer essa peça, e que precisava de pessoas idosas nela." Mas assim que começou a coreografar para idosos, nunca mais parou. Fundou um grupo de dança na cidade de Washington chamado Dance Exchange, que se tornou mundialmente famoso por se inspirar em histórias pessoais, pela participação do público e de dançarinos intergeracionais. Em comparação, por conta das pressões da idade, a maioria dos dançarinos profissionais de países ocidentais se aposenta aos 35 anos.[39]

Desde então, Liz vem reunindo incontáveis pessoas de todas as idades para dançar — incluindo idosos que nunca dançaram e gente que nunca parou de dançar. Não é tanto ensinar a técnica perfeita que ela deseja, mas a coisa mais solta, primitiva e alegre que a dança faz com o corpo e a autopercepção das pessoas. "Muitas vezes, as pessoas dizem: 'Ah, meu Deus. Olha o que estou fazendo!'", diz Liz com um grito alegre. Ela acredita que a dança intergeracional ajuda ambos os tipos de dançarinos a fortalecer a convicção de que pessoas mais velhas contribuem significativamente para a sociedade.

"Dançarinos mais velhos têm movimentos específicos da sua idade", explica Liz. "Quando uma pessoa se move em harmonia com uma ideia ou uma emoção, com um vocabulário de movimentos pessoal ao próprio corpo, o resultado é algo incrivelmente bonito."

Thomas Dwyer é um dançarino de 85 anos que faz parte da companhia de Liz desde os últimos trinta anos. Republicano conservador de longa data, aposentado da Marinha (foi operador de código Morse em navios durante a maior parte da carreira) e com um metro e oitenta de altura, ele se define como um "feijão de corda sem músculos", e é o primeiro a admitir que é um dançarino improvável: "Quando as pessoas me veem dançar, isso as ajuda a ver que qualquer um pode fazer isso". Participou de sua primeira oficina de dança a pedido do irmão, que tinha se inscrito numa oficina anterior, achando que era uma aula de ginástica. Os dois logo foram fisgados.

A coreografia favorita de Thomas, "Still Crossing", é sobre imigração. Começa com idosos rolando devagar pelo palco, que Liz descreve como "os fantasmas do meu avô — todos os imigrantes presentes na nossa imaginação", e termina com dançarinos de todas as idades no palco, inclusive uma dezena de idosos. Foi apresentada pela primeira vez na Estátua da Liberdade. Em outra coreografia, Thomas faz uma série de sessenta flexões de cueca, com os pés numa cadeira. Depois, as pessoas se aproximam dele para dizer que ficaram surpresas ao ver alguém da sua idade fazer isso.[40]

Em Tóquio, durante uma visita em que reuniu dançarinos profissionais mais jovens e japoneses mais velhos que iriam dançar pela primeira vez, Liz percebeu que os japoneses mais velhos não se intimidavam quando entravam no estúdio, como já tinha visto tantos norte-americanos mais velhos fazerem. Nos EUA, "mensagens que depreciam idosos estão por toda parte. Elas fazem os velhos se recurvarem como folhas secas". Liz levanta uma mão e encolhe, e depois faz o mesmo com o corpo, como uma folha murchando rapidamente. "Mas quando você os faz dançar", continua, "eles ignoram todas essas mensagens negativas, e uma mudança aontece." Ela levanta a mão de novo: "Imagine a folha outra vez por um minuto. Em vez de marrom e quebradiça, imagine a água circulando por ela, nutrindo-a; veja como ela amolece, como se abre e se projeta".

Mas não é só com o repensar a relação com o próprio corpo que a dança transforma os bailarinos mais velhos; é o componente intergeracional que altera seu senso de potencial como pessoas mais velhas. Uma das razões pelas quais a dança intergeracional funciona tão bem é que as pessoas na casa dos sessenta e dos vinte anos têm muito em comum, diz Liz. "Porque, de certa forma, elas estão em estágios igualmente transformadores da vida, pensando nas grandes questões. 'Para onde estou indo? O que vou fazer com o resto da minha vida?' É um questionamento forte." Os jovens estão terminando o ensino médio ou a faculdade; os mais velhos estão no fim da carreira ou mudando seu jeito de viver. E quando dançam juntos eles "ficam muito próximos", observa Liz. Os estereótipos negativos da velhice se desfazem.

A maioria das pessoas ouve "a palavra *intergeracional* e logo imagina o jardim de infância e os avós", diz Liz, mas ela acha que há uma afinidade específica entre adultos mais jovens e adultos mais velhos. Muitos jovens estão em busca de amor e apoio, e muitos idosos estão procurando formas de compartilhar essas coisas. Liz viu inúmeros jovens serem transformados pela companhia e colaboração física de pessoas mais velhas, "porque se sentiram amados do jeito que queriam". Liz acredita que a beleza dessas atividades criativas intergeracionais seja dar a pessoas de diferentes idades a permissão e a estrutura para trabalharem juntas de uma maneira que se sintam aceitas.

Atualmente com 73 anos, Liz está no meio do período mais produtivo da sua vida. Ela continua a ensinar, e recentemente criou um kit gratuito de ferramentas on-line de criatividade, *The Atlas of Creativity*" [O atlas da criatividade], coreografou um espetáculo de dança sobre estereótipos de corpos femininos, *Wicked Bodies* [Corpos perversos], e está trabalhando com a Urban Bush Women, um grupo de dança profissional afro-americano, num projeto chamado *Legacy of Change* [Legado da mudança]. Para ela, sua maestria e sua originalidade só se aprofundaram com suas décadas de experiência. Além de ensinar, atuar e colaborar, ela quer levar a dança a um número cada vez maior de pessoas que nunca dançaram. À medida que envelhece, está sempre pensando em como ajudar os que vêm depois dela: "Legado não é só olhar para trás, é também olhar para a frente".

Para avançar, é importante ver as barreiras que impedem os idosos de se tornarem tão criativos e produtivos quanto gostariam. Esse é o objetivo do próximo capítulo. Como o escritor e crítico social James Baldwin escreveu: "Nem tudo que se enfrenta pode ser mudado, mas nada pode ser mudado se não for enfrentado".

8

Etarismo: o polvo maligno

O nascimento do "etarismo"

Três anos antes de divulgar o escândalo de Watergate, que levaria à renúncia do presidente Richard Nixon, o repórter Carl Bernstein, de 25 anos, ajudou a trazer à luz um tipo diferente de escândalo. Em uma manhã de vento de março de 1969, o jovem repórter entrevistou o psiquiatra Robert Butler a respeito da intensa hostilidade dos moradores de um subúrbio de Washington à proposta de transformação de um prédio de apartamentos próximo num lar para idosos. Como diretor do Comitê Consultivo sobre Envelhecimento local, Butler havia conversado recentemente com os vizinhos, que retorciam as mãos de aflição achando que o bairro nunca mais seria o mesmo. Segundo Butler explicou a Bernstein, eles "não queriam olhar para pessoas que podiam estar paralisadas, que não conseguiam comer bem, que poderiam sentar no meio-fio e encher a vizinhança de bengalas".[1]

Butler, que morava no mesmo bairro, via esse execrável estereótipo negativo como nada diferente do racismo e do sexismo. Da mesma forma que esses dois "ismos" rotulavam negativamente pessoas de cor e mulheres, privando-as de oportunidades e de poder, esse preconceito contra idosos, que Butler chamou de "etarismo", também privava os idosos de direitos iguais. Foi a primeira vez que alguém deu um nome para isso.

Em seu livro seminal *Why Survive? Being Old in America*, Butler definiu o etarismo como um "processo de estereotipagem ou discriminação sistemático contra pessoas por serem velhas". Os dois componentes do etarismo, ele percebeu, reforçam-se mutuamente. Estereótipos de idade negativos levam à discriminação com base na idade, que ativa e reforça os estereótipos. No fim das contas, escreveu, "o etarismo faz com que a geração mais jovem veja os idosos como diferentes dela; assim, eles sutilmente deixam de se identificar com os mais velhos como seres humanos".[2]

Quando conversei com Bernstein, ele se lembrou de seu encontro com Butler como um momento de luz. Já tinha identificado o etarismo no mau tratamento destinado a parentes mais velhos seus, mas nunca havia pensado nele como algo discriminatório ou sistemático. Mas tudo mudou depois daquela conversa com Butler. Como lembra Bernstein:

> De uma história sobre um bando de cidadãos que não queriam alguns idosos no bairro, saiu uma reportagem sobre o fenômeno do etarismo. Fui influenciado e me tornei mais consciente a respeito disso. Era o medo do outro, nada diferente do medo de judeus, de afro-americanos ou de católicos em dado momento. Discriminação é discriminação. É baseada em medos e estereótipos.

Graças a Robert Butler, o fenômeno do etarismo enfim veio à tona. Cinquenta anos depois, infelizmente, ele continua prosperando.

Até aqui, analisamos o profundo impacto das visões da idade na saúde. Agora, vamos ver como as visões negativas de idade operam no nível social, de formas silenciosas, complexas e muitas vezes mortais, entrelaçando-se e flexionando-se como os tentáculos de um polvo.

Etarismo: a epidemia silenciosa

É comum as pessoas minimizarem ou atenuarem os malefícios do etarismo. Às vezes, quando descobrem minha profissão, elas me dizem que o etarismo não é um problema sério, ou que ele não existe. Ou até mesmo que o etarismo é culpa dos velhos, como em um comentário que ouvi recentemente: "O etarismo é só um espelho que mostra para os mais velhos como eles estão caindo aos pedaços". A banalização do etarismo e a culpabilização dos idosos pelo preconceito e pela discriminação que enfrentam só agravam o problema.

Quando pergunto à plateia, durante uma palestra minha, quantos foram alvo do etarismo ou viram alguém sendo, a maioria levanta a mão. Hoje, 82% dos norte-americanos mais velhos afirmam ser regularmente discriminados por conta da idade,[3] e identifiquei exemplos de etarismo em todos os países que estudei.

Como pode o etarismo não ser um problema para alguns quando tantos já o vivenciaram? Um relatório recente da OMS conclui que "as pessoas não reconhecem a existência do etarismo institucional porque as regras, as normas e as práticas da instituição são antigas e foram ritualizadas, e são vistas como 'normais'".[4]

Uma das formas mais insidiosas do etarismo é ignorar as pessoas mais velhas. Basta olhar a quase ausência de idosos nos filmes, nas propagandas e nos programas de TV, nos debates nacionais sobre questões urgentes de políticas públicas, nas pesquisas científicas e em tantos outros domínios da vida contemporânea.

Essa negligência é mais marcante em tempos de crise, quando os mais velhos em geral ficam por último. Depois do furacão Katrina, ativistas de defesa dos animais evacuaram cães e gatos em 24 horas, enquanto muitos idosos foram abandonados em sua casa e deixados para enfrentar a enchente até as equipes médicas chegarem para resgatá-los, às vezes somente sete dias depois.[5] No começo da pandemia de covid-19, 40% das mortes nos EUA foram de idosos que moravam em casas de repouso (embora menos de 1% da população norte-americana viva nelas). O governo local e os diretores dessas casas de repouso não providenciaram equipamentos de proteção, testes e locais para uma quarentena segura, todos os recursos básicos foram oferecidos a jovens de baixo risco na maioria das universidades e faculdades.[6]

MINHA EXPERIÊNCIA COMO ALVO DE PRECONCEITO

Muitos preconceitos se valem da invisibilidade. É comum preconceituosos negarem o próprio racismo ou se recusarem a aceitar que o racismo vai bem, obrigada. Sexistas costumam argumentar que as mulheres não sofrem mais preconceito. Eu vivenciei esse tipo de negação com o antissemitismo.

Não havia muitos judeus em Vancouver quando meus pais se mudaram com a família de Boston para trabalhar na Universidade da Colúmbia Britânica. Como eu era a única criança judia na minha nova turma da segunda série, a professora me chamou para a frente da sala para dizer por que minha família não comemorava o Natal. Uma menina da minha sala disse que eu não podia brincar com ela porque eu era judia. Um grupo de meninos jogou moedas no chão e disse para eu pegá-las.

Quando contei à minha mãe sobre esses eventos, ela me consolou e foi falar com minha professora e os pais dos meus colegas de classe, só para ser informada de que, na verdade, aquilo não se tratava de antissemitismo, era apenas um mal-entendido cultural. Foi a primeira vez que me deparei com essa estranha dimensão do preconceito, quando as pessoas tentam dizer que ele é menor do que realmente é.

Na infância, eu tinha um pesadelo em que era perseguida em florestas escuras por soldados nazistas e dobermanns. Meus pequenos entreveros com o antissemitismo não são nada comparados com os pesadelos *reais* a que meus avós e bisavós sobreviveram na Europa, mas estou a apenas duas gerações de distância dos horrores cujos detalhes ainda me visitam em sonhos. Meu bisavô paterno foi um dos poucos sobreviventes quando a cidade em que morava na Lituânia foi incendiada por cossacos. Escondida num armário, com dez anos, minha avó materna escapou por pouco de soldados russos que massacravam judeus.

O antissemitismo foi uma experiência pessoal para mim, mas meus problemas na escola e o sofrimento da minha família na Europa também estavam arraigados no preconceito estrutural que aqueles no poder levavam a cabo. Essas primeiras experiências me deixaram sensível às causas e expressões do preconceito, mas também curiosa. Quando identifiquei pela primeira vez o etarismo em um contexto institucionalizado, no meu primeiro emprego na unidade geriátrica de um hospital, senti que tinha uma oportunidade de combater o preconceito de uma forma que não pude fazer na infância.

O PARADOXO DO ESTEREÓTIPO DE IDADE

O etarismo consegue desmentir a realidade. Façamos um experimento mental para ilustrar o que quero dizer.

Volte no tempo duzentos anos, até os anos 1820. A fotografia acaba de ser inventada e trilhos estão sendo instalados no mundo todo para acomodar uma nova engenhoca, a locomotiva a vapor. Agora, a partir desse ponto de vista em tom sépia, olhe para o futuro e adivinhe se as visões da idade vão melhorar, continuar as mesmas ou se tornar mais negativas. Para ajudar um pouco, vou dar dicas de algumas tendências que ocorrerão nos próximos duzentos anos: as pessoas mais velhas vão viver mais e com uma saúde muito melhor. Elas serão uma porcentagem maior da população, o que significa que haverá mais oportunidades de envolvimento intergeracional. Será aprovada uma série de leis que proíbem a discriminação por idade. Para completar, as pessoas terão atitudes muito mais positivas em relação a outros grupos antes marginalizados.

Agora, o que você acha? Nos próximos duzentos anos, as visões de idade vão melhorar, continuar as mesmas ou se tornar mais negativas?

A maioria das pessoas pensa que as visões de idade se tornaram mais positivas. É o que eu teria concluído, com base nessas tendências. O que realmente aconteceu, porém, foi o oposto: nos EUA, as visões da idade começaram positivas e se tornaram, de forma constante e linear, mais negativas.[7] Minha equipe constatou isso quando desenvolvemos um método linguístico computacional para analisar sistematicamente as tendências da visão da idade ao longo de duzentos anos. (Análises sistemáticas anteriores foram limitadas a não mais de vinte anos.) Para isso, analisamos 400 milhões de palavras de textos impressos num banco de dados chamado Corpus Histórico do Inglês Norte-Americano. De onde vem a enxurrada de estereótipos negativos de idade? E por que, em face de todo o nosso progresso, ela não diminuiu em nada?

CAUSAS DO ETARISMO: FATORES PSICOLÓGICOS E GANÂNCIA CORPORATIVA

A persistência de visões negativas de idade tem causas tanto individuais quanto estruturais. Embora sejam diferentes, ambas estão profundamente arraigadas. No nível individual, existem vários processos psicológicos que facilitam a expressão do etarismo sem que pensemos a respeito dele. Estruturalmente, o etarismo está nas instituições e nas pessoas com poder.

O etarismo nos indivíduos começa com o fato de assimilarmos os estereótipos de idade desde a infância, muito antes de se tornarem pessoalmente relevantes. Nessa fase, nós os aceitamos sem qualquer resistência. E como esses estereótipos costumam ser apresentados por gente com autoridade sobre nós e em quem confiamos (professores, escritores, pais), é fácil tomá-los como verdadeiros, o que então se torna nosso jeito de ver os idosos ao longo da vida.[8]

As visões negativas de idade preenchem uma necessidade psicológica criada pela sociedade e pelos mais jovens de se distanciar dos velhos em culturas etaristas. Esse distanciamento assume uma forma física quando os espaços frequentados por idosos são evitados, e uma forma psicológica quando eles são desumanizados por conta de estereótipos. Alguns jovens sentem a necessidade de se distanciar de pessoas mais velhas por elas serem como espelhos de si mesmos num futuro temido.[9] Esse processo se transforma num círculo vicioso quando as visões negativas da idade, com seu senso predominante de debilidade, apresentam um quadro sombrio da velhice, que por sua vez intensifica o esforço de criar uma sensação de distância, que pode então reforçar as visões negativas da idade.

Outra causa individual do etarismo é que ele geralmente opera sem estarmos cientes. Assim, mesmo aqueles que se consideram justos podem de fato estar condicionados pelo etarismo.

Para agravar esse problema, as visões negativas da idade são aceitas e expressas, mesmo quando vão contra as evidências. Por exemplo, alguém pode fazer uma piada a respeito de uma pessoa idosa referindo-se à sua senilidade ou incompetência, mesmo sabendo que ela está mais afiada que nunca.

O principal motivo estrutural para a existência do etarismo é que ele muitas vezes é bem lucrativo, tanto financeiramente quanto como meio de manter o poder. Um ex-professor meu, o antropólogo Robert LeVine, disse que uma boa pergunta para começar a analisar um fenômeno cultural é: "Quem lucra com o *status quo*?".

Inúmeros empreendimentos comerciais obtêm um lucro impressionante com a promoção de visões negativas de idade. Estes incluem a indústria antienvelhecimento, as redes sociais, as agências de publicidade e as empresas que trabalham para criar medo do envelhecimento e uma imagem decadente dos idosos. Juntos, esses setores geram mais de 1 trilhão de dólares por ano e não param de crescer, em grande parte sem regulamentação.[10]

QUANDO O ETARISMO COMEÇA: DESENHOS ANIMADOS E CONTOS DE FADAS

Procurando algo para assistir em uma recente viagem de avião, percebi que minhas opções estavam limitadas a filmes que já tinha visto ou que pareciam não ser apropriados para a ocasião (os trailers mostravam coisas como aviões explodindo). Por isso, me contentei com um desenho recente da Disney, uma versão da clássica história de Rapunzel, chamado *Enrolados*. No filme, para se aproveitar das propriedades mágicas antienvelhecimento do cabelo de Rapunzel, a bruxa, retratada como uma velha, a prende em uma torre. No final, depois de perder acesso aos cabelos e à eterna juventude de Rapunzel, a bruxa envelhece instantaneamente. Ela murcha, encolhida numa posição horrível, os cabelos mudam de preto para cinza, seus olhos ficam fundos, e as mãos, ossudas. "O que você fez?", grita para o salvador de Rapunzel. E depois morre. Na história original dos irmãos Grimm, não havia nada relacionado ao tema antienvelhecimento — a Disney o acrescentou gratuitamente. Talvez tenha feito isso para aumentar a venda de ingressos a famílias com filhos, unindo o público com uma narrativa que deprecia alguém mais velho e sugere que a velhice deve ser temida e evitada.

Uma das primeiras músicas que aprendi na pré-escola tinha o seguinte refrão: "Tinha uma velhinha que engoliu uma mosca. Mas que coisa mais tosca. E se ela morrer?". Conforme a canção prossegue, ela passa a engolir insetos e animais cada vez maiores, inclusive um cachorro e um cavalo. Quando aprendemos essa música, eu e meus colegas a achamos hilária.

Na infância, é comum ouvirmos histórias, músicas e canções de ninar sobre pessoas mais velhas. Em muitos países ocidentais, esses personagens mais velhos muitas vezes são vilões ou objetos de pena e vergonha.[11] Consequentemente, não surpreende que as crianças desses países tenham medo de envelhecer.[12] Quando apresentados a desenhos do rosto de um homem em quatro estágios da vida, 80% dos alunos de uma escola disseram que preferiam passar tempo com a versão mais jovem do homem, e quando indagados quais atividades gostariam de fazer com a versão mais velha, um deles respondeu: "Enterrá-lo".[13] Crianças de até três anos se afastam de pessoas mais velhas e expressam visões inequivocamente etaristas.[14] As visões de idade que adotamos na infância são a base das nossas visões da idade na velhice.[15] O código de idade é cumulativo, construído em camadas sucessivas cujas bases são estabelecidas na infância. E como essas visões ainda não são pessoalmente relevantes, as crianças não veem razão para questioná-las, em especial quando veem que são encorajadas por aqueles que admiram.

Um amigo me contou que o diretor da escola primária onde os filhos estudam mandara recentemente um bilhete anunciando que, para comemorar o centésimo dia de aula, os alunos deveriam vir vestidos como velhinhos. Sugeriu aos pais que mandassem os filhos para a escola com perucas brancas, óculos de plástico grandes, bengalas e andadores de brinquedo (todos disponíveis na loja de festas local). Ao que parece, trata-se de uma atividade escolar popular. Há sites repletos de conselhos para os pais sobre como vestir os filhos com cores monótonas e ensiná-los a "mancar" com bengalas e a "agir como um velho estereotipado para torná-los mais engraçados".[16]

Essa nova tradição infantil pode contribuir para um perigo em longo prazo. Consultando o BLSA, como pode ser visto na figura 5, constatamos que jovens que assimilavam estereótipos de idade mais negativos tinham duas vezes mais chances de ter um ataque cardíaco ou outro problema cardiovascular depois dos sessenta anos do que aqueles que assimilaram estereótipos de idade mais positivos.[17] O que ensinamos aos nossos filhos sobre o envelhecimento é importante, não só pela maneira como vão tratar os outros, mas pela própria saúde deles.

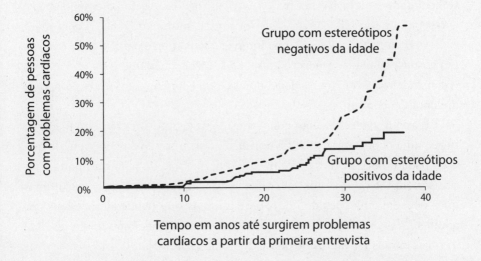

Figura 5: Visões de idade negativas em pessoas mais jovens aumentam o risco de problema cardiovascular após os sessenta anos.

Botox para adolescentes e a indústria antienvelhecimento

A crescente indústria global de antienvelhecimento gera meio trilhão de dólares por ano com a venda de pílulas, cremes, tinturas, elixires, suplementos hormonais, "reforços de testosterona" e procedimentos que alegam falsamente interromper ou até reverter o envelhecimento.[18] Essa indústria lucra promovendo imagens do envelhecimento como algo a ser temido e evitado.

Não faz muito tempo, eu estava almoçando com uma colega quando ela ergueu as sobrancelhas ao ler a mensagem que a filha de dezessete anos tinha acabado de enviar. Ela a leu para mim: "Meu Deus, acabei de ganhar minha primeira ruga. Posso fazer um botox preventivo no meu aniversário?".

É mais fácil vender botox e cremes faciais quando se induz as pessoas a terem medo de qualquer sinal físico de envelhecimento. Recentemente, enquanto aguardava para fazer uma consulta médica de rotina, uma tela grande na sala de espera passava anúncios de vários procedimentos antienvelhecimento, inclusive botox. "Ei, cara enrugada!", gritou a comediante e apresentadora de talk show Ellen DeGeneres num comercial. E continuou explicando a necessidade de uma intervenção para não parecer uma ameixa. Ela gostava de comer ameixas, mas, acrescentou, "não quero parecer uma!". A comercialização em massa de produtos e procedimentos antirrugas tornou-se uma prática comum.[19]

É assim que se faz com que jovens de dezessete anos tenham medo de rugas, uma ocorrência natural e universal: transmitindo a mensagem de que você pode e deve evitar o envelhecimento, que não dá para ser bonita *e* ter rugas, nem ter valor se for velha. Por isso, não é surpresa que, nas últimas duas décadas, injeções de botox tenham mais que triplicado entre jovens adultos.[20] Isso ajudou o ramo da indústria antienvelhecimento, que explora as rugas para gerar lucros de quase 200 bilhões de dólares.[21]

Injeções de botox para evitar rugas futuras são agora rotineiras entre norte-americanas de 24 a 30 anos. Um artigo recente no *The New York Times* explica que as injeções de "baby botox" para jovens adultos estão "perdendo seu estigma", mas ignora as origens da prática na estigmatização da idade.[22]

E não pense que as rugas e os lucros da indústria antienvelhecimento são questões predominantemente femininas. Houve também um aumento nos anúncios vilipendiando a calvície; a taxa de transplante capilar entre homens disparou 60% nos últimos cinco anos. Socialmente, agora nos recusamos a aceitar qualquer sinal de envelhecimento.[23]

Um típico anúncio antienvelhecimento declara que seu produto é o "ganhador da medalha de ouro da luta contra a idade" do ano e discorre sobre como ele pode "ajudar na batalha contra os cinco sinais de envelhecimento do cabelo".[24] Uma análise de quase cem sites que vendem produtos antienvelhecimento revelou uma tendência: estamos em guerra com a velhice, e os consumidores que não compram produtos antienvelhecimento se deixaram abater e desistiram da luta.[25] Esses sites quase sempre oferecem "curas" ineficazes e até mesmo prejudiciais a altos preços. O hormônio do crescimento humano, por exemplo, é o elixir definitivo (e caro) para aqueles que "não querem envelhecer rápido demais e preferem continuar jovens, bonitos e saudáveis o tempo todo".[26] Enquanto isso, esse hormônio, vendido em muitas lojas locais, também pode aumentar o risco de diabetes e câncer.[27] Para maximizar os lucros, os lobistas da indústria antienvelhecimento criaram brechas que protegem das regulamentações federais os produtos e o marketing da indústria.[28]

A indústria antienvelhecimento distorce nossas concepções de beleza ao estigmatizar não só o processo de envelhecimento, mas as próprias pessoas mais velhas. Como explica o geriatra Tom Perls: "As imagens sensacionalistas de pessoas mais velhas como indivíduos murchos e frágeis olhando para a parede de casas de repouso reforçam a percepção imprecisa e preconceituosa que nossa sociedade orientada para a juventude tem sobre o envelhecimento. Antienvelhecimento tornou-se sinônimo de anti-idosos".[29]

O ETARISMO NA CULTURA POP

Quando estava na faculdade, em Massachusetts, ingressei em um núcleo local dos Panteras Cinzentas, um grupo ativista antietarismo intergeracional, em que eu fazia parte da equipe que caçava exemplos de etarismo em jornais, revistas, filmes e no rádio.

Durante um mês, nos concentramos em artigos que disseminavam o tropo popular e atemorizador de que pessoas mais velhas eram o que alguns colunistas chamavam de "velhotes aproveitadores".[30] Os exemplos eram infinitos. Mas, num estudo que realizei mais tarde, provei que essa ideia estava errada, demonstrando que na verdade os idosos tendem a se opor mais a programas destinados a beneficiar sua faixa etária (seguro social, auxílio-alimentação e Medicare) que os mais jovens.[31] Também constatei que os idosos são mais propensos a se voluntariar e a dar dinheiro para organizações sem fins lucrativos, proporcionando o equivalente a bilhões de dólares em cuidados não remunerados a familiares e amigos.[32]

A televisão é outro vetor do etarismo. Idosos assistem mais à TV do que qualquer outra faixa etária, mas somente 2,8% dos personagens de programas televisivos são velhos, e geralmente são relegados a papéis menores e desfavoráveis.[33] É provável que essa falta de papéis significativos esteja arraigada no fato de as redes de televisão e estúdios costumarem excluir roteiristas mais velhos, valendo-se de anunciantes que priorizam o que chamam de "alvo demográfico" (pessoas de 18 a 49 anos), que se equivocam ao pensar que só quem tem menos de cinquenta anos compra algo novo.[34]

Enquanto as indústrias de TV e do cinema aumentaram a inclusão de personagens homossexuais e mulheres em papéis principais,[35] personagens mais velhos continuam tendo pouca atenção. Quando personagens idosos são retratados em filmes de Hollywood, geralmente são exemplos de decadência física e cognitiva (*Iris* e *Meu pai*), de mau humor (*Velhos rabugentos* e sua sequência, *Velhos mais rabugentos*) e de terror — por exemplo, *A visita*, que conta a história de avós planejando matar os netos, e *Tempo*, que mostra uma família de férias que, para o terror de todos, começa a envelhecer de repente. Existem exceções, que retratam o envelhecimento com verve e complexidade, como a série norte-americana *Grace and Frankie* e a britânica *Last Tango in Halifax*, mas em geral os personagens mais velhos ainda são marginalizados. Em 2016, personagens com sessenta anos ou mais representavam apenas 11% de todos os personagens com falas nos cem filmes de maior bilheteria, e dos filmes em que pessoas mais velhas realmente apareciam na tela, 44% incluíam comentários etaristas.[36]

Até o momento, não sabemos quanto Hollywood é etarista. A liderança da Academia de Artes e Ciências Cinematográficas, o órgão que vota no Oscar, determinou recentemente que os filmes devem incluir atores de grupos raciais sub-representados ou outras origens marginalizadas (mulheres, comunidade LGBTQIA+ e atores com deficiência) para se qualificarem a um Oscar.[37] Ao anunciar a mudança, o presidente da Academia disse que era hora de os filmes "refletirem a diversidade da população global".[38] Mas não houve menção à inclusão de atores mais velhos.

Vinte anos atrás, Geena Davis, atriz duas vezes vencedora do Oscar, fundou um instituto para lutar pela paridade de gênero na tela.[39] Ela diz: "Só quando tive minha filha que percebi a profunda desigualdade de gênero nos filmes e nos programas de TV feitos para crianças. Estamos no século XXI, e precisamos mostrar às crianças que meninos e meninas brincam na mesma caixa de areia". Depois de quinze anos oferecendo bolsas de estudo para mulheres roteiristas e diretoras e aumentando a conscientização a respeito da exclusão de mulheres dessas funções, Geena achou que tinha realizado parte do que se propusera a fazer. Na tela, pelo menos, hoje há algo próximo da representação equitativa de personagens homens e mulheres, mas ainda não quando se trata de roteiros e direção.[40]

Agora, Geena voltou sua atenção para o etarismo. "Assim que fiz quarenta anos, caí do precipício. De repente, os grandes papéis ficaram escassos. Fez uma grande diferença".[41] Em uma pesquisa de 2019 com os trinta filmes de maior bilheteria nos EUA, no Reino Unido, na França e na Alemanha, o Instituto Geena Davis constatou que nenhuma mulher com mais de cinquenta anos foi escalada para um papel de destaque. "Eu sabia que era ruim", comentou, "mas isso realmente mostrou quanto esse cenário é triste."[42]

Os programas de TV e os filmes distorcem nossa compreensão de como a velhice e as pessoas mais velhas realmente são. Minha equipe descobriu que quem assiste mais à televisão ao longo da vida tem mais estereótipos de idade negativos.[43] E quando membros de grupos marginalizados não se veem representados na televisão, nos livros, nos anúncios, on-line ou em outras plataformas, isso pode resultar numa baixa autoestima.[44]

A exclusão de indivíduos com base na idade se estende ao mundo da moda, onde a maioria das modelos está mais próxima da infância que da meia-idade. Durante uma recente semana de moda, quando estilistas invadem Nova York para mostrar suas últimas coleções, um trio de jornalistas do *The New York Times* identificou alguns problemas que assolam a indústria.[45] O artigo deles apresentava doze modelos; dez tinham vinte e poucos anos e nenhuma tinha mais de 32. Mesmo essas jovens modelos sofriam com o etarismo. Renee Peters, uma jovem de 28 anos que fora recrutada em um shopping de Nashville por um agente quando tinha apenas catorze anos, lamenta: "Estive num casting ontem. Olhei em volta e achei que todas deviam ter dezesseis, dezessete, dezoito anos. E lá estava eu, com mais de 25 anos e me questionando: 'Será que ainda sou bonita? Ainda tenho valor?'".[46]

Etarismo como *CLICKBAIT*

Twitter, Facebook, YouTube e Instagram compõem atualmente um dos setores mais lucrativos da história. Só o Facebook tem quase dois bilhões de usuários — quase um terço da população mundial. A atenção é a moeda mais cobiçada nas redes sociais, indústria que deu origem à chamada "economia da atenção", e o conteúdo ultrajante, opinativo e prejudicial (*"clickbait"*) é o que atrai mais atenção.[47] Quanto pior for o *clickbait* contra grupos marginalizados, mais cliques vai receber e mais os anunciantes vão gastar em anúncios.[48]

Para avaliar como as visões da idade se revelavam no Facebook, minha equipe analisou todos os grupos abertos relacionados a idosos, e constatou que 74% deles depreciavam os mais velhos, 27% os infantilizavam e 37% defendiam que fossem proibidos de coisas como dirigir e fazer compras.[49] Um grupo britânico defendia a proibição de pessoas mais velhas em lojas, alegando que "cheiram a xixi e estacionam mal, desperdiçando vagas [*sic*] excepcionalmente valiosas. Deveriam verificar a idade deles na porta ou implementar um programa de eutanásia voluntária. Eu ficaria feliz de matar um deles". Denunciamos os dez grupos mais ofensivos para o Facebook como exemplos de discurso de ódio; um ano depois, todos continuavam no ar.

Na época desse estudo, o discurso de ódio com base em orientação sexual, gênero, raça e religião foi proibido no Facebook, mas o etarismo ficou de fora. As regras do Facebook foram atualizadas e agora os idosos são protegidos contra discursos de ódio, mas só se estiverem vinculados a *outro* grupo protegido, de modo que invectivas contra "velhas", por exemplo, estão proibidas, mas não se forem contra idosos em geral, como no exemplo anterior.[50] O etarismo em si é tolerado, ao contrário de outros tipos de preconceito.

Nos três primeiros meses da pandemia de covid-19, no Twitter, 1,4 milhão de pessoas em mais de cem países curtiu ou compartilhou tuítes com o termo *"boomer remover"*,* que zomba da ideia de idosos morrendo de covid.[51] Em outro estudo, a psicóloga Karen Hooker e sua equipe, usando um sofisticado

---

* Removedor de *"boomers"*, em referência aos nascidos no chamado *"baby boom"*, período que se seguiu à Segunda Guerra Mundial. (N. T.)

método, descobriram que 33% dos tuítes que mencionavam o Alzheimer o faziam de uma forma que zombava de pessoas mais velhas.[52]

As redes sociais são o meio perfeito para os usuários divulgarem estereótipos etaristas. A sensação de anonimato que elas proporcionam elimina o medo das consequências e incentiva o discurso extremista, provocativo e de ódio.

Não é só o discurso de ódio etarista que se dissemina sem controle nas redes sociais; a flagrante (e ilegal) discriminação de idade também corre solta. As mídias sociais reúnem todos os tipos de dados sobre seus usuários e os utilizam para saber quem está visualizando os anúncios. Com base nesses dados, as redes sociais sabem quem são os usuários mais velhos e não permitem que eles vejam certos anúncios de moradia, ofertas de crédito e propostas de emprego — efetivamente batendo a porta na cara dos idosos.[53]

Um grupo de vigilância habitacional descobriu que o Facebook permitia aos anunciantes excluir potenciais locatários mais velhos na mesma região de Washington onde Robert Butler identificou o etarismo pela primeira vez, cinquenta anos atrás. O etarismo perdura, só que de uma forma mais encoberta e estrutural. De acordo com esses ativistas, a discriminação por idade nessa região de Washington "não está sendo realizada por um ou dois usuários que empregaram ferramentas digitais de forma inadvertida, mas sim pelos administradores de milhares de apartamentos em todo o país. Eles pagaram grandes quantias ao Facebook para que pessoas mais velhas não vissem seus anúncios".[54]

Só em 2019, o Facebook fez acordos em cinco ações judiciais relacionadas à discriminação por idade; mesmo assim, o etarismo digital na habitação e na contratação continua.[55] As empresas que pagam por anúncios on-line de vagas de emprego que excluem propositalmente pessoas mais velhas, publicando-os de forma que elas não consigam vê-los, são as que você já conhece: Target, UPS, State Farm, Amazon e o próprio Facebook, cuja média de idade dos funcionários é 28 anos.[56]

ESPAÇOS ETARISTAS

Embora a porcentagem de indivíduos mais velhos nos EUA tenha crescido regularmente nos últimos cem anos, o contato intergeracional sofreu um declínio constante. No decorrer desse período, os EUA deixaram de ser um dos países que mais integravam pessoas de diferentes idades para ser um dos países que mais as segregavam.[57] Famílias estão se tornando menos diversificadas em questão de idade. Em 1850, 70% dos norte-americanos mais velhos moravam com os filhos adultos, e 11%, com o cônjuge ou sozinhos; em 1990, só 16% dos idosos moravam com os filhos adultos, e 70%, com o cônjuge ou sozinhos.[58] Mesmo com a discriminação e a segregação racial desenfreadas, nossos bairros são agora igualmente segregados por idade e por raça.[59] O problema não se limita aos EUA. Em 1991, uma criança britânica tinha 15% de chance de morar perto de uma pessoa com mais de 65 anos; hoje essa porcentagem caiu para 5%.[60]

Um dos fatores por trás da segregação etária é a percepção social duradoura e equivocada de que por alguma razão é bom ou natural manter os jovens longe dos mais velhos. Mas outros tipos de segregação, como os baseados em raça e em gênero, são considerados prejudiciais por formuladores de políticas, por acadêmicos e pelo público em geral.[61] Em New Haven, onde trabalho, os urbanistas construíram moradias para idosos em locais isolados por rodovias ou hidrovias, quase como para deixar essa população em quarentena. Esse tipo de segregação física reduz a praticamente zero a probabilidade de jovens e idosos interagirem casualmente no dia a dia, nas esquinas e nos parques.

Essa falta de contato é uma perda incalculável para os membros mais jovens e mais velhos da comunidade. Isso não só enfraquece a empatia e os laços sociais entre jovens e idosos, como elimina a oportunidade de combater os estereótipos negativos dos mais jovens em relação aos mais velhos.

ETARISMO É UM EMPREGO EM TEMPO INTEGRAL

Considere este cenário: você trabalha como chefe de marketing de uma grande empresa e foi elogiado ao longo dos anos por suas muitas iniciativas estratégicas criativas. Um dia, porém, toma uma decisão que outros funcionários apoiam, mas da qual seu superior discorda. Você explica o seu raciocínio a ele. Seu superior responde que você deveria desistir. Ele não o demite exatamente, mas diz que sua forma de pensar está "desatualizada" e sugere que talvez seja "hora de se aposentar".

Foi o que aconteceu com Gray Hollett, de 61 anos, cuja experiência com o etarismo o deixou arrasado.[62] E Hollett está longe de ser o único. Pesquise on-line as palavras "etarismo no local de trabalho" e você vai encontrar centenas de histórias como esta: pessoas mandadas embora por serem mais velhas.[63] Dois terços dos trabalhadores nos Estados Unidos disseram ter presenciado ou vivenciado pessoalmente discriminação por idade no local de trabalho e, desses, 92% disseram ser uma ocorrência comum, segundo uma pesquisa da AARP.[64]

Nos EUA, discriminar alguém em local de trabalho com base na idade é ilegal. A Lei de Discriminação de Idade no Emprego (*Age Discrimination in Employment Act*, ADEA), aprovada em 1967, diz isso. Mas essa lei existe mais na teoria que na prática.[65] A ADEA não diz nada sobre compensação pelos danos causados nem sobre punições, o que significa que advogados não são incentivados a assumir casos relacionados à discriminação por idade, e pode ser muito caro para os idosos que sofreram discriminação entrar com essas ações. Como se não bastasse, a ADEA só se aplica a pessoas já empregadas — não a candidatos a empregos.[66] Portanto, se você for recusado por ser "muito velho", a ADEA não vai ajudá-lo.

A ironia por trás de tudo isso é que a experiência profissional, que vem com a idade, é o que mais contribui para o sucesso de funcionários mais velhos.[67] Quando Ben Duggar, um botânico especializado em saúde do solo, foi forçado a se aposentar do cargo de professor na Universidade de Wisconsin aos setenta anos, na sequência foi contratado pelo laboratório Lederle, onde, aos 73 anos, isolou um composto chamado tetraciclina, que se tornou o antibiótico mais receitado do mundo.[68]

Trabalhadores mais velhos não são apenas capazes de inovações notáveis; eles são mais confiáveis, o que implica menos rotatividade e absenteísmo, e sofrem menos acidentes.[69] Contudo, o etarismo corre solto em todas as fases do ciclo de emprego. Quando eu e minha equipe analisamos o etarismo no local de trabalho (tanto em escritórios quanto no chão de fábrica) em 45 países, descobrimos que os trabalhadores mais velhos tinham muito menos chances de serem contratados que os candidatos mais jovens e, quando contratados, tinham muito menos chances de serem treinados e promovidos.[70]

Um estudo recente da Harvard Business School em uma fábrica da BMW na Alemanha demonstrou os benefícios de manter trabalhadores mais velhos no quadro de funcionários. Constatou-se que uma linha de montagem com pessoas de várias idades integradas aumentava a produtividade, reduzia o absenteísmo e produzia menos automóveis defeituosos. A cereja em cima do bolo? Ao final do estudo, nenhum dos trabalhadores desejava sair da equipe.[71] Chip Conley, que aos 55 anos ajudou a montar equipes com pessoas de várias idades integradas no Airbnb, descobriu que essas equipes são bem-sucedidas porque "os trabalhadores mais velhos sabem como resolver os problemas e se responsabilizar pelos resultados".[72]

UMA DOENÇA NOS SERVIÇOS DE SAÚDE

A medicina deveria ajudar e curar, mas nem sempre faz isso. Não tenho preconceito contra médicos (meu marido é um médico maravilhoso), e vacinas e procedimentos médicos provavelmente salvaram minha vida e a vida dos meus familiares, como devem ter salvado a sua. Mas, muitas vezes, a abordagem médica e científica do envelhecimento cognitivo e físico é considerá-lo uma deterioração gradual de várias características biológicas, e não um período que pode incluir mudanças positivas resultantes de uma série de fatores, por exemplo, a experiência.[73]

Uma razão pela qual a medicina ocidental depende tanto de estereótipos negativos de idade, com sua narrativa de declínio inevitável, é o fato de esses estereótipos serem lucrativos. O multibilionário "complexo de invalidez médica", como Carol Estes o chama, baseia-se em procedimentos, dispositivos e medicamentos caros, mais lucrativos que tratamentos de prevenção, como exercícios, ou a tarefa desafiadora, mas necessária, de tentar combater as causas sociais que muitas vezes contribuem para a invalidez e a doença na velhice.[74]

Quando o envelhecimento é visto como um fenômeno estritamente biomédico, e determinantes sociais como o etarismo, que desempenham um papel crucial, são ignorados, os médicos tendem a descartar condições tratáveis porque as consideram características típicas da velhice (por exemplo, dor nas costas ou depressão).[75] Quanto mais os médicos confundem envelhecimento com doença, mais reforçam a visão do envelhecimento como uma patologia, o que pode levar ao subtratamento de pacientes idosos. Pois se os médicos já esperam que a saúde de seus pacientes mais velhos decaia, é menos provável que tentem ajudá-los a melhorar.

Imagine acordar uma manhã com dor nas costas, com dificuldades para andar, e ir ao médico só para ouvir: "O que mais você esperava? Você está velho". Foi exatamente o que aconteceu com o participante de um estudo liderado pelo geriatra Cary Reid, que analisou por que os idosos nem sempre procuram ou recebem cuidados para dor nas costas.[76]

Muitos médicos sabem menos do que deveriam sobre a saúde de idosos, e o que *sabem* costuma ser influenciado por estereótipos negativos de idade. Por exemplo, 35% dos médicos acham normal que pessoas idosas tenham pressão alta (não é),[77] e muitos não levam em conta o histórico sexual de seus pacientes mais velhos, embora indivíduos com mais de 65 anos estejam na faixa etária que mais contrai HIV e aids.[78] Isso faz com que esses médicos não diagnostiquem ISTs, disfunção erétil ou diminuição da libido.

Onde esses médicos desenvolvem concepções negativas, e muitas vezes falsas, de pacientes mais velhos? Em geral, nas faculdades de medicina. Infelizmente. A primeira vez que estudantes de medicina encontram um "paciente" mais velho costuma ser na dissecação do cadáver de um idoso.[79] Todas as faculdades de medicina exigem treinamento em pediatria, mas poucas exigem treinamento em geriatria, em parte porque há muito poucos especialistas em geriatria para ensiná-los — um círculo vicioso.[80] Um estudo constatou que, à medida que os estudantes de medicina progridem em seu treinamento, suas opiniões a respeito de pacientes mais velhos se tornam mais negativas.[81]

Quando Robert Butler estava em treinamento, descobriu que os pacientes mais velhos eram chamados de "TIDES" — "tire isso da emergência" — uma expressão que continua a ser usada até hoje. A Diretoria Nacional para Pacientes e as entidades públicas que fazem parte do Departamento de Saúde Britânico descreveram como a equipe médica "muitas vezes desumaniza os pacientes mais velhos, chamando-os de 'enrugadinhos', 'migalhas' ou 'empata-leito'".[82] Butler explica que "ficou chocado com o léxico médico referente a pessoas idosas, repleto de termos cruéis e pejorativos".[83] Foi quando decidiu se especializar em geriatria. As visões negativas de idade que conheceu na faculdade de medicina estavam em desacordo total com as memórias que tinha da avó, a mulher vital e poderosa que o criou.

Algumas faculdades de medicina ensinam futuros médicos a se colocar no lugar de pacientes mais velhos fornecendo aos alunos óculos que embaçam a visão, pesos para pernas a fim de restringir seus movimentos e fones de ouvido que dificultam a audição. Para concluir a "experiência do envelhecimento", como é chamado esse treinamento, os alunos são encaminhados para diferentes "estações de atividades".[84] Em uma delas, eles vivenciam o isolamento social de uma pessoa idosa participando da simulação de um jantar em que ficam de fora das conversas. Embora o objetivo desse treinamento seja ensiná-los empatia, o efeito pode ser o reforço de estereótipos negativos, se os alunos forem levados a supor que seus futuros pacientes mais velhos serão frágeis e deficientes, e não pessoas desenvoltas e funcionais que podem animar um jantar.[85]

Como prova de que os pacientes mais velhos são menos valorizados, o sistema de saúde paga menos a geriatras que a especialistas de muitas outras áreas médicas.[86] Não surpreende que o campo da geriatria esteja passando por uma extrema escassez de médicos qualificados em muitos países. Enquanto isso, uma pesquisa descobriu que os geriatras tendem a gostar mais do seu trabalho que outros especialistas, por se sentirem gratificados ao interagir com pacientes mais velhos.[87]

Os estereótipos negativos de idade explicam por que muitos médicos são menos pacientes, menos engajados e menos propensos a explicar detalhes da condição ou do tratamento para pacientes mais velhos, o que muitas vezes os deixa sem as informações necessárias para cuidar de si mesmos durante sua recuperação de alguma doença.[88] Esses estereótipos também levam ao subtratamento de pacientes mais velhos.

Em uma investigação sistemática de estudos sobre como o envelhecimento afeta a saúde dos idosos, minha equipe descobriu que em 85% dos estudos sobre acesso a cuidados de saúde, os médicos desencorajavam ou negavam aos pacientes mais velhos acesso a certos tratamentos, em comparação com pacientes mais jovens nas mesmas condições, exceto a idade. Em todos os 45 países incluídos, o etarismo piorou a saúde de pessoas mais velhas.[89]

Apesar disso, o etarismo nos cuidados da saúde ainda não é visto como uma questão de saúde pública ou de direitos humanos. Para ajudar os formuladores de políticas públicas a visualizar o impacto do preconceito de idade, me reuni com um economista e estatístico para calcular o custo de saúde resultante do etarismo.[90] Descobrimos que o etarismo custa 63 bilhões de dólares por ano aos EUA,[91] o que é mais do que o custo da obesidade mórbida, uma das doenças crônicas mais caras dos Estados Unidos.[92] É quanto podemos economizar em custos evitáveis de assistência médica, mas essa estimativa ainda é conservadora, já que consideramos apenas oito condições de saúde e não incluímos o custo das perdas salariais.

"De todas as formas de desigualdade", declarou Martin Luther King Jr., "a injustiça na saúde é a mais horrorosa e desumana."[93]

Interseccionalidades e etarismo

Descrevi alguns dos muitos domínios em que o etarismo opera, mas seus tentáculos nem sempre se atêm a esferas específicas da nossa vida. Essas esferas se sobrepõem; os tentáculos se entrelaçam. Estamos todos expostos a canções e histórias cheias de caricaturas etaristas; dependemos todos de um sistema de saúde que vê o envelhecimento como uma doença; estamos todos imersos em um mar de cultura pop etarista. A maioria de nós vivenciará o etarismo em muitas instâncias, e sabemos pelas pesquisas que os tipos de estresse com impacto mais severo na saúde são aqueles recorrentes e imprevisíveis, que é a forma crônica e errática em que o etarismo costuma se apresentar.[94]

O etarismo é composto de sexismo, racismo, LGBTfobia e outros preconceitos aos quais as pessoas são expostas ao longo da vida. Nos EUA, pessoas não brancas e mulheres são as que sofrem com baixos salários e com condições de trabalho prejudiciais à saúde. Por isso, entram na velhice com mais problemas, menos poupança e menos opções de cuidados de saúde. As pessoas em geral não envelhecem por causa das desigualdades, mas elas se agravam na velhice.[95]

Em 2021, os EUA viram um aumento alarmante em crimes de ódio contra asiáticos em todo o país. Asiáticos foram atacados fisicamente na rua, na frente de casa ou no caminho para a igreja. Muitas dessas vítimas eram mulheres mais velhas, mas nas manifestações contra a onda de violência houve poucas menções à idade e ao etarismo. Uma exceção foi Karlin Chan, ativista de Chinatown, Nova York: "Isso preocupa mais os idosos e as mulheres. Parece que eles estão escolhendo os mais velhos. Essas pessoas são oportunistas. Não vão escolher um jovem em forma".[96]

Esse é um exemplo de como o etarismo pode ser intensificado por outros "ismos". "Interseccionalidade" significa que o etarismo se combina com outras formas de discriminação para exacerbar as desvantagens e ampliar seu impacto. Nos EUA, a porcentagem de idosos que não conseguem comprar os alimentos de que precisam é mais alta entre as pessoas não brancas, com 64% dos idosos negros e 74% dos idosos latinos vivendo pouco acima da linha da pobreza.[97]

Tomemos como outro exemplo os problemas de acesso à saúde e a pobreza esmagadora que muitos ameríndios mais velhos enfrentam. Os membros desse grupo tiveram uma alta taxa de mortalidade pela covid-19, em grande parte por causa do acesso limitado a cuidados de saúde.[98]

Os efeitos agravantes dos estigmas em relação aos ameríndios mais velhos foram descritos da seguinte maneira por Deborah Miranda, uma poeta de sessenta anos membro da tribo chumash: "É uma espécie de luta sem fim. Você nunca tem uma pausa. Há muito trauma, muito estresse". Ela me disse que, devido à discriminação estrutural que limita o acesso a um salário digno e a cuidados de saúde adequados, muitos membros da sua tribo não chegam à velhice, e os que conseguem chegar muitas vezes sofrem as aflições do racismo e do etarismo, e as mulheres, do sexismo.

A avó dela morreu na meia-idade. O avô, Tom, por outro lado, viveu até os 75 anos, mas sofreu com o racismo a maior parte da vida. Na velhice, isso foi agravado pelos estereótipos negativos da cultura branca que ele assimilou. Sentindo que tinha pouco a contribuir como pessoa mais velha e ameríndio, nunca transmitiu seus conhecimentos dos costumes tribais, das danças e do idioma aos netos. Mais tarde, Deborah descobriu que o avô "fazia em segredo seus próprios trajes rituais e subia à montanha para dançar". Deborah nem sabia que ele falava a língua da tribo. "Só quando já estava em seu leito de morte" ela o ouviu falando chumash pela primeira vez.

Para onde vamos a partir daqui?

A difusão e a profundidade do etarismo implicam que sua superação deve ocorrer em dois níveis: primeiro, confrontando as visões negativas da idade em nível individual quando as encontramos; e segundo, confrontando as instituições sociais que operam com base nessas visões. As diretrizes para esses confrontos, que podem ajudar a formar uma sociedade justa e inclusiva, serão apresentadas nos próximos dois capítulos e detalhadas nos apêndices.

9

LIBERTAÇÃO INDIVIDUAL DA IDADE: COMO LIBERTAR SUA MENTE

APESAR DE SEREM ASSIMILADAS E REFORÇADAS ao longo da nossa vida, as visões da idade também são maleáveis. Não são fixas nem inevitáveis: eu as alterei no laboratório, elas podem mudar ao longo da história e variar radicalmente de uma cultura para outra.

Neste capítulo, vou mostrar como mudar de uma mentalidade de idade como declínio para uma de idade como crescimento. Para isso, vou apresentar o método CCC, que desenvolvi para este livro com base em descobertas e observações científicas. O método consiste em três etapas: aumentar a *conscientização*, colocar a *culpa* onde a culpa é devida e *contestar* as visões negativas da idade. Esse método mostrará que os estereótipos negativos de idade não são uma fortaleza cercada por um fosso que não pode ser transposto. As estratégias dele podem ajudar a eliminar as visões negativas e a reforçar as positivas. Esses são os objetivos deste capítulo e dos exercícios apresentados no apêndice 1.

As três etapas da libertação da idade

1. Aumentar a conscientização

A conscientização começa por dentro

Mudar nossas visões negativas da idade depende da nossa capacidade de identificá-las. Não podemos melhorá-las sem antes fazer um inventário. Monitore suas visões de idade buscando dentro de si concepções de pessoas mais velhas que pareçam estereótipos negativos; classifique essas concepções como tal. Se você estiver ao volante, reclamando em voz baixa do motorista idoso à sua frente, lembre-se de que motoristas mais velhos sofrem menos acidentes que motoristas mais jovens e não têm o hábito de enviar mensagens enquanto dirigem.[1] Você também pode pensar nos muitos excelentes pilotos mais velhos, como Morgan Shepherd, da Nascar, que correu até os 78 anos.

Ter consciência de como falamos com pessoas mais velhas também pode ajudar. Nos Estados Unidos e na Europa, quando falamos com pessoas mais velhas, especialmente as que estão tratando algum problema de saúde, usamos a "fala dos idosos", que envolve usar uma linguagem simplificada, uma cadência mais cantada e falar mais alto que o normal.[2] Às vezes também nos referimos aos idosos com palavras normalmente reservadas a crianças ou filhotes, como "fofo", "fofinha", "querida" ou "queridinha". Esse tipo de linguagem pode diminuir a autoestima do nosso interlocutor.[3] Recentemente, ao conversar com uma centenária, me vi falando alto e usando palavras em sua maioria monossilábicas. Logo percebi que ela conseguia me ouvir e entender perfeitamente; estava até me olhando com um sorrisinho malicioso, como se soubesse o que eu estava fazendo. Ajustei minha fala, como se estivesse conversando com um amigo da minha idade. Quase sem perceber, estava usando minha linguagem normal e cotidiana de novo.

Conscientização com um portfólio de imagens positivas do envelhecimento

Quanto mais nos tornamos conscientes e absorvemos modelos positivos de envelhecimento, mais se desfazem as visões negativas da idade, conscientes ou inconscientes, que assimilamos do etarismo ao redor.[4] Pense em alguém que você vê como um modelo positivo de envelhecimento, um parente, um vizinho, seu professor de história da faculdade, o bibliotecário, em Kusi, a avó do Zimbábue que atende como terapeuta conversacional no Banco da Amizade, o barista de sessenta e poucos anos que faz comentários hilários sobre os acontecimentos atuais. Como o comportamento dessa pessoa refuta um estereótipo negativo ou fortalece um positivo?

Modelos positivos não nos fazem apenas sentir bem; eles realmente ajudam a mudar nosso comportamento. Considere o "efeito Scully", em referência a Dana Scully, a cientista fictícia do FBI interpretada por Gillian Anderson em *Arquivo X*. As meninas que cresceram assistindo a essa série se mostraram mais propensas a estudar ciência e entrar em algum campo científico.[5]

Existem outras maneiras de ter modelos positivos de envelhecimento. Constatei que pessoas mais velhas que escreveram poucas linhas sobre um dia na vida de uma pessoa imaginária saudável e ativa, uma vez por semana durante quatro semanas, reduziram significativamente suas visões negativas da idade.[6] Vários estudos de outros pesquisadores obtiveram resultados consistentes. Crianças que cresceram com bons exemplos de pessoas mais velhas em casa até os dois anos em geral se tornaram mais saudáveis na vida adulta que aquelas que não tiveram esses bons exemplos na infância.[7] E estudantes universitários expostos em experimentos a bons exemplos de pessoas mais velhas, como madre Teresa e Albert Einstein, tiveram uma pontuação muito mais baixa em etarismo implícito que aqueles não expostos a esses exemplos.[8]

Além da minha avó Horty, cresci com outros avós que admirava e adorava, e pais que continuam a me inspirar na velhice. Enquanto escrevo, minha mãe Elinor, de 78 anos, uma imunologista apaixonada que dirigia um laboratório de pesquisa médica inovador, lidera o núcleo de mulheres mais velhas de um grupo que organiza campanhas para incentivar os norte-americanos a votar. Meu pai, Charles, de 85 anos, um sociólogo cuja pesquisa com veteranos do Vietnã lançou as bases para identificar o transtorno de estresse pós-traumático, trabalha incansavelmente como consultor de pesquisadores mais jovens (inclusive eu).

É importante elaborar um portfólio diversificado e diferenciado de imagens positivas do envelhecimento. Dessa forma, você pode associar diferentes qualidades admiráveis ao envelhecimento.

Pode ser contraproducente inspirar-se em um só exemplo excepcional ou positivo *demais*; por exemplo, John Glenn, o astronauta que se tornou senador e voltou ao espaço aos 77 anos, ou a juíza da Suprema Corte Ruth Bader Ginsburg, que escreveu brilhantes pareceres judiciais até quase noventa anos — pois esses modelos podem ser rotulados como exceções.[9] Afinal, quantos de nós alternamos entre duas carreiras no alto escalão ou servimos na mais alta corte do país? Dito isso, porém, identificar qualidades específicas em pessoas mais velhas que admiramos (como a ética do trabalho da juíza Ginsburg ou seu compromisso com a igualdade de gênero) é mais útil, pois fortalecer essas características é uma meta mais viável para a maioria de nós.

Conscientização sobre a diversidade etária e a impossibilidade da cegueira causada pela idade

O envelhecimento é um processo particularmente heterogêneo: na verdade, nos tornamos cada vez mais diferentes uns dos outros à medida que envelhecemos.[10] Isso se deve a fatores sociais e individuais. Pensar em todos com mais de sessenta anos como iguais faz tanto sentido quanto agrupar todos aqueles com vinte a cinquenta anos na mesma categoria.[11] Infelizmente, muitas notícias e estudos de saúde nos EUA e no mundo excluem os idosos ou os situam num grupo demográfico homogêneo. Isso impossibilita um olhar mais atento e a criação de políticas e programas para direcionar melhor os recursos a essa faixa etária. Também nos leva a desconsiderar a notável diversidade do processo de envelhecimento.

Assim como o daltonismo independe da raça, a cegueira independe da idade do indivíduo. Se você prestar atenção, começará a ver o quanto é comum. Um vendedor de peixe bem-intencionado do mercado em que faço minhas compras chama seus clientes mais velhos de "mocinha" e "meu jovem". Nos EUA, é comum dizer a adultos que não vemos há alguns anos que eles parecem "não ter mudado nada". Apesar de ser um elogio, ignorar ou minimizar a idade de alguém pode ser depreciativo, pois sugere que a identidade etária precisa ser minimizada.[12] A melhor abordagem, portanto, é não fingir que o envelhecimento não ocorre. Ser mais velho é algo a ser considerado e valorizado. Fingir não perceber isso é como varrer as vantagens para baixo do tapete, assim como a discriminação que pode acompanhá-la, portanto não é uma boa solução.

Conscientização sobre os estereótipos de idade invisíveis no dia a dia

Além de olhar para dentro e avaliar como você vê os outros, tente identificar estereótipos de idade ao seu redor. A princípio, pode parecer que você está em busca de algo invisível. É como a piada dos dois peixes jovens que encontram um peixe mais velho que pergunta: "Ei, pessoal, como está a água hoje?". Os dois peixinhos continuam nadando, quando finalmente um deles pergunta ao outro: "O que diabos é água?".[13]

Quando começar a prestar atenção na água, você vai ver que todos os lugares para que olha estão molhados. Na minha aula de saúde e envelhecimento em Yale, os alunos começam o semestre com relativamente pouca consciência do etarismo; três meses depois, não conseguem ler um jornal, acessar as redes sociais ou conversar com alguém sem perceber estereótipos negativos de idade à espreita por todo lado.

Uma das minhas alunas de repente ficou chocada com um aviso de segurança no aeroporto que já tinha visto muitas vezes: "Se você tem menos de 12 ou mais de 65 anos, não precisa tirar os sapatos". Ela nunca havia se perguntado por que a Administração de Segurança no Transporte, uma agência federal, equiparava essas duas faixas etárias, ou sobre o impacto que essa infantilização poderia ter nas pessoas mais velhas.

O chamado "efeito Baader-Meinhof"[14] acontece quando você começa a prestar mais atenção em um fenômeno. Digamos que você esteja pensando em comprar um carro novo; por exemplo, uma Subaru. De repente elas estão por toda parte: você as vê na estrada, no estacionamento do aeroporto, na sua rua. Até a irmã do seu amigo tem uma; e descobre que foi o primeiro carro de seu pai. Parece uma conspiração, mas não é. Como a Subaru está na sua mente, você a percebe com mais frequência — só isso. É a mesma coisa com o etarismo: quando começa a pensar nele, você o vê em toda parte, em quase tudo e todos.

Algumas formas de etarismo são fáceis de notar: por exemplo, o corredor reservado para aniversários de pessoas mais velhas na loja de artigos para festas do meu bairro. Se você não conseguir encontrá-lo, procure a placa que diz: "No fim da picada". Lá, você encontrará balões pretos com imagens de lápides e toalhas de mesa com avisos funestos: "Se você fosse um cavalo, já teria morrido com um tiro".

Outros casos de etarismo são mais difíceis de notar porque envolvem a exclusão de pessoas mais velhas. Exemplos disso são o hospital que nega um tratamento necessário devido à idade do paciente; não incluir a idade nas discussões sobre incentivar a diversidade nas representações da mídia, no marketing e no local de trabalho; e negar a inclusão de idosos em testes médicos que poderiam levar a tratamentos melhores. Embora esses casos sejam fáceis de ignorar, é importante observar se há ou não igualdade de oportunidades e inclusão de pessoas idosas.

Conscientização sobre nós mesmos no futuro

Para nós, que ainda não somos velhos, em vez de nos vermos como fundamentalmente diferentes dos mais velhos, é bom pensar que estamos nos *preparando para a velhice*. Se tudo correr bem, nós vamos envelhecer. Sob essa luz, nossas visões negativas de idade podem ser pensadas como um preconceito contra nosso futuro.

Quando somos jovens, é difícil nos imaginar velhos, principalmente se não formos próximos de alguém mais velho. Resistir à velhice e evitar pessoas mais velhas é como muitos jovens aprenderem a agir, muitas vezes sem perceber, em uma sociedade etarista. Uma boa maneira de abordar o envelhecimento é tendo um contato intergeracional ativo, caso em que todos ganham. Conviva com pessoas mais velhas, seja em aulas de ioga intergeracionais, num clube do livro on-line, em espaços públicos que acolhem pessoas de todas as idades ou num grupo que defende os direitos dos idosos como os Panteras Cinzentas, cujo lema é "Idosos e jovens em ação". Faça amizade com um colega ou um vizinho mais velho. Pense em um projeto com um parente mais velho. Um recente levantamento global de estudos que analisaram o impacto de reunir adultos de diferentes idades para realizarem várias atividades (como ser voluntário num sopão para sem-teto) constatou que isso melhora a visão dos jovens a respeito dos idosos e vice-versa.[15] Se essas experiências não estiverem disponíveis, tente expor-se mais a filmes, livros, blogs, podcasts e outras mídias criadas por pessoas mais velhas.

2. COLOCAR A CULPA ONDE A CULPA É DEVIDA

Culpe o etarismo, e não o envelhecimento

Assim que se conscientizar das suas visões da idade e daquelas que permeiam sua cultura, você estará pronto para começar a reformular sua percepção do envelhecimento com a fase 2 do método CCC. Isso envolve deixar de se culpar quando for alvo de etarismo e de estereótipos negativos de idade, e culpar o verdadeiro culpado: o próprio etarismo e suas fontes sociais. Para isso, você precisa atentar-se ao contexto maior em que ocorre um evento ruim, a fim de encontrar a verdadeira origem do problema. Um bom começo é reconhecer que muitas vezes é o etarismo, e não o próprio processo de envelhecimento, que dificulta o envelhecimento.

Recentemente, ouvi um médico contar a história de um homem de 85 anos que procura seu médico por causa de uma dor incômoda no joelho, só para ouvir: "Olha, esse joelho tem oitenta e cinco anos. O que mais você pode esperar?". "Bem, é verdade, doutor", responde o paciente, "mas o meu outro joelho também tem oitenta e cinco anos e não dói nada."

Um médico que atribui as preocupações de um paciente à velhice é um médico que está culpando a velhice quando algo mais pode estar acontecendo. Ao deixar de examinar a origem do problema valendo-se do pressuposto etarista de que a decadência na velhice é inevitável (uma visão normalmente implantada na pré-escola e reforçada nos cursos de medicina), esse médico está se evadindo da sua responsabilidade como profissional. O joelho do paciente pode estar incomodando-o porque ele distendeu um músculo ao limpar a neve da garagem. Mas, como é "um joelho velho", o médico acha que não precisa tratar esse problema. Está erroneamente colocando a culpa em algo que é supostamente inerente ao envelhecimento, e que, portanto, não pode ser curado.

Temos uma tendência natural de culpar as pessoas e não a situação quando algo dá errado. Isso é chamado erro de atribuição fundamental.[16] Se um homem entra na sua frente na fila do caixa, você pode achar que ele é mal-educado, mas pode ser que seja um pai apressado comprando remédios para o filho doente em casa.

Normalmente, depois de apresentar minha pesquisa para o público, as pessoas vêm me dizer algo como: "Bem, claro que os estereótipos negativos da idade são abundantes, mas estão se referindo à realidade da debilitação que acontece em paralelo com o envelhecimento". O primeiro problema com essa ideia é que a narrativa popular do envelhecimento como um período inevitável de declínio mental e físico está incorreta. Lembre-se de Patrick, que continuou aumentando sua vasta memória de espécies de cogumelos aos setenta anos, ou de Maurine, que se tornou uma nadadora competitiva aos noventa. A segunda questão é que essa linha de pensamento confunde causa e efeito. Conforme explicado anteriormente no livro, as visões de idade baseadas na sociedade influenciam nossa saúde e os indicadores biológicos do envelhecimento. Quando se trata de como envelhecemos, em geral, a sociedade é a causa, e a biologia, o efeito.

Então, qual é a melhor maneira de reformular nosso pensamento causal? Podemos transferir a culpa.

Culpar as causas rio acima: salvando os que se afogam

Você pode se perguntar por que estou sugerindo uma reformulação das nossas visões da idade para melhorar nossa saúde, em vez de modificar comportamentos concretos em relação à saúde. Afinal, a maioria dos livros sobre saúde no envelhecimento recomenda coisas como comer bem, reduzir o estresse e se exercitar. Embora essas atitudes sejam úteis para a saúde e a longevidade, concentrar-se nelas não funciona em longo prazo e às vezes pode até ser contraproducente.[17] Por quê? Ao nos concentrarmos numa alimentação inadequada, em altos níveis de estresse ou na falta de exercícios, estamos lidando com fatores secundários, e não primários. Vou ilustrar o que quero dizer com uma parábola do sociólogo e médico Irving Zola:

Você está na margem de um rio de correnteza forte e vê alguém se debatendo na água — talvez até se afogando. Arriscando a própria vida, você mergulha na correnteza gelada e perigosa e consegue trazer essa pessoa para a margem. Você está fazendo a manobra de ressuscitação cardiopulmonar quando ouve um grito e vê mais uma pessoa se debatendo na água. Você mergulha de novo, tira a pessoa da água e começa uma nova reanimação, mas a correnteza continua trazendo várias outras pessoas se afogando. Sente um pânico terrível quando percebe que algo está acontecendo rio acima que faz todas aquelas pessoas caírem na água. Seu impulso é tentar evitar que as pessoas caiam na água, intervindo na origem, mas não consegue saber o que é nem fazer nada a respeito porque está muito ocupado salvando os que estão se afogando.[18]

Esse é um desafio clássico da saúde pública: a dupla necessidade de tratar o problema imperioso e urgente rio abaixo (os que estão se afogando) e a causa perigosa e estrutural rio acima (aquilo que faz as pessoas caírem na água). As visões de idade são um indicador de saúde e bem-estar rio acima. Melhorá-las possibilita mudar nossos hábitos com mais facilidade do que só se concentrar neles. Hábitos baseados nessa visão podem ser mudados de dentro para fora.

Na parábola, o fator rio acima do etarismo, que inclui visões negativas de idade, pode ser representado por um vilão jogando as pessoas no rio. Precisamos conter esse vilão. O ideal seria uma onda de reformas sociais que eliminassem o etarismo. Até lá, contudo, podemos nos proteger das águas agitadas com os exercícios CCC apresentados neste capítulo e descritos com mais detalhes no apêndice 1.

3. CONFRONTAR AS VISÕES NEGATIVAS DA IDADE

A fase 3 do método CCC implica contestar as visões de idade. Constatamos em nossas pesquisas que pessoas mais velhas que lidam ativamente com o etarismo, confrontando-o em vez de ignorá-lo, são menos suscetíveis à depressão e à ansiedade.[19] Isso se aplica especificamente a visões negativas da idade: quanto mais as confrontarmos, menos domínio elas terão sobre nós.

Contestar abertamente

Confrontar o etarismo implica denunciá-lo quando você o vir. Isso se aplica a interações privadas e públicas.

Por exemplo, a ativista antietarismo Ashton Applewhite, de 64 anos, começou uma coluna on-line chamada "Yo, Is This Ageist?" [Ei, isso é etarista?], em que os leitores perguntam se ela considera etaristas diversos termos ou atitudes. Ashton contesta o etarismo de uma forma delicada e compenetrada, instando seus leitores a fazerem o mesmo. Recentemente, um leitor perguntou: "O que você acha da expressão 'para os jovens de coração'?". A resposta de Ashton: "O que significa 'jovens de coração'? Alegres? Propensos ao romantismo? Abertos à aventura? Podemos sentir qualquer uma dessas coisas — ou seus contrários — em qualquer período da nossa vida. A expressão 'jovens de coração' centrada na juventude é etarista por sugerir o contrário".[20]

Cada vez mais celebridades estão se manifestando contra o etarismo. Por exemplo, a superstar Madonna reclamou recentemente: "As pessoas sempre tentaram me calar por uma razão ou outra […] e agora é por eu não ser mais tão jovem. Agora estou lutando contra o etarismo e sendo punida por completar sessenta anos".[21] Da mesma forma, Robert de Niro, aos 72 anos, reclamou da indústria cinematográfica: "Aqui, a juventude é uma parte muito importante da cultura. A idade não é tão reverenciada, por assim dizer, como em outros lugares […] Para estar em um filme, eles preferem que você seja jovem e bonito ou jovem e charmoso".[22]

Gente não tão famosa também está encarando o problema. Meu sogro de 83 anos, por exemplo, é professor de música popular e um pianista talentoso formado pela Juilliard. Ele abriu um processo de discriminação por idade contra seu empregador, uma universidade na Pensilvânia, que tornou seu dia a dia cada vez mais difícil para forçá-lo a se aposentar.

O confronto pode começar cedo. Enquanto criava minhas filhas, tentei imbuí-las de visões positivas de idade lendo livros com personagens mais velhos atraentes e interessantes. E escolhi programas de TV que apresentassem personagens de idades diversas. Também tentei evitar que assimilassem visões negativas da idade, pedindo que apontassem exemplos de etarismo quando os identificassem. Uma história de Roald Dahl, *Medicina maravilhosa da George*, surpreendeu-as com uma descrição um tanto infeliz: "Aquela vovó velha e grisalha com cara de bagre tinha dentes marrons e a boca pequena e enrugada, como o traseiro de um cachorro". Uma das minhas filhas franziu a testa quando lemos isso. Minha outra filha disse: "Puxa, isso é uma ofensa para a vovó".

Outra forma de confronto surgiu quando minhas filhas estavam no ensino fundamental. Antes das celebrações do centésimo dia de aula, em que se zombam das pessoas mais velhas nas escolas norte-americanas, elas participaram de um show de talentos em que os apresentadores, dois alunos populares da quarta série, entraram claudicantes e encurvados no palco, com perucas brancas, de chinelo e bengala e com uma atitude rabugenta. Ao anunciarem o próximo ato, paravam no meio das frases, como se tivessem esquecido o que queriam dizer. O público, incluindo muitos professores, riu e aplaudiu.

Para contestar a caricatura etarista dos apresentadores, eu e minhas filhas criamos e realizamos uma oficina antietarismo onde as crianças podiam falar sobre os estereótipos de idade vistos no palco e de pessoas mais velhas diferentes daquelas representações. Minhas filhas também incitaram seus colegas de classe a trabalhar em grupos a fim de criar colagens de fotos recortadas de uma pilha de revistas ou tiradas de sua própria vida. Metade dos grupos criou colagens para mostrar o etarismo, e a outra metade criou retratos positivos de pessoas idosas.

Uma das pessoas mais velhas que não hesita em confrontar o etarismo é Irene Trenholme, de 99 anos, vizinha dos meus pais em Green Mountains, Vermont. Ela administra um sebo, chamado Secondhand Prose, que doa seus lucros para a biblioteca local, e organiza os turnos dos funcionários da livraria e os livros doados. Recentemente, Irene me convidou para um café na sua grande casa vitoriana no alto de uma montanha. Na mesa de centro entre nós havia um quebra-cabeça de mil peças de um quadro de Gustav Klimt que acabara de terminar — toda semana ela monta um novo quebra-cabeça para exercitar a mente e os dedos.

Irene me disse que, quando se depara com comentários ou atitudes etaristas, ela observa educadamente, mas com firmeza, que não são apropriados. Recentemente, seu médico estava falando alto durante a consulta, apesar de ela não ter nenhum problema de audição, e se dirigindo a maior parte do tempo ao filho dela. Irene achou necessário ressaltar que "minha audição está muito bem, obrigada. E a paciente sou eu, não o meu filho". O médico, um pouco envergonhado, mas sem perder a compostura, disse que não tinha percebido seu comportamento.

Irene também intervém quando seus amigos são alvo de piadas ou atitudes etaristas. "Nem sempre as pessoas são delicadas quando envelhecemos", diz. Por isso ela faz sua parte para tentar mudar isso. Sua coragem, explicou, vem da avó, que a criou numa fazenda de gado leiteiro nos arredores da mesma cidadezinha onde mora atualmente. "Faça o que fizer", a avó costumava dizer, "você precisa sempre se manter em pé sozinha."

No apêndice 1, você vai encontrar uma série de exercícios que o ajudarão a praticar o método CCC a fim de reforçar visões positivas da idade. Para exemplificar como funciona o método CCC aplicado a um cenário do mundo real, vou apresentar Susan.

De Papua Nova Guiné a agente de mudança: a personificação do método CCC

Susan Gianinno, então uma jovem doutoranda da Universidade de Chicago, enfrentava um dilema. Estava se preparando para ir a Papua Nova Guiné para passar meses fazendo uma abrangente pesquisa de campo sobre a dinâmica social local, quando a filha ainda bebê foi diagnosticada com amigdalite crônica — nada grave, mas passível de se agravar se não fosse tratada. A menina precisaria de supervisão médica e antibióticos, nenhum dos quais de fácil acesso naquela época na ilha do Pacífico Sul.

Susan decidiu que, em vez de viajar meio mundo para fazer sua tese, encontraria um jeito de concluí-la nos Estados Unidos. Enquanto pensava em como ajustar o tema, recebeu um telefonema do diretor de pesquisas de uma grande agência de publicidade. Ele tinha pegado seu telefone com um professor da universidade, e queria recrutar cientistas sociais para alavancar sua empresa. Susan hesitou por alguns dias antes de aceitar o trabalho em publicidade.

"Fui colocada na conta do McDonald's", diz, dando risada. Em poucas semanas, abandonou seu plano de estudar como fatores de assistência social influenciam o bem-estar em uma ilha no Pacífico Sul para tentar descobrir "por que o Whopper do Burger King começou a de repente superar o Big Mac do McDonald's". Foi preciso se adaptar. Seus novos colegas se vestiam bem e prestavam muita atenção à aparência. "Na academia, se você coloca a camisa dentro da calça eles já acham que está sendo chique demais", Susan brinca. As coisas andavam rápido: os projetos eram concluídos em semanas (na Universidade de Chicago, você podia passar uma década trabalhando no mesmo projeto). Susan achou aquele novo mundo incrível e empolgante.

A conscientização de Susan quanto ao etarismo no mundo da publicidade foi rápida e vívida. Um de seus primeiros clientes foi a Olay, uma marca de cosméticos. O primeiro anúncio da Olay que Susan viu saindo da agência mostrava uma jovem, que ainda não era cliente da marca, olhando para o espelho do banheiro, onde via uma mulher mais velha olhando para ela. "Estou parecendo minha mãe!", sobressalta-se a jovem.

Pessoas mais velhas eram quase sempre ausentes nos anúncios da agência; quando eram incluídas, tendiam a ser retratadas como avós bondosas, se fossem mulheres mais velhas, e rabugentos dominadores, se fossem homens mais velhos. E em geral retratados como alheios à tecnologia. Menos de 5% dos anúncios com pessoas mais velhas as mostram lidando com tecnologia, embora 70% das pessoas que têm entre 55 e 73 anos tenham um smartphone.[23]

Além disso, Susan notou que a representação de pessoas mais velhas na sua área só piorava. Embora a faixa etária dos setenta anos seja o segmento da força de trabalho norte-americana que mais cresce, pessoas dessa idade raramente são representadas no trabalho em anúncios. Na maior parte das vezes, aparecem recebendo cuidados médicos.

Na última década, diz Susan, "o marketing vem detonando as ondas de rádio com anúncios direcionados a pessoas mais velhas". Ela ressalta que:

É um tanto irônico, já que reconhecê-las como um segmento de mercado com poder de compra pode ser visto como um sinal de progresso. Infelizmente, o tema por trás da maioria desses anúncios é o envelhecimento como um período de debilitação, de declínio e problemas. A questão não é que a solidão e o diabetes não existam na velhice, mas que não há um contraponto. Os mais velhos são bombardeados com essas mensagens negativas. Sem o outro lado, sem uma visão mais abrangente e multidimensional do envelhecimento.

Susan culpa a indústria da publicidade por essa visão, já que esses estereótipos etários não se encaixam com o que ela sabe sobre a diversidade e os pontos fortes do envelhecimento. Ela foi criada por uma grande família intergeracional, com oito irmãos, uma mãe ativa e trabalhadora, tios, tias e avós muito engajados e um pai que trabalhou como médico até os noventa anos. E Susan estudou na Universidade de Chicago com a fundadora da gerontologia social, Bernice Neugarten, que quebrou diversos mitos sobre o envelhecimento ao mostrar, por exemplo, que "a síndrome do ninho vazio", quando os filhos saem de casa, retratado na cultura popular como uma experiência triste ou mesmo traumática, muitas vezes é uma oportunidade de crescimento tanto para os filhos como para os pais.

Os anúncios refletem as visões das pessoas que a agência contrata para criá-los: a idade média de funcionários de agências de publicidade é 38 anos.[24] Na agência de Susan, os executivos costumavam indicar equipes para os clientes com base em quão jovens os funcionários pareciam, com os mais velhos sendo excluídos da criação de anúncios. Sem um lugar à mesa, suas vozes eram excluídas.

Susan decidiu que, se fosse continuar na publicidade, precisava agitar as coisas e contestar aqueles pressupostos comuns. À medida que subia os vários degraus dessa indústria hipercompetitiva, ia reformulando suas práticas, com o objetivo de incluir a diversidade do envelhecimento, tanto em anúncios quanto na sala de conferências.

Hoje, Susan é presidente da Publicis North America, uma das maiores agências de publicidade do mundo. Agora na casa dos setenta, é uma das CEOs mais antigas e poderosas. Enquanto transformava silenciosamente a indústria da publicidade de dentro, também se voltou para o mundo sem fins lucrativos, em que havia menos restrições e menos intenções financeiras impedindo representações novas e melhores do envelhecimento.

Susan também ajuda a administrar a Ad Council, uma organização sem fins lucrativos que produz anúncios para causas de interesse público, como a famosa campanha Got Milk. É particularmente orgulhosa da sua campanha Love Has No Labels, que aborda todos os tipos de preconceito, mostrando pessoas diversas em relacionamentos amorosos.[25] São pessoas mais velhas, mais jovens, homossexuais, heterossexuais, negras, pardas, brancas. Em um dos anúncios, uma grande tela de raio-x é montada num calçadão. Diferentes casais se abraçam atrás dela, que esconde suas identidades e mostra apenas seus esqueletos. Um a um, esses casais se revelam. O último é de um homem e uma mulher mais velhos. Quando saem de trás da tela, a mulher declara: "O amor não tem limite de idade". O anúncio foi assistido por mais de 60 milhões de espectadores.

Na vida pessoal, Susan vem confrontando os estereótipos negativos de idade ao se envolver no que chama de "interações não estereotipadas" com a própria família, uma família multigeracional grande e unida. Recentemente, por exemplo, todos aprenderam *stand-up paddle*. O neto de Susan a ensinou a integrar uma nova tecnologia em uma das campanhas da sua agência, e Susan ensinou a neta a convocar uma reunião de conselho e depois a deixou fazer isso sozinha.

Enquanto isso, Susan me disse que tem certeza de que essa mudança está próxima: "O grande número de idosos engajados, saudáveis, felizes e ativos que lutam por um mundo mais justo vai acabar fazendo o trabalho por nós". Ela espera que o catalisador venha do que chama de "empreendedores da mudança: eles não são ativistas tradicionais, e só parecem agitadores até haver mais e mais deles, e de repente os números se tornam uma bola de neve que ganha velocidade, e o que parecia ser um ruído vai irromper na cultura dominante".

10

LIBERTAÇÃO SOCIETAL DA IDADE: UM NOVO MOVIMENTO SOCIAL

MANIFESTAÇÃO PARA ACABAR COM O ETARISMO

EM UMA TARDE ATIPICAMENTE MONÓTONA de abril, tomei o trem para Nova York com dois alunos meus de graduação, Samantha e Iggy, para entrar no meio de uma multidão encharcada perto do Central Park. Estávamos lá para participar da primeira Manifestação contra o Etarismo, que incluía pessoas de todas as idades, raças e origens — de bebês em carrinhos a ativistas na casa dos noventa anos. A manifestação confirmou o que todos ali já sabiam: a sociedade é uma teia de interdependências — o que afeta um grupo afeta todos os outros. A velhice estava nos nossos pensamentos, e a injustiça do etarismo pesava nos nossos corações, mas ver aquela parte da sociedade reunida em solidariedade e protesto é algo que não esquecerei tão cedo.

A tarde foi cheia de discursos e músicas empolgantes. A vereadora Margaret Chin fez uma defesa inspiradora dos direitos dos idosos: "Temos que mudar essa narrativa perigosa que retrata os idosos como um fardo para a sociedade. Precisamos reverter isso!". Diversos nova-iorquinos que sofreram discriminação por idade nas mãos de médicos, locadores ou empregadores contaram suas histórias. Cartazes feitos em casa competiam com os anúncios de imóveis ao redor (o meu era uma foto de Albert Einstein escrito embaixo: "Você contrataria este homem?"). Houve apresentações de dança emocionantes das Silver Sirens, um grupo de idosas que defende questões de justiça etária, e uma ária vibrante e comovente da cantora gospel negra Diana Solomon-Glover, que adaptou a balada sobre direitos civis, "Ain't Gonna Let Nobody Turn Me 'Round", ao tema do dia: *"Ain't gonna let ageism turn me 'round / Ain't gonna let nobody turn me 'round / I'm gonna keep on walking, keep on talking / Marching into freedomland".* Quando voltou ao refrão, a multidão estava cantando com ela.

Panteras cinzentas: antes e agora

Em 1970, uma mulher de 65 anos chamada Maggie Kuhn foi demitida do seu emprego em uma igreja da Filadélfia, onde coordenava programas sociais que tratavam questões como o aumento do número de moradias para pessoas de baixa renda.

Depois da aposentadoria forçada, Maggie se reuniu com alguns amigos que também foram obrigados a deixar o emprego pelo suposto delito de terem 65 anos. No início, encontravam-se para se queixar, mas logo as queixas se transformaram em determinação. Nas décadas anteriores, Maggie havia militado no movimento em defesa dos direitos civis e no movimento contra a Guerra do Vietnã, no qual aprendera em primeira mão o poder da mobilização das bases para efetuar mudanças sociais. Maggie acreditava que, apesar de a mudança levar tempo, o que muitas vezes parece impossível torna-se, com paixão e esforço suficientes, inevitável.

Em um ano, Maggie e seus amigos atraíram milhares para sua causa, que, como ela explicou, visava substituir a visão predominante da velhice "como uma doença desastrosa que ninguém quer admitir ter" pela noção então radical de que a idade era uma vitória a ser comemorada.[1]

---

* [Não vou deixar o etarismo me fazer voltar / Não vou deixar ninguém me fazer voltar / Vou continuar andando, vou continuar falando / Marchando para a terra da liberdade.]

Em meados dos anos 1970, o pequeno grupo de Maggie estava fazendo tanto barulho que atraiu a atenção nacional. Uma noite, um espirituoso jornalista da TV referiu-se ao grupo como "Panteras Cinzentas" (inspirado nos Panteras Negras) e o nome pegou.

Para combater o etarismo, os Panteras Cinzentas preferiram agitar as coisas por meio de ações judiciais e protestos de rua ruidosos que usavam o humor para atrair atenção. No primeiro ano de operação, vestiram roupas de Papai Noel e fizeram piquetes em uma loja de departamentos na véspera do Natal para protestar contra a política de aposentadoria compulsória da empresa, com cartazes satíricos dizendo que o Papai Noel era velho demais para trabalhar ali. Frustrados com a falta de interesse da Associação Médica Americana (AMA) pelos problemas de saúde dos norte-americanos mais velhos, vestiram-se como médicos e enfermeiros, fizeram uma "visita domiciliar" a uma convenção da associação e chegaram a um diagnóstico: a AMA "não tinha coração".[2] Protestaram em frente à Casa Branca para exigir serem incluídos na Conferência Presidencial sobre o Envelhecimento. Maggie chegou a participar do popular programa *The Tonight Show* e trocar comentários espirituosos com o apresentador, Johnny Carson. Da noite para o dia, ela se tornou uma espécie de heroína popular.[3]

Quando morreu, em 1995, Maggie e os Panteras Cinzentas já tinham ajudado a convencer o Congresso a rejeitar os cortes propostos no Medicare e a aprovar leis abolindo a aposentadoria compulsória por idade na maioria das empresas.[4] Nesse processo, demonstraram que a velhice era um período de autodeterminação e libertação. Maggie queria que seus compatriotas entendessem que "não somos velhos dóceis e meigos; precisamos efetuar uma mudança e não temos nada a perder".[5]

Um dos legados dos Panteras Cinzentas da época em que era liderado por Maggie é o que ela chamava de "filhotes", um apelido carinhoso para os membros mais jovens da organização. Muitos assumiram posições de poder na academia e na política, como a fundadora da economia política do envelhecimento, Carroll Estes, e o senador Ron Wyden, que aos 28 anos coordenou o núcleo dos Panteras Cinzentas do Oregon ao lado de um assistente social aposentado de 88 anos e, atualmente, é uma das principais figuras pró-idade no Congresso.[6]

Quando Jack Kupferman, agora com 66 anos, assumiu a liderança dos Panteras Cinzentas em Nova York, cerca de dez anos atrás, a organização formada por Maggie estava em um estado de animação suspensa. "É o que acontece quando o líder carismático morre e não deixa uma infraestrutura no lugar. Não se pode mais atrair a mesma atenção", Jack me disse, explicando os desafios de administrar um movimento de base do seu apartamento em Greenwich Village, sem orçamento e com a ajuda de apenas algumas dezenas de voluntários dedicados.

Jack assumiu seu papel nos Panteras Cinzentas depois de muitos anos trabalhando como advogado no Departamento pelo Envelhecimento de Nova York. De uma forma ou de outra, passou toda sua vida adulta lutando pela dignidade das pessoas mais velhas. Na infância, os pais administravam o que hoje seria chamado de instituição de cuidados para idosos numa velha casa de fazenda reformada no norte do estado de Nova York. Os idosos que moravam ali, como o cantor de ópera aposentado que o ensinou a solfejar, faziam parte da sua família.

Quando saiu de casa para fazer faculdade, Jack já admirava as pessoas mais velhas, mas não sabia como incluí-las na sua vida. Até que um dia viu Maggie Kuhn, de cabelos brancos, falando apaixonadamente na TV. "Ela era um acontecimento. Dizia coisas como: 'Espera aí, por que a aposentadoria compulsória existe?'. O envelhecimento não é só um problema de pessoas mais velhas, é um problema de justiça social. Isso precisa mudar não só por uma questão de solidariedade, mas para tornar o mundo um lugar melhor." E foi assim que Jack resolveu fazer faculdade de direito.

Desde então, criou um programa de alfabetização para idosos no Nepal e um fundo de microfinanciamento para mulheres idosas no Paquistão. Mais localmente, foi o catalisador de uma investigação da controladoria do estado de Nova York sobre asilos com registros irregulares e, quando o furacão Sandy arrasou a cidade de Nova York, ele liderou uma força-tarefa para garantir que as necessidades dos nova-iorquinos mais velhos fossem incluídas na ajuda de emergência. Esse empenho começou quando visitou um abrigo para os sem-teto no Brooklyn e viu centenas de idosos vulneráveis jogados em um ginásio. Eram os moradores de uma instituição de cuidados para idosos que fora destruída pelo furacão. Jack ficou sabendo que os donos do negócio nem sequer foram ver como eles estavam. O abrigo não fornecia sabonete nem comida suficiente. Jack ficou furioso. Sua fúria voltou com a recente e semelhante negligência com idosos no início da pandemia de covid-19.

LANÇANDO UM MOVIMENTO DE LIBERTAÇÃO DA IDADE

Para imaginar as possibilidades de um movimento de libertação da idade, estudei outros movimentos sociais que conseguiram transformar as normas culturais norte-americanas. O movimento LGBTQIA+, por exemplo, mudou a atitude da maioria dos norte-americanos a respeito de relacionamentos homoafetivos num curto período. Ainda em 2004, dois terços dos norte-americanos se opunham ao casamento entre pessoas do mesmo sexo. Hoje, dois terços deles o apoiam; esse apoio aumentou em todos os grupos demográficos, em todas as gerações, religiões e afiliações políticas.[7]

Enquanto pensava em estratégias de movimentos sociais, liguei para meu pai, que é sociólogo, para esclarecer um pouco minhas ideias. No início da carreira, ele se mudou para o Sul para ajudar no movimento pelos direitos civis e dar aulas no Instituto Tuskegee, uma faculdade historicamente negra no Alabama, onde meu irmão e eu passamos os primeiros anos da nossa vida. Durante esse tempo, meu pai contribuiu para o movimento com seus relatórios investigativos e arrecadando fundos.

Também me baseei nas minhas descobertas sobre as melhores estratégias para incentivar mudanças benéficas. A partir dessas diversas fontes, identifiquei três etapas que poderiam levar à formação de um movimento de libertação da idade e à formação de uma sociedade que protege os direitos dos idosos: *identificação coletiva*, *mobilização* e *protesto*. (Ver também estratégias específicas para combater o etarismo estrutural no apêndice 3.)

MOVIMENTO DE LIBERTAÇÃO DA IDADE, FASE UM: IDENTIFICAÇÃO COLETIVA

A identificação coletiva implica a criação de um sentimento de pertencimento a um grupo, tornando seus membros conscientes de que são alvos do etarismo e de que isso é causado por forças sociais que podem ser alteradas. O objetivo dessa fase é incutir neles o que o sociólogo Aldon Morris chamou de "libertação cognitiva",[8] que acontece quando as pessoas decidem resistir coletivamente à estigmatização.

Um dos aspectos cruciais da identificação coletiva é articular as queixas com evidências apoiadas em pesquisas a respeito dos prejuízos sociais generalizados que um problema causa. Esse foi um componente essencial dos movimentos Black Lives Matter e Me Too, quando histórias pessoais impactantes e muitas vezes horríveis de agressões raciais e sexuais foram amplificadas e intensificadas por dados convincentes sobre a prevalência dos problemas subjacentes a elas: racismo e sexismo.

A identificação coletiva teve um papel fundamental na conscientização do grupo que levou ao movimento de libertação das mulheres. Começou com o best-seller de Betty Friedan de 1963, *A mística feminina*, nascido de uma pesquisa com ex-colegas de classe do Smith College para uma reunião comemorativa. Quando percebeu que havia uma infelicidade generalizada entre as mulheres da sua geração, Betty começou a investigar os fundamentos estruturais e culturais do que chamou de "o problema que não tem nome". Por meio de centenas de grupos de conscientização, ela inspirou mulheres a compartilhar suas histórias de luta individual. Elas encontraram solidariedade na natureza semelhante de suas experiências.

Recentemente, os esforços organizacionais para aumentar a consciência sobre o etarismo têm aumentado. Uma das líderes nessa luta é a HelpAge International, sediada no Reino Unido, que se dedica a ajudar os idosos a contestar a discriminação e a superar a pobreza. A diretora dos programas de combate ao etarismo dessa organização, Jemma Stovell, me disse que um dos problemas é que muitas pessoas mais velhas que ela conhece nunca ouviram falar do conceito de etarismo. Isso ocorre porque muitas vezes os idiomas não têm um termo para expressá-lo e muitas pessoas não costumam identificar os maus-tratos cometidos contra indivíduos mais velhos como derivados da estigmatização da idade. Jemma já presenciou muitos momentos de luz em que as pessoas adquirem uma linguagem para finalmente definir os maus-tratos cometidos de forma contínua contra idosos. Um idoso do Quirguistão falou para ela sobre um grupo de jovens que atacavam uma mulher mais velha que vendia seus artigos num mercado. Antes de aprender o termo "etarismo", ele pensava no ataque como se fosse simplesmente uma "maldade". Com sua nova consciência, de repente percebeu que os agressores deviam ser motivados pelo etarismo.

No seu kit de ferramentas para despertar a consciência em países do mundo todo, a HelpAge International usa provérbios que se referem a pessoas mais velhas para mostrar como o etarismo está entranhado nas culturas locais nas quais realiza suas oficinas. Entre esses provérbios estão: "Inútil como casca de coco" (Tailândia); "Cabelo grisalho na barba, diabo na costela" (Rússia); e "Vassouras velhas devem ser jogadas no fogo" (Alemanha).

A conscientização foi facilitada pela internet. Um grupo de ativistas contra o etarismo na Coreia postou a foto de um jovem segurando um guarda-chuva onde lia-se os muitos direitos garantidos a ele. Ao seu lado, havia uma pessoa mais velha só com a armação de arame de um guarda-chuva, com pedaços de papel relacionando os inúmeros direitos não garantidos aos idosos espalhados pelo chão. A imagem viralizou; pessoas em dezenas de outros países começaram a compartilhar versões locais da foto.

Movimento de libertação da idade, fase dois: mobilização

A fase seguinte da formação do movimento, a mobilização, envolve reunir os membros do grupo em torno de uma série de objetivos comuns, que incluem a redução da estigmatização e do tratamento injusto. Rosa Parks é conhecida hoje como a mulher que deu início aos boicotes aos ônibus de Montgomery, que turbinaram o movimento pelos direitos civis. Mas é quase esquecido que quatro meses antes de se recusar a ceder seu lugar no ônibus a um homem branco, ela tinha concluído uma oficina na Highlander Folk School, uma escola de treinamento de lideranças em justiça social nos Apalaches, onde aprendeu a fazer da desobediência civil não violenta uma tática.[9] O éthos da Highlander Folk School, conforme expresso por seu fundador, Myles Horton, é: "Não os indivíduos, mas o grupo como um todo tem muito do conhecimento de que precisa para resolver seus problemas".[10] Embora seu foco estivesse em direitos civis e em questões trabalhistas, essa visão também se aplica à luta contra o etarismo.

A internet também aumentou a mobilização — de maneiras até então inimagináveis. Por exemplo, a Pass It On Network, uma organização de idosos, agora opera em quarenta países como uma plataforma on-line que divulga informações sobre questões relacionadas ao envelhecimento, incluindo problemas sociais que têm no etarismo sua origem.

A arte é outro caminho para a mobilização. Um grupo no Canadá organizou *flash mobs* intergeracionais em espaços públicos como shopping centers, com participantes de 14 a 92 anos se reunindo lentamente para executar os mesmos movimentos de dança simultaneamente. Seu objetivo é reunir os dançarinos e criar uma performance que "rompa os estereótipos comuns a respeito do envelhecimento", nas palavras de um dos dançarinos.[11] Há também o Teatro do Oprimido, movimento pioneiro do ativista brasileiro Augusto Boal, em que os espectadores se tornam atores, primeiro testemunhando um exemplo encenado de preconceito e em seguida atuando no palco. Em uma performance baseada nesse movimento, chamada *The Runaround*, o público é incentivado a se manifestar contra a injustiça sofrida por um idoso depois de assistir a um provedor de seguro-saúde se recusar a prestar um tratamento dentário urgente sob a alegação de que o paciente é muito velho.[12]

A sátira também pode ser uma forma eficaz de mobilizar as pessoas. Na que mais gosto, *Viagens de Gulliver*, Jonathan Swift satirizou vários aspectos da sociedade britânica, inclusive o etarismo: inventou uma terra povoada por seres míticos, os struldbrugs, que nunca morrem, mas são privados de direitos, de propriedade e de dignidade ao completar oitenta anos. Embora Swift tenha escrito *Viagens de Gulliver* trezentos anos atrás, leio todos os anos o livro com meus alunos e sempre fico impressionada com quanto sua mensagem reverbera até hoje.

Em um exemplo mais recente de sátira antietarista, dessa vez no contexto da indústria cinematográfica, a comediante Amy Schumer, na época com trinta e poucos anos, topa com uma festa ao ar livre para Julia Louis-Dreyfus, que, na casa dos cinquenta, está comemorando seu último dia como uma mulher sexualmente desejável antes de ser lançada ao mar em um barco.[13] Como ela explica a Amy: "Na vida de toda atriz, a mídia decide quando você finalmente chegou ao ponto em que ninguém mais acredita que você é comível". Horrorizada, Amy pergunta: "Como você sabe? Quem disse isso?". Tina Fey intervém: "Ninguém diz abertamente, mas há sinais". Julia continua. "Você chega a um set de filmagem, vai até o guarda-roupa e a única coisa que tem para você usar são suéteres longos, desses que a cobrem da cabeça aos pés". Em um esquete de cinco minutos, essas atrizes conseguiram criticar o etarismo de Hollywood, da indústria da moda e da tendência de nossa cultura a dessexualizar as pessoas mais velhas. O vídeo foi assistido quase 7 milhões de vezes.

Movimento de libertação da idade, fase três: protesto

Estágio final de qualquer movimento social efetivo, o protesto é o momento em que os participantes direcionam sua energia às fontes estruturais da sua marginalização para desencadear uma mudança social.

Um movimento de libertação da idade efetivo pode ser apoiado pelo formidável poder dos eleitores mais velhos. Além de representar uma faixa cada vez mais significativa da população norte-americana, os idosos historicamente têm a maior proporção de participação eleitoral.[14]

Baseando-se nessa influência política, um movimento de libertação de idade poderia, por exemplo, exigir uma campanha pública apoiada pelo governo contra o etarismo. Poderia seguir o modelo da campanha contra o tabagismo, que teve um sucesso considerável — não só nos Estados Unidos, onde se originou, mas também em países que vão da Holanda à Nova Zelândia.[15] Assim como a campanha antitabagismo e seu mote "Fumar é perigoso para sua saúde", uma nova campanha pública poderia alertar: "O etarismo é perigoso para sua saúde". Lançaria luz sobre os impactos tóxicos do etarismo na cognição e no corpo, conforme documentado pela pesquisa da minha equipe. Uma ampla gama de meios de comunicação pode ser usada, inclusive as redes sociais, a televisão e mídia impressa.

Um movimento de libertação de idade também poderia ganhar força no setor privado. Nos EUA, a população com mais de cinquenta anos é responsável pela maioria dos gastos em consumo, uma tendência que está se disseminando pelo mundo.[16] No Reino Unido, por exemplo, essa faixa etária foi responsável por 54% dos gastos em consumo em 2018, número que, segundo as projeções, vai aumentar para 63% em 2040.[17]

Embora haja muitos culpados, a indústria da publicidade é a que mais faz para promover o etarismo, pois subscreve boa parte das mídias tradicionais e sociais. O objetivo específico, nesse caso, seria acabar com as representações aviltantes e exigir a inclusão de imagens positivas e diversas de idosos.

Outros alvos de protesto podem ser a televisão e as redes sociais. A TV tem um problema duplo: os anúncios em si já são etaristas, e os personagens dos programas tendem a se inspirar em estereótipos negativos da idade.[18] As redes sociais, como nossa pesquisa mostrou, são outro fórum de depreciação dos idosos.[19]

O primeiro passo para enfrentar esse problema seria discutir com os anunciantes as consequências perniciosas para a saúde das práticas que fomentam visões negativas da idade. Se essas discussões não levarem a mudanças, podemos boicotar as plataformas de mídia relevantes e as empresas que anunciam nelas.

Em julho de 2020, mais de mil empresas aderiram à campanha "*Stop Hate for Profit*" [Fim do discurso de ódio para obter lucro], ameaçando boicotar o Facebook se ele não parasse de divulgar postagens a respeito de uma série de tópicos odiosos e perigosos, de racismo a fake news sobre as eleições. Diversas celebridades, como Katy Perry e Sacha Baron Cohen, apoiaram o boicote. A campanha obteve algum sucesso: o Facebook anunciou a criação de uma equipe para estudar e prevenir o viés racial algorítmico.[20] Nenhuma das demandas, no entanto, cobria o etarismo — outro indício de que os idosos precisam ter seu próprio movimento social.

No nível internacional, um movimento de libertação da idade poderia ressuscitar uma valiosa iniciativa da Organização das Nações Unidas (ONU): o "instrumento legal para promover e proteger os direitos e a dignidade de pessoas idosas", que inclui o combate ao etarismo. Infelizmente, a maioria dos países membros da ONU a rejeitou.[21]

Alguns anos atrás, quando participei de um grupo de trabalho de 194 países membros da ONU para discutir essa convenção sobre direitos dos idosos e como reforçar sua aplicação, ouvi depoimentos apaixonados de idosos a respeito da urgente necessidade de assistência. Fiquei sabendo que 60% dos idosos em países de baixa e média renda declararam não dispor dos cuidados de saúde necessários por causa da idade, e que em uma pesquisa com 133 países apenas 41 tinham leis nacionais para prevenir a violência, o abuso e a negligência contra os mais velhos. Também ouvi de palestrantes que em muitos países, incluindo os EUA, as pessoas têm mais probabilidade de ter de escolher entre medicamentos e alimentos à medida que envelhecem: entre os norte-americanos mais velhos, a taxa de pobreza aumenta em 7,9% entre aqueles com 65 a 69 anos, 8,6% entre aqueles com 70 a 74 anos, 9,5% entre aqueles com 75 a 79 anos e 11,6% entre aqueles com mais de 80 anos.[22]

Mesmo assim, a delegação dos EUA recusou-se a ratificar a convenção da ONU. No almoço, sentei-me ao lado da diplomata que representava os EUA e perguntei se tinha ouvido bem o seu discurso. É, tinha. Entre garfadas da sua batata assada, ela repetiu que não havia necessidade, aos seus olhos oficiais, da convenção para proteger os idosos, pois eles já eram protegidos por uma convenção anterior a respeito de pessoas com deficiência. Fiquei estupefata. Confundir os direitos de idosos com os de pessoas com deficiência não fazia sentido. Tampouco rejeitar dados nacionais e internacionais preocupantes. Embora seja essencial proteger os idosos com deficiência, não é menos importante proteger os direitos dos idosos como um todo.

COALIZÃO INTERGERACIONAL

Qualquer movimento efetivo de libertação de idade teria que ser liderado por aqueles mais afetados pelo etarismo: os próprios idosos. O movimento pelos direitos de pessoas com deficiência é famoso por seu slogan "Nada sobre nós sem nós", que não só captura o desejo de acabar com a marginalização de pessoas com deficiência como também enfatiza a necessidade de autodeterminação.[23]

Por essa razão, idealmente, um movimento de libertação de idade deveria ser intergeracional. Os mais jovens, que muitas vezes não estão cientes da discriminação contra os idosos, podem não ver isso como um problema candente. Mas o processo de mobilização deve convencê-los de que não só seus pais ou avós são vítimas do etarismo; também eles serão no futuro. Além disso, os jovens estão cada vez mais conscientes da importância da justiça social. Muitos aderiram a movimentos que reúnem pessoas de diferentes idades, como o Sunrise, que tem como foco as mudanças climáticas. Isso os torna potenciais aliados.

Uma virtude da abordagem intergeracional é que os mais jovens podem contribuir com uma perspectiva valiosa para identificar questões do etarismo que precisam ser levantadas. Esse foi o caso de Rachella Ferst, uma estagiária que Jack Kupferman recrutou para ajudar os Panteras Cinzentas durante um verão. Criada em Cingapura, Rachella se mudou para os Estados Unidos para cursar o ensino médio e ficou consternada ao ver que muita gente falava sobre os mais velhos de maneira negativa. Pensou se isso acontecia porque as pessoas mais velhas eram excluídas do currículo educacional no país em que fora morar.

Rachella credita seu compromisso com a justiça para os idosos a ter sido criada com a avó em casa (é comum três gerações de uma família morarem juntas em Cingapura) e ao currículo escolar do seu país, que integra os idosos de maneira significativa. Dos treze aos dezesseis anos, sua turma visitava regularmente os idosos que moravam nas proximidades, pois era uma oportunidade de aprender sobre a história e praticar diferentes idiomas. A primeira língua da maioria dos jovens cingapurianos é o inglês, mas eles aprendem malaio, chinês ou tâmil na escola; essas são as primeiras línguas dos cingapurianos mais velhos. Ademais, a escola de Rachella incentivava os alunos a conversar com pessoas mais velhas sobre a perspectiva delas de eventos históricos. Depois do seu verão com os Panteras Cinzentas, ela queria desenvolver conteúdos e políticas educacionais que integrassem as necessidades e experiências de pessoas mais velhas.

Um movimento intergeracional de libertação de idade beneficiaria tanto jovens quanto idosos. Quinn, um jogador de futebol americano de 21 anos do Colgate College, nunca tinha ouvido falar em etarismo antes do seu estágio com os Panteras Cinzentas. Ele gostou da ideia de participar das sessões da ONU, que valia pontos para os estagiários, e decidiu tentar. O que extraiu do estágio foi mais do que conversar com diplomatas, mas uma consciência totalmente nova.

184 *Dra. Becca Levy*

No final do verão, Quinn via etarismo em todos os lugares. Foi por isso, constatou, que seu avô fora demitido do cargo de engenheiro na fabricante de baterias Energizer, sendo informado de que a empresa precisava de novas ideias. Quinn explica que os Panteras Cinzentas o ajudaram a ver que essa demissão era uma atitude etarista, pois pessoas de qualquer idade podem ter novas ideias. Também tomou consciência do seu próprio etarismo quando seus avós ou pais lhe pediam para ajudá-los com problemas tecnológicos; ele resolvia o problema para eles em vez de ensiná-los a resolver sozinhos, como faria com os colegas, por pressupor que fossem inaptos. Foi uma coisa pequena, mas profunda, perceber que eles podiam muito bem aprender a se virar sozinhos. Agora, Quinn quer seguir os passos de Jack e se tornar um ativista pela libertação da idade em tempo integral.

O objetivo de Jack Kupferman para o programa de estágio dos Panteras Cinzentas e para a mobilização em geral é reunir as gerações, "para falarmos mais sobre quem realmente somos, e não sobre nosso estereótipo".

REDEFINIÇÃO CULTURAL: A BELEZA DO ENVELHECIMENTO

Um movimento de libertação da idade bem-sucedido provavelmente vai beneficiar não só as instituições visadas, mas também a visão que os membros do movimento têm de si mesmos. Levaria a um maior senso de autoestima entre seus membros e isso, por sua vez, poderia promover uma redefinição cultural; ou seja, uma nova forma de ver o envelhecimento. Essa redefinição poderia transformar aspectos da idade vistos como pejorativos pela sociedade em motivo de orgulho e até de inspiração.

A redefinição cultural é particularmente importante para os idosos, porque eles não fazem parte de um grupo marginalizado que desenvolveu formas de proteger psicologicamente seus membros contra o impacto dos estereótipos negativos. Os mais velhos muitas vezes precisam desenvolver essa proteção por conta própria. A redefinição cultural é um jeito de reescrever o código da idade ao contar com o apoio do grupo.

Vimos uma redefinição cultural com o slogan *"Black is Beautiful"* [Negro é lindo], do movimento pelos direitos civis, e na utilização do termo *"queer"* pelo movimento dos direitos LGBTQIA+, até então estigmatizado. Uma redefinição equivalente para um movimento de libertação da idade poderia se concentrar nas rugas e no que elas representam para a sociedade e, portanto, para aqueles que as têm. A atriz Reese Witherspoon, então com 45 anos, explicou numa entrevista que as rugas não são apenas naturais, são conquistadas com *muito esforço*: "Eu tive um bocado de experiências e posso falar com conhecimento de causa sobre as mudanças que gostaria de ver no mundo. Sinto que mereci meus cabelos grisalhos e as minhas ruguinhas".[24]

Minha amiga Stacey Gordon fundou uma organização sem fins lucrativos chamada *Wrinkle Project* [Projeto Rugas] aos quarenta e poucos anos, quando percebeu que "não era mais uma jovem assistente social, uma jovem professora, uma jovem mãe, ou uma jovem no geral. Eu era uma pessoa de meia-idade. E estava começando a ter dificuldade para aceitar isso. Você sabe, meu cabelo começou a ficar grisalho, ganhei umas ruguinhas e comecei a me sentir ignorada, como muitas mulheres". Na mesma época, por meio de sua experiência no serviço social, percebeu que o etarismo se infiltrava até em questões familiares: "Muitos adultos me dizem: 'Meus pais precisam fazer isso ou aquilo', sem nunca considerar a opinião deles".

Foi então que Stacey teve a ideia do Salão das Rugas, encontros em que as pessoas compartilham suas experiências de envelhecimento. Não se fala apenas de rugas nesses encontros. Stacey escolheu esse nome por seu poder simbólico e porque queria resgatar as rugas da indústria multibilionária do antienvelhecimento, que gera lucros consideráveis com campanhas publicitárias projetadas para fazer as pessoas temerem os sinais físicos de envelhecimento. Recentemente ela me disse que:

> o medo das rugas nos impede de envelhecer bem e de sermos completos e autênticos à medida que envelhecemos. Vemos as rugas e pensamos: 'Ah, estamos envelhecendo', e esse é o começo do que mostra sua pesquisa, que envelhecer pode desencadear nosso etarismo internalizado, a menos que encontremos maneiras de evitar isso.

Fiquei encantada quando Stacey me convidou para ajudá-la a coordenar o primeiro Salão das Rugas.

A princípio, Stacey planejava convidar apenas pessoas de meia-idade, já que elas estavam fazendo a transição para a velhice e poderiam ser particularmente reflexivas e abertas a um novo jeito de pensar. Sugeri que também convidássemos pessoas mais velhas, pois minha pesquisa constatou que quando o envelhecimento se torna pessoalmente relevante (ou seja, quando estamos vivendo essa experiência) também é um bom momento para gerar novas perspectivas e conexões. Concordamos que misturar as gerações poderia fertilizar mais as ideias.

Então, organizamos um grupo diversificado de onze mulheres com idades entre 45 e 95 anos para três encontros de noventa minutos.[25] Durante as duas primeiras sessões, realizadas com uma semana de intervalo, surgiram vários temas. O primeiro foi que o envelhecimento costuma ser "o elefante na sala" — um grande tópico que quase sempre está na nossa mente, mas nunca é discutido. O segundo foi o etarismo desenfreado que a maioria das participantes enfrentara. Elas falaram que eram desumanizadas e tratadas como "um dinossauro" ou "um carro velho que ninguém quer" em seu local de trabalho e nos consultórios.

O terceiro tema que surgiu foi como combater o etarismo e apreciar os muitos benefícios do envelhecimento. Por exemplo, Alison, de 59 anos, mencionou que, apesar de muitas vezes se sentir discriminada pelas colegas de trabalho por ser a enfermeira mais velha da equipe do hospital, também gostava de ter mais idade. "Eu me sinto muito bem. Criei meus filhos, aproveitei minha carreira, contribuí para causas que me interessam e tenho muitos objetivos para a próxima fase da minha vida. Sinto que tenho muita experiência. Já vi coisas; já fiz coisas; já passei por coisas. Agora posso ajudar outras que estão passando por essas experiências."

Rona, uma poeta de 64 anos, disse que às vezes se vê envolvida no que chama de "ódio" contra o envelhecimento, o que inclui sentir vergonha de suas rugas. Para resolver isso, decidiu tentar uma nova técnica: imaginar o que um sábio ancião diria a ela sobre essas ocasiões. "Ele provavelmente diria algo como: 'Isso não faz sentido. Você não precisa ficar ansiosa só por causa da sua idade. Não ser jovem não a diminui. As rugas podem mostrar experiência e beleza'."

Rona disse ainda que a valorização do envelhecimento que sentiu com o grupo sugeria a ela uma mudança de linguagem que poderia vir com o envelhecimento. Perguntou às suas colegas do Salão: "E se mudássemos o significado da frase 'Como estou?', referindo-se à preocupação com a nossa aparência externa, para 'Como *eu* estou?', no sentido de aceitar a idade como um momento de olhar para fora e ver a beleza natural do mundo e suas questões mais importantes?".

No terceiro e último encontro, todas se revezaram para discutir se os dois primeiros encontros tinham mudado a forma como pensavam no envelhecimento. Uma das participantes, uma terapeuta de 68 anos chamada Veronica, disse que o Salão das Rugas tinha mudado seu modo de pensar. Até então "ignorava as questões etaristas por serem apenas parte do que a gente vive. Então você cria esse espaço para conversar, refletir e pensar e agora me sinto mais acordada e consciente. Comecei a perceber como estou sendo tratada. Perceber isso é uma forma de proteção". Explicou que, para desfazermos os efeitos do etarismo internalizado, "precisamos nos expor a outras narrativas, interagindo com pessoas mais velhas e vendo sua vitalidade, sua curiosidade, seu potencial. Por isso procuro mulheres mais velhas e sábias para conversar, e felizmente temos algumas neste grupo!".

Quando algumas das participantes mais novas do Salão das Rugas discorreram sobre a pressão que sentem para parecer mais jovens e não falar da própria idade, Juliet, uma diretora escolar aposentada de 95 anos, disse que agora fala quantos anos tem em qualquer ocasião, principalmente se estiver fazendo uma observação que considera útil numa conversa. "É uma maneira", ela explicou, "de valorizar sua idade e dizer: 'Eu sou inteligente. Não me subestime'. Não quero ser invisível, então isso faz as pessoas me verem muito bem." Também observou: "Agora estou aceitando meu corpo melhor do que nunca".

Valorizar as rugas é uma forma de combater o etarismo ao redefinir a idade. Como escreve o ativista e acadêmico Ibram Kendi: "Ser antirracista é construir e viver em uma cultura de beleza que acentua nossa beleza natural, em vez de apagá-la".[26] O mesmo pode ser dito para o antietarismo. Em vez de disfarçar o envelhecimento com cremes "anti-idade", precisamos e podemos desenvolver uma cultura que enfatize a beleza natural de todas as idades.

JoAni Johnson, uma mulher de 67 anos com cabelos grisalhos até a cintura ("uma cascata de cabelos da cor do luar", como definiu um jornalista do *The Guardian*),[27] é uma ativista pela libertação da idade contratada recentemente pela cantora Rihanna para ser o rosto da Fenty, sua nova grife (em parceria com grife francesa Louis Vuitton) — uma jogada ousada, considerando que apenas 3% das modelos apresentadas na revista *Elle* têm mais de quarenta anos.[28] JoAni começou a posar como modelo aos 64 anos, quando decidiu que estava pronta para tentar algo novo: "Não considero que eu tenha uma carreira típica como modelo, e sendo negra e tendo 67 anos e um metro e sessenta e cinco, não sou uma modelo típica de maneira geral". Diz que foi a mãe de noventa anos, que migrou da Jamaica para os EUA, quem mostrou para ela que a beleza existe sob muitas formas ao longo da vida.[29] Mais do que tudo, JoAni valoriza o envelhecimento pelo que ele lhe deu. "Ser mais velha me dá a experiência de saber que já superei desafios difíceis, como a morte do meu marido, e isso me dá confiança para enfrentar o que vier a seguir."

A redefinição cultural pode contribuir para um círculo virtuoso. À medida que os indivíduos adquirem um maior senso de seu valor como idosos, aumenta a probabilidade de que participem de um movimento de libertação da idade, e o movimento tende a aumentar ainda mais o senso de valor deles.

Ponto de inflexão na libertação da idade

Um movimento de libertação de idade é um ideal, mas não um sonho utópico. A OMS, da qual fazem parte 194 países, lançou recentemente sua primeira campanha para combater o etarismo. (Tenho a honra de servir como consultora científica dela.)[30] Nos EUA, o Instituto Nacional de Saúde está implementando uma nova política para aumentar a inclusão de participantes mais velhos em ensaios clínicos. Além disso, a Associação Americana de Psicologia, a Sociedade Gerontológica Americana e a HelpAge International começaram a emitir alertas urgentes acerca dos perigos do etarismo. Membros dos Panteras Cinzentas em Nova York continuam procurando formas criativas de enfrentar o etarismo.

Esses exemplos esporádicos de resistência organizada ao etarismo podem ser as sementes de um movimento. Desmond Tutu, o bispo sul-africano de 89 anos, observou: "Faça a sua pequena parte onde estiver; são essas pequenas partes que, reunidas, influenciam o mundo".

O senso comum acredita ser necessária uma maioria, pelo menos 51% da população, para uma mudança social. Mas uma nova e intrigante pesquisa de Damon Centola e sua equipe da Universidade da Pensilvânia mostra que os pontos de inflexão sociais podem ocorrer quando 25% da população decidem que é hora de as coisas mudarem.[31] Em outras palavras, uma minoria determinada pode dar conta do recado. Isso se encaixa com o que sabemos do sexismo nos locais de trabalho: Rosabeth Moss Kanter, da Harvard Business School, mostrou que se um grupo pequeno, porém comprometido, de mulheres pressiona por mudanças nas normas dos locais de trabalho, é possível transformar toda uma cultura.

Agora, considere que 24% do mundo tenham mais de cinquenta anos.[32] (Mesmo que nem todos nessa faixa etária tenham sido convencidos das virtudes de combater o etarismo, esse é o objetivo de uma campanha de conscientização pública de libertação de idade.) Talvez baste que esses indivíduos se mobilizem contra o etarismo para que o 1% a mais da população se junte a eles para chegar aos 25% identificados por Centola como necessários para provocar mudanças sociais. Isso seria um ponto de inflexão. Em seu estudo do fenômeno, os autores descobriram que adicionar uma só pessoa a essa minoria ativista transformou seu esforço de um fracasso completo (zero pessoa convertida fora da minoria já comprometida) em um sucesso total (todo o grupo se converteu ao novo panorama). Por extensão, um movimento que parece ser um fracasso pode na verdade estar à beira do sucesso. Isso significa que todos, cada pessoa que toma consciência do etarismo e decide combatê-lo, são um passo a mais em direção a uma nova realidade.

Era nisso que eu estava pensando enquanto voltava para casa da primeira Manifestação contra o Etarismo: que esse movimento inicial tem muito potencial — e só precisa de um impulso, uma onda de apoio popular.

Durante a manifestação, uma das organizadoras no palco me viu no meio da multidão e me chamou. Ela disse às pessoas que minhas pesquisas tinham sido uma inspiração para o evento. Todas as cabeças de repente se viraram na minha direção. Acenei e sorri com orgulho e um pouco de vergonha. Naquela noite, peguei o trem de volta para New Haven em estado de graça: algo que por tanto tempo me pareceu uma batalha difícil de alguns podia realmente ser o início de um movimento apaixonado de muitos.

EPÍLOGO

UMA CIDADE LIVRE DO ETARISMO

ÀS VEZES A COISA COM QUE VOCÊ SONHA está bem no seu quintal. Eu não precisava ter ido até o Japão ou o Zimbábue para encontrar uma cultura vicejante de visões positivas da idade.

Em um dia de verão, não muito tempo atrás, eu e minha família paramos na cidadezinha de Greensboro, no interior de Northeast Kingdom, um canto remoto e montanhoso de Vermont, na fronteira com o Canadá. Você deve se lembrar dessa cidade, é ali onde Nancy Riege faz seus labirintos. Esperava encontrar paisagens de tirar o fôlego nas Green Mountains e um lago cristalino cheio de trutas e mergulhões, e tinha descoberto recentemente que um dos meus queijos favoritos (harbison, um queijo delicioso e picante maturado com casca de abeto e vendido ainda envolto nela) era feito numa fazenda perto dali. Dado o meu amor pelo queijo e o fato de a aldeia à beira do lago onde a fazenda ficava estar no caminho da casa dos meus pais, para onde nos dirigíamos, decidimos passar a tarde lá.

O que eu não esperava encontrar era um lugar onde o etarismo não existe.

Chegamos ao meio-dia na cidade, que fica a quilômetros de qualquer rodovia, sem semáforos e cuja rua principal corria ao longo do Caspian Lake.[1] Paramos para um café e um sanduíche no Willey's, o mercadinho da cidade, que também funciona como charcutaria, posto de gasolina, loja de ferragens, cafeteria e praça (vinhos, xarope de bordo, pregos e botas ocupam todos a mesma prateleira).

Enquanto tomávamos nosso café na varanda, puxei conversa com uma mulher que acabara de colocar um pesado saco de fertilizante em sua picape e agora estava saboreando uma limonada. Era amigável e sem reservas, típica de uma cidadezinha de Vermont, e enquanto conversávamos me vi adotando essas características também. Quando disse a ela que estudava o envelhecimento, a mulher, chamada Carol Fairbank, disse que eu tinha ido ao lugar certo.

Carol é morena e sorridente, uma artista gráfica de quase cinquenta anos, que há muitos anos se mudou para uma pequena fazenda nos arredores de Greensboro, vinda de uma grande cidade de Massachusetts. Quando perguntei por que tinha se mudado, ela me disse que sua paixão por esqui a fizera tomar essa decisão: durante quatro meses por ano, a região é um paraíso para esquiadores de todos os tipos. Quando ela chega às encostas nas manhãs claras de inverno, "quase todo mundo na montanha tem cabelos brancos. E todos sobem a encosta se divertindo". Carol também resolveu se mudar para lá porque, quando visitou a cidade pela primeira vez, viu que Greensboro era onde ela queria envelhecer.

Muitos dos amigos que fez ali são mais velhos, e muitos são ativos e independentes: andam com raquetes de neve no inverno, cortam sua própria lenha na primavera, cuidam do jardim no verão e no outono. Carol descreve como eles cuidam uns dos outros: os que moram sozinhos em casas grandes costumam dividi-las em quartos e unidades (com a ajuda de uma organização local que reforma as casas para manter os idosos integrados à comunidade), e depois alugam para outros — tanto idosos quanto jovens. Isso permite que as pessoas envelheçam em casa, se preferirem, ou que se mudem para moradias comunitárias. Para os idosos com dificuldades financeiras, a cidade faz o que pode, oferecendo refeições gratuitas e moradias acessíveis. E a maioria das aulas de arte e da programação cultural do ano é gratuita ou subsidiada, para todos poderem participar. Os invernos podem ser frios, mas "nós temos esqui, patinação no gelo, chocolate quente e sopa", diz Carol, encostando o copo de limonada gelada na testa, para amenizar o calor de trinta graus. "E todos estamos juntos nisso."

Do outro lado da rua, em frente ao Willey's, três mulheres mais velhas estavam pendurando uma faixa enorme na fachada de um celeiro. Duas delas estavam empoleiradas em escadas, enquanto a terceira, com um chapéu, as orientava do chão, usando um binóculo de topografia para garantir que a faixa estava reta. "Mais alto!", ela gritava. "Para a esquerda e mais alto!" A faixa dizia: "Feliz 100 anos, Beth!".

Carol sorriu e começou a me falar sobre um dos clubes mais badalados da cidade: a Greensboro Ladies' Walking Society, com quase cem membros — a maioria com setenta anos ou mais —, que se reuniam três vezes por semana de manhã para caminhar e socializar. Uma delas tinha acabado de fazer cem anos, e as amigas estavam pendurando a faixa para ela ver quando passasse.

"Homens não podem ser membros?", meu marido perguntou.

"Eles podem participar, mas é principalmente para mulheres", respondeu Carol. "Mas eles não ficam com ciúmes, pois têm o próprio clube." Os ROMEOS (*retired old men eating out*, ou "homens aposentados que comem fora") se reúnem uma vez por semana para almoçar na pousada em frente ao lago. Qualquer um pode participar, mesmo que não seja oficialmente aposentado. Muitas décadas atrás, William Rehnquist, que tinha uma casa em Greensboro, pediu para fazer parte, apesar de ainda ser o presidente da Suprema Corte dos EUA. Eles concordaram.

Carol organiza programas na cooperativa Rural ARTS (artes, recreação, tecnologia e sustentabilidade), que reúne moradores para cursos e eventos. Normalmente, eles atraem participantes entusiasmados de todas as idades, de 4 a 104 anos. O objetivo é incentivar a criatividade e promover contato entre os moradores da cidade, que de outra forma não teriam chance de se tornarem amigos. Mais tarde, soube que o Rural ARTS se tornou uma espécie de modelo na região de promoção de atividades intergeracionais. No inverno, por exemplo, há as noites "Sopa + Sustentabilidade", quando as pessoas se reúnem para tomar uma tigela de sopa e assistir a um filme sobre questões ambientais e discuti-lo, geralmente com a mediação de algum morador especialista no assunto (em geral um idoso, mas às vezes um adolescente).

Um dos trabalhos de Carol na Rural ARTS é supervisionar um espaço de trabalho chamado Spark. "Funciona no porão de uma igreja, mas não tem bingo nem artesanato", explicou. "É de alta tecnologia: impressoras 3D, impressoras de grande porte, scanners, cortadores a laser." O espaço foi projetado para despertar a criatividade de gente de todas as idades. "Você entra lá e não há estereótipos que resistam. Tem gente mais velha começando um negócio de web design, imprimindo faixas enormes para o desfile local, ou só brincando no computador e fazendo arte."

Nesse momento, a mulher mais velha que supervisionava o hasteamento da faixa de aniversário se aproximou com um sorvete de casquinha na mão. Ela nos ouvira falando sobre a Rural ARTS e quis comentar: "Vou até lá o tempo todo para imprimir materiais para a Sociedade Histórica. E devo dizer que as impressoras são *rápidas*: vinte, trinta páginas por minuto". Ela disse que se chamava Nancy Hill, e era copresidente da Sociedade Histórica de Greensboro. Com 86 anos recém-completados, Nancy explicou que também tinha decidido aproveitar a velhice em Greensboro. É filha de pais norte-americanos e voltou a morar na cidade depois de trabalhar anos na França e na Tailândia.

Quando soube que eu estava escrevendo um livro sobre envelhecimento, Nancy também me disse que Greensboro é o lugar perfeito para os mais velhos. Explicou que a cidade não se parece muito com os Estados Unidos, nem com o mundo, em geral. A população é muito mais velha: 40% dos moradores adultos têm mais de cinquenta anos e a idade média dos moradores de Greensboro é 52 anos, em comparação aos trinta no resto do mundo. E essa população mais velha está muito interconectada, assim como com a geração mais jovem. Por exemplo, existem muitos clubes de leitura intergeracionais e coletivos de escrita. Nancy acrescentou: "Nossa cidade está cheia de leitores e escritores". Quando trabalhava no comitê da biblioteca, ela ajudou a montar uma estante para destacar os escritores de Greensboro. "Pensamos que poderíamos chegar a dez ou vinte autores. Mas descobrimos que eram mais de 150!" Começou a relacionar alguns dos mais famosos. O romancista vencedor do Pulitzer Wallace Stegner, o romancista ásio-americano Gish Jen e a antropóloga Margaret Mead (que estudou culturas pró-idade no Pacífico).

"Mas nenhum tão famoso quanto a Greensboro Ladies' Walking Society", acrescentou Carol com uma piscadela. Nancy deu risada. Anos atrás, quando voltou a Greensboro, Nancy começou a fazer caminhadas matinais com algumas amigas em um dos lados da cidade, enquanto outro punhado de amigas começou a caminhar no outro lado. Um dia, os dois grupos se encontraram e decidiram se unir, e desde então a Ladies' Walking Society só aumentou.

"Trata-se de socializar tanto quanto de caminhar", explicou Nancy. O grupo caminha por todo o Northeast Kingdom e também faz viagens junto — os destinos variam de Nantucket à Holanda. "Ser ativo é importante, mas é mais do que isso. É…", Nancy fez uma pausa, tentando pensar na palavra perfeita, "estar *envolvida*. Sim, essa é uma boa palavra para definir as pessoas por aqui."

Depois do almoço, eu e minha família andamos pela cidade, apreciando os aromas frescos do verão, os campos verdejantes e as ruelas tranquilas com casas de madeira. A serenidade do momento foi subitamente interrompida quando um par de palhaços, um pequeno e um grande, saiu correndo de um grande celeiro vermelho. Em seguida, um acrobata pulou do telhado. Demorou para eu acreditar naquilo.

Acabamos conversando com o palhacinho — um adolescente chamado Mike. Ele nos disse que aquela era a casa do Circus Smirkus, o único circo juvenil itinerante dos EUA. Adolescentes vêm de todas as partes do mundo a Greensboro para treinar e depois se apresentar. Ficamos observando os acrobatas, quase maravilhados. Era uma coisa incrível de se ver — pessoas saltando e voando pelo ar, desafiando a gravidade — naquele recanto remoto de Vermont. Um dos acrobatas, um instrutor, tinha cabelos brancos. Outro gritava algo em russo. Mike explicou que era seu segundo verão com Smirkus, e cada verão tinha um tema diferente. Este era "A invenção do voo". Ele me contou que, além dos idosos da trupe, outros apoiavam muito o circo assistindo aos espetáculos, noite após noite, e fazendo grandes doações, o que permite ao circo oferecer bolsas de estudo àqueles que não podem se dar ao luxo de participar de outra forma.

Continuamos andando e observando faixas e panfletos afixados em portas de garagens e barracões que anunciavam uma série de recitais de música de câmara naquele verão. Na semana seguinte, um quarteto de cordas viria de Nova York, e no final do mês um violoncelista mais velho chegaria de Los Angeles. Um homem dando de comer às galinhas no quintal nos viu lendo o panfleto no seu galpão e acenou. Chegou mais perto para perguntar se éramos turistas.

"Somos turistas por acaso, na verdade", respondi. "Estamos só de passagem." Acrescentei que tínhamos encontrado a cidade por acaso e que eu tinha ficado intrigada por causa do tema do meu livro, pois parecia que ali era um paraíso para pessoas mais velhas. Harold sorriu, concordou com a cabeça e disse que seria um prazer dar exemplos de como aquilo era verdade. Primeiro, porém, perguntou às minhas filhas se elas queriam dar de comer às galinhas.

Enquanto minhas filhas jogavam milho no galinheiro, fiquei conversando com Harold Gray, de 81 anos, tomando uma limonada caseira (todos em Greensboro, ao que parece, adoram limonada). Harold tinha passado alguns anos em Camarões com o Corpo da Paz, seguira carreira na Agência dos Estados Unidos para o Desenvolvimento Internacional com sede em Washington, se aposentara havia alguns anos e viera morar em Greensboro, onde encontrou uma nova vocação escrevendo artigos e tirando fotos para o jornal local. O que adora na cidade é o incrível senso de comunidade e as muitas oportunidades para os idosos se envolverem em atividades significativas.

Harold pertence a dois grupos sociais inspirados no lendário ROMEOS. O primeiro se reúne toda semana para um café da manhã a fim de discutir política com os atuais titulares de cargos locais e aspirantes a políticos. (Esses titulares e aspirantes políticos também se reúnem com a Greensboro Ladies' Walking Society.) O outro grupo de Harold se reúne semanalmente para almoçar e refletir sobre as grandes questões da vida. Tópicos recentes incluem o futuro das viagens espaciais interestelares (um astronauta aposentado e um astrônomo fazem parte do grupo) e questões como "O sarcasmo é genético?".

Harold me mostrou uma foto do grupo do almoço: um bando de homens sorridentes sentados ao redor de uma mesa. Começou a dizer quem era quem: "Esse é engenheiro civil; esse cara era ministro; aquele é professor de ciências aposentado; esse é professor e escreve sobre a Revolução Americana". Comentou que um deles, Tim, é dono da única garagem da cidade e sempre é eleito moderador nas reuniões de Greensboro. "Ele consegue reunir vozes de todas as gerações num todo compreensível. É muito respeitado pela cidade."

Achei inspirador que os dois grupos de Harold fossem organizados para promover "amizade" — uma palavra que ele repetia várias vezes ao descrevê--los. Pois nos EUA os homens mais velhos tendem a sofrer mais de isolamento social e solidão do que homens mais jovens e mulheres mais velhas.[2] Mas

196 *Dra. Becca Levy*

Harold descrevia para mim uma comunidade em que os vínculos entre seus membros eram mantidos e até se estreitavam.

Harold nos perguntou se tínhamos lido *Crossing to Safety* [Travessia para um lugar seguro], de Wallace Stegner. Não tínhamos lido. Ele nos disse que o livro é sobre as escapadas de Stegner para Greensboro todo verão, e que o título é baseado em um poema de Robert Frost, que se refere a uma "travessia para um lugar melhor, um lugar mais sereno e mais emocionalmente estável".

Então ele me falou da sua teoria sobre Greensboro, cuja população de setecentas pessoas aumenta para mais de duas mil no verão. "As pessoas passam os verões e às vezes se aposentam aqui, o que torna Greensboro diferente de muitos outros lugares, pois a família dos moradores geralmente mora em outras partes do país. E, assim, quem mora aqui depende mais do que o normal das amizades e forma uma espécie de segunda família com os amigos e vizinhos."

Isso pode explicar por que Harold é ativo na política e no jornalismo, por que oferece refeições gratuitas para idosos necessitados e participa do conselho de administração da biblioteca pública. Sua esposa dá aulas para as crianças da cidade, ajuda na organização de conservação do meio ambiente e se orgulha de ser membro da Greensboro Ladies' Walking Society. Lembrei-me do que Nancy Hill, a senhora que conhecera no Willey's, havia me dito: os idosos de Greensboro são *envolvidos*.

Harold nos disse que seria uma pena deixar a cidade sem antes dar um mergulho no Caspian Lake. Então fomos nadar antes de pegar a estrada. Enquanto nos secávamos na praia sob o sol quente de julho, comecei a conversar com outra moradora, uma jovem chamada Kathryn Lovinsky, que também estava dando um mergulho à tarde com os filhos gêmeos de dois anos.

Kathryn, descobri, dirige a Rural ARTS (onde Carol Fairbank trabalha). Foi criada ali nas proximidades e voltou com a família depois de morar alguns anos em Washington, onde fez faculdade. Não parecia gostar muito de Washington: "Todo mundo vivia isolado uns dos outros. Passavam o verão sozinhos assistindo à TV em seus apartamentos com ar-condicionado. Em Greensboro as pessoas passam o verão ao ar livre, umas com as outras". Contou que os pais septuagenários administram um complexo de apartamentos acessíveis na cidade, que alugam para pessoas mais velhas com pouco dinheiro, e cuidam de um negócio local que produz embalagens sustentáveis. Além disso, administram uma fazenda de oitenta acres com vacas, cabras e galinhas. E a mãe cuida regularmente dos filhos dela, o que é um deleite para todos, "inclusive para mim", disse com uma risada. "Assim tenho algum tempo livre!" Explicou que isso era algo bem típico da cidade: os idosos ficam ocupados, criando animais ou cultivando vegetais, e passam muito tempo envolvidos com a comunidade e interagindo com crianças, jovens e adultos.

Há claramente algo especial neste lugar. É por isso que as pessoas se mudam para cá. E o que muitas delas têm em comum é que elas sabem como querem viver e envelhecer.

"Veja a Judy", disse Kathryn, apontando uma mulher mais velha que acabara de estender a toalha na outra ponta da praia e se acomodava com um jornal e uma garrafa de água com gás. Judy trabalhava como corretora de imóveis e estava na casa dos oitenta anos. Plantava hortaliças e exibia suas pinturas todos os anos em mostras comunitárias. Também era, segundo Kathryn me informou, um pilar da comunidade, envolvida em mais comitês e organizações do que conseguiria citar. Começou a relacionar alguns quando Judy, percebendo que era o assunto da conversa, olhou em nossa direção e acenou. Kathryn acenou de volta.

Fomos até onde ela estava. Kathryn disse a Judy que eu estava curiosa sobre Greensboro. "Bem, Greensboro é o melhor lugar para morar", comentou ela, como uma verdadeira corretora de imóveis. Observei que achava emocionante como a população mais velha estava envolvida na governança e na vida comunitária da cidade. Naquela manhã, tinha lido histórias terríveis sobre como o estado de Nova York e a Polônia estavam forçando os juízes mais velhos a deixarem os tribunais por causa da idade, o oposto do éthos em Greensboro.

Quando perguntei a Judy como é a vida dos moradores mais velhos, ela mencionou a infraestrutura e os programas de apoio às visões positivas de idade que prosperam em toda a cidade. "É como a história do ovo e da galinha", sugeriu Kathryn. "Difícil dizer o que veio primeiro, as visões positivas da idade ou a cultura que trata as pessoas mais velhas tão bem."

Sentada em sua grande toalha de praia azul e protegendo os olhos do sol, Judy me deu um pequeno sorriso. "Seja como for, eu adoro este lugar", falou. "E acho que você também." Havia algumas belas casas no mercado, acrescentou, se eu estivesse interessada.

Tenho de confessar que pensei a respeito daquilo por um minuto.

Kathryn estava certa quando usou a metáfora do ovo e da galinha na questão de qual era a causa e qual era o efeito: se as visões positivas da idade ou a cultura de libertação da idade de Greensboro. É provável que elas tenham surgido em conjunto e se reforçado mutuamente. O que vi ali é uma demonstração vívida do que acontece quando os idosos e a sociedade são harmonizados de forma produtiva. Wallace Stegner, aos 81 anos, definiu essa harmonia no prefácio que escreveu a um livro sobre a história de Greensboro. "Cresci sem história e sem o sentimento de pertencimento a alguma coisa, tão dessocializado que não conhecia, e ainda não conheço, o primeiro nome de três dos meus avós [...] Enquanto Greensboro tinha o que me faltava e o que eu queria: permanência, tranquilidade, aceitação tradicional e costumeira, uma ordem social de boa vizinhança".[3]

Greensboro pode ser a meta de pessoas mais velhas que não têm a sorte de morar lá. O objetivo seria dar início à libertação pessoal da idade, o que contribuiria para a libertação da sociedade etarista dominante e, por consequência, promoveria a libertação da idade de outras pessoas.

Greensboro ilustra outra verdade que me foi revelada no processo de escrever este livro. Como cientista, eu achava que a melhor maneira de entender o mundo era por meio de um gráfico elegante ou de um forte teste estatístico. Mas em Greensboro, assim como nos meses anteriores à minha visita, quando conheci e entrevistei tantos idosos inspiradores, ficou claro para mim que, embora a ciência nos ajude a descobrir como o mundo funciona, só o entendemos com a ajuda de histórias. "A espécie humana pensa em metáforas e aprende através de histórias", escreveu a antropóloga Mary Catherine Bateson.

Entre as histórias que ouvi enquanto escrevia este livro, estão as dos moradores de Greensboro, bem como as de Kane Tanaka e outros supercentenários que demonstram os benefícios de viver em sociedades erguidas sobre visões positivas da idade. Da mesma forma, os personagens deste livro mostram que é possível superar o etarismo que permeia muitas sociedades. Considere Irene Trenholme, a gerente de livraria de 99 anos, que herdou suas visões positivas de idade da avó e encontrou formas de contestar o etarismo onde quer que o encontrasse; ou Jonas, o médico do Centro-Oeste, cujos estereótipos negativos de idade se desfizeram na velhice quando passou um tempo com médicos mais velhos que se dedicavam a melhorar suas comunidades. E Barbara, cujas visões positivas da idade foram fortalecidas com a nossa intervenção e, como resultado, melhorou muito seu equilíbrio e suas funções físicas.

Quer tenham adquirido suas visões positivas de idade na infância, na juventude ou na velhice, muitos deles viveram uma velhice mais feliz, saudável e bem-sucedida com essas visões. Veja John Basinger, o ator, e Patrick Hamilton, o caçador de cogumelos: ambos usam visões positivas de idade para fortalecer a memória. Veja também Madonna Buder, a freira triatleta, e Maurine Kornfeld, a nadadora, cujos impressionantes feitos atléticos são fomentados pela sua forma de ver o envelhecimento. Ou Mel Brooks e Liz Lerman, cujas visões positivas da idade desencadearam uma onda de criatividade na velhice.

O potencial de qualquer pessoa ter uma vida moldada por visões positivas de idade, com todos os benefícios que isso acarreta, me foi revelado de forma inesperada. Enquanto criava o questionário "Imagens do envelhecimento" para avaliar os estereótipos de idade, pedi aos participantes que dissessem as cinco primeiras palavras que vinham à cabeça quando pensavam em envelhecimento. As respostas foram quase todas negativas. Mas, quando pedi que dissessem as cinco primeiras palavras que lhes ocorriam quando pensavam em uma imagem positiva do envelhecimento, todos conseguiram pensar em palavras positivas.

Essa descoberta foi inesperada porque eu já havia encontrado fortes evidências de que indivíduos mais velhos internalizam estereótipos negativos de idade por meio da exposição às inúmeras instituições da sociedade que os disseminam e por sofrerem discriminação com base nesses estereótipos. Ainda assim, aquela pergunta expôs visões positivas de idade que estavam lá o tempo todo, prontas para serem ativadas, que é o objetivo do método CCC e dos exercícios apresentados no capítulo 9 e no apêndice 1.

O processo de ativação das visões positivas de idade conversa com um dos meus poemas favoritos de Derek Walcott, o poeta caribenho ganhador do Nobel de Literatura. Esse poema, que ele chamou de "Love After Love", não fala explicitamente sobre envelhecimento ou visões de idade, mas, para mim, traz à vida algumas das ideias centrais exploradas neste livro.

> Virá o tempo
> em que, com euforia,
> você vai se cumprimentar chegando
> à sua própria porta, ao seu espelho,
> e os dois sorrirão dando boas-vindas um para o outro,
>
> e dirão, sente-se aqui. Coma.
> Vai voltar a amar o estranho que você era.
> Sirva vinho. Sirva pão. Devolva seu coração
> a ele mesmo, ao estranho que o amou
>
> toda a sua vida, quem você ignorou
> por outro, que o conhece de cor.
> Tire as cartas de amor da estante,
>
> as fotos, as anotações desesperadas,
> descasque sua própria imagem do espelho.
> Sente-se. Festeje sua vida.[*]

Walcott parece descrever uma mudança que pode ocorrer em dois níveis. No nível individual, descreve um estranho metafórico, que poderia representar o eu mais velho em estereótipos de idade negativos que ofuscam os estereótipos de idade positivos. A certa altura, quando esses estereótipos positivos vêm à tona, o estranho é bem-vindo de volta.

---

[*] *The time will come / when, with elation, / you will greet yourself arriving / at your own door, in your own mirror, / and each will smile at the other's welcome, // and say, sit here. Eat. / You will love again the stranger who was your self. / Give wine. / Give bread. Give back your heart / to itself, to the stranger who has loved you // all your life, whom you ignored / for another, who knows you by heart. / Take down the love letters from the bookshelf, // the photographs, the desperate notes, / peel your own image from the mirror. / Sit. Feast on your life.*

No nível social, o poema de Walcott pode ser visto como um apelo à solidariedade. É preciso remover barreiras e preconceitos baseados na idade, para devolver "seu coração a ele mesmo, ao estranho que o amou toda a sua vida". Quando os idosos não são mais tratados pela sociedade como estranhos, e são valorizados por si mesmos e pela sua comunidade, o envelhecimento pode se tornar uma volta ao lar, uma redescoberta, uma celebração da vida.

Apêndice 1

Método ccc para reforçar visões positivas da idade

EXERCÍCIOS DE CCC: FERRAMENTAS PARA PROMOVER VISÕES POSITIVAS DA IDADE	
C	**Conscientização:** identificar onde se encontram imagens negativas e positivas de idade na sociedade.
C	**Culpa:** entender que problemas de saúde e de memória podem ser resultado, ao menos em parte, de visões negativas da idade que adquirimos da sociedade.
C	**Contestação:** agir contra o etarismo, de forma que ele não seja mais prejudicial.

A maioria dos exercícios a seguir pode ser aprendida e executada rapidamente. Como as visões de idade são multifacetadas e operam em nível inconsciente e consciente, seria útil tentar uma combinação desses exercícios, com pelo menos um de cada estágio. Conforme discutido no capítulo 9, os três estágios são: aumentar a *conscientização*, colocar a *culpa* onde a culpa é devida e *contestar* visões negativas da idade.

Para fortalecer essas visões e se sentir mais confortável com elas, sugiro repetir os exercícios que você selecionar. O que Aristóteles disse 2.400 anos atrás continua sendo verdade: "Nós somos o que fazemos repetidamente". A aplicação consistente dessas estratégias deve levar a um sem-número de benefícios, um efeito bola de neve em que pequenas mudanças trazem muitas melhorias.[1]

Aqui estão os exercícios CCC para você tentar:

Exercícios de conscientização

Exercício de conscientização número um: cinco imagens do envelhecimento

Anote as cinco primeiras palavras ou frases que lhe vêm à cabeça quando pensa em uma pessoa mais velha. Mesmo que já tenha feito este exercício no capítulo 1, tente novamente, para ver se suas visões da idade mudaram desde que começou a ler este livro. Mais uma vez, não há respostas certas ou erradas. Quantas das suas respostas são negativas e quantas são positivas?

Se você se deparar com muitos pontos negativos neste exercício, isso não significa que seus pontos de vista são imutáveis. A maioria de nós assimilou inconscientemente visões negativas de idade do nosso entorno, mas podemos revertê-las. Tomar consciência delas é o primeiro passo.

Exercício de conscientização número dois: portfólio de exemplos positivos

Quem são seus exemplos mais velhos? Liste quatro pessoas mais velhas que você admira. Escolha duas da sua própria vida e outras do mundo em geral, como histórias, livros (incluindo este), programas de TV ou acontecimentos atuais. Dessa forma, você reunirá um conjunto diversificado de exemplos e associará uma série de qualidades admiráveis ao envelhecimento. Para cada exemplo, escolha uma ou mais qualidades que você admira nele e gostaria de fortalecer em si mesmo à medida que envelhece.

Exercício de conscientização número três: identificar visões de idade na mídia

Uma boa maneira de tornar visível o invisível é registrar imagens negativas e positivas do envelhecimento que você encontra ao longo de uma semana, usando um notebook ou smartphone. Ao assistir a programas de TV ou de streaming, observe se existem personagens mais velhos, quais papéis eles desempenham e se retratam o envelhecimento de forma negativa ou positiva. Conforme lê notícias na internet ou no jornal, anote como os idosos são incluídos e observe quando não são incluídos. No final da semana, some o número de imagens negativas e positivas do envelhecimento, bem como o de omissões. Nos meus estudos, descobri que esse tipo de percepção ativa ajuda a desenvolver uma consciência aguçada, não só do preconceito descarado, mas também das formas mais sutis de exclusão e marginalização.[2]

Exercício de conscientização número quatro: conscientização das gerações

Pense nos seus cinco amigos mais próximos. Se você for como eu, essas cinco pessoas provavelmente têm mais ou menos a sua idade. Claro que não há nada de errado em desfrutar da companhia de amigos da sua idade, mas nos manter estritamente no nosso âmbito, em termos de geração, facilita visões negativas da idade. Pense em como aumentar seu contato intergeracional. Dê uma olhada em quantas interações intergeracionais significativas você teve na última semana. Se vir que foram poucas, pense em duas atividades que poderia realizar no próximo mês que envolvam pessoas de diferentes gerações.

EXERCÍCIOS DE TRANSFERÊNCIA DE CULPA

EXERCÍCIO DE TRANSFERÊNCIA DE CULPA NÚMERO UM: ENCONTRE A CAUSA REAL

Monitore-se para saber quando os estereótipos de idade influenciam a maneira como você pensa sobre a causa de eventos ou de situações desagradáveis. Se você ou uma pessoa mais velha que conhece perde as chaves ou esquece uma data ou um nome e pensa no termo "momento idoso", lembre-se de que essa é sua visão negativa da idade falando, e não uma avaliação objetiva do processo de envelhecimento. Será que você ou a outra pessoa não estavam apressados, estressados, tristes ou distraídos com alguma coisa quando a informação foi codificada ou acessada? Esses estados emocionais podem aumentar o esquecimento temporário. Se culpar o envelhecimento por uma dor nas costas ou por não ter ouvido algo, observe as circunstâncias: você pegou alguma coisa muito pesada ou o ruído de fundo estava muito alto? Pense em dois incidentes mentais ou físicos, reais ou hipotéticos, que aconteceram com você ou com algum outro idoso que foram atribuídos ao envelhecimento. Depois, pense em uma causa que não tenha nada a ver com o envelhecimento para explicar o incidente.

EXERCÍCIO DE TRANSFERÊNCIA DE CULPA NÚMERO DOIS: QUEM LUCRA COM ISSO?

Anote quatro estereótipos negativos de idade. Pense em uma empresa ou uma instituição que possa se beneficiar ou lucrar com cada estereótipo.

Por exemplo, se você anotou "perda de memória", poderá escrever ao lado "Lumosity", uma empresa que vende "jogos de treinamento cerebral", em geral se aproveitando da ansiedade associada à visão negativa de que a memória inevitavelmente decai com a idade. A empresa foi processada pela Federal Trade Commission por tirar vantagem dos temores de consumidores mais velhos com declarações falsas.[3]

EXERCÍCIO DE TRANSFERÊNCIA DE CULPA NÚMERO TRÊS: E SE FOSSE CONTRA UMA MULHER?

Se não tiver certeza de que uma referência ou uma ação contra pessoas mais velhas são etaristas, tente aplicá-las a algum outro grupo marginalizado, como as mulheres. Por exemplo, se um empregador disser que precisa demitir funcionários mais velhos, pergunte-se como seria se o mesmo comentário fosse aplicado às mulheres. Se parecer sexista, considere rotulá-lo como etarista quando funcionários mais velhos forem o alvo.

EXERCÍCIOS DE CONTESTAÇÃO

EXERCÍCIO DE CONTESTAÇÃO NÚMERO UM: DESMANTELANDO VISÕES NEGATIVAS DA IDADE

Você pode contestar visões negativas de idade apresentando informações precisas. Este livro cobre grande parte da ciência que refuta estereótipos negativos comuns de idade. (Está tudo resumido no apêndice 2.) Anote três mitos sobre o envelhecimento. Pratique o que pode dizer a alguém que achar que eles são verdadeiros. Por exemplo: "Os velhos não se importam com o planeta". Acontece que aqueles com mais de 65 anos reciclam mais que qualquer outra faixa etária (e a taxa de reciclagem aumenta à medida que as pessoas envelhecem).[4]

Se você for como eu, talvez nem sempre tenha uma resposta rápida quando alguém disser algo etarista. Portanto, é bom ter algumas frases prontas, ou pensar um pouco e depois voltar para contestar um comentário ou uma ação anterior.

Exercício de contestação número dois: encontre formas de se envolver na política

Você pode concorrer a um cargo político. Ou identificar quais candidatos defenderam políticas públicas que contribuem para o bem-estar dos eleitores mais velhos e apoiar sua campanha para cargos públicos. Também pode informar seus representantes eleitos quando concorda ou discorda de suas posições a respeito de legislações relevantes para eleitores mais velhos.

Exercício de contestação número três: confrontar o etarismo da mídia

Quando ler um artigo que reflita estereótipos negativos de idade, escreva para o editor ou faça uma postagem tratando disso nas redes sociais. Um exemplo recente é o anúncio que a E-Trade (uma plataforma de negociação de ações on-line) divulgou no Super Bowl de 2018, o evento esportivo mais assistido nos EUA. A propaganda ridicularizava os trabalhadores mais velhos: vemos um carteiro mais velho deixando cair uma pilha de pacotes; um bombeiro mais velho sendo levantado do chão ao apontar a mangueira para a calçada, e não para o fogo, e um dentista e um árbitro esportivo idosos não menos desajeitados e incompetentes. Não bastasse a ênfase na idade avançada dos trabalhadores, a letra da música de fundo dizia o seguinte: *"I'm 85 and I want to go home"*.*

A agência de publicidade parece ter criado esse anúncio para fazer potenciais clientes mais jovens investirem em planos de aposentadoria privada, dando comissões à E-Trade pela compra de ações.[5] Embora essas imagens

---

* "Tenho 85 anos e quero ir para casa." (N. T.)

negativas tenham feito a E-Trade lucrar bastante no ano seguinte,[6] o anúncio também gerou raiva e reações. Aí vemos, a propósito, a causa rio acima em poucas palavras: o etarismo motivado não por fatos, mas pela boa e velha fome de lucro.

A primeira vez que ouvi falar desse anúncio foi de uma das minhas filhas, que o viu no seu *feed* do Facebook. Ela me mostrou várias postagens de amigos e estranhos expressando repulsa pela forma como o anúncio retratava pessoas mais velhas.

Fique de olho no próximo exemplo de etarismo e encontre uma forma de registrar sua indignação, enviando uma mensagem de protesto para a empresa cujo produto é anunciado ou organizando uma petição para avisar a empresa de que, se ela continuar, você e seus amigos farão negócios com empresas antietaristas.

Apêndice 2

Munição para desmascarar estereótipos negativos de idade

A seguir apresentamos exemplos de estereótipos de idade falsos e prejudiciais que são disseminados por uma ampla gama de fontes sociais. Esses estereótipos são acompanhados de uma seleção de evidências com as quais você pode refutá-los (com referências nas notas de fim).

1. Estereótipo de idade falso: o ditado "Cachorro velho não aprende truques novos" diz respeito à incapacidade das pessoas mais velhas de aprender.
   Fato: há muitas mudanças cognitivas positivas na velhice, e existem muitas técnicas para continuar aprendendo ao longo da vida. Os idosos podem se beneficiar das mesmas estratégias usadas pelos jovens para melhorar a memória. Na verdade, nosso cérebro cria neurônios novos em resposta a desafios que se impõem ao longo da vida.[1,2,3,4]

2. Estereótipo de idade falso: todas as pessoas idosas sofrem de demência.

Fato: a demência não é um aspecto intrínseco ao envelhecimento. A maioria dos idosos não sofre de demência. Apenas cerca de 3,6% dos adultos norte-americanos com idade entre 65 e 75 anos têm demência. Além disso, há evidências de que as taxas de demência vêm diminuindo ao longo do tempo.[5,6,7]

3. Estereótipo de idade falso: a saúde dos idosos é inteiramente determinada pela biologia.
Fato: nossa equipe constatou que a cultura, na forma de visões da idade, pode ter uma influência poderosa na saúde dos idosos. Por exemplo, visões positivas da idade podem beneficiar sua saúde de várias maneiras, como reduzir o estresse cardiovascular e melhorar a memória. Em comparação, visões negativas da idade podem ter um impacto negativo nesses aspectos da saúde.[8,9,10,11] Também descobrimos que visões positivas da idade amplificam o impacto benéfico do apoE e2, um gene que muitas vezes favorece a cognição na velhice.[12]

4. Estereótipo de idade falso: os idosos são frágeis, por isso devem evitar exercícios.
Fato: a maioria dos idosos pode se exercitar sem que isso acarrete lesões. A oms recomenda que idosos se exercitem regularmente, pois isso pode beneficiar a saúde cardiovascular e mental, bem como desenvolver ossos e músculos mais fortes.[13]

5. Estereótipo de idade falso: a maioria dos idosos sofre de doenças mentais que não podem ser tratadas.
Fato: a maioria dos idosos não sofre de doenças mentais. Estudos mostram que, na velhice, muitas vezes a felicidade aumenta, enquanto a depressão, a ansiedade e o abuso de substâncias diminuem.[14] Ademais, os idosos em geral se beneficiam de tratamentos de saúde mental, inclusive de psicoterapia.[15,16]

6. ESTEREÓTIPO DE IDADE FALSO: trabalhadores mais velhos não são eficazes.
FATO: trabalhadores mais velhos tiram menos dias de folga por doença, são experientes, têm uma forte ética no trabalho e são inovadores.[17,18,19] Equipes que incluem idosos têm se mostrado mais eficazes do que equipes que não os incluem.[20]

7. ESTEREÓTIPO DE IDADE FALSO: idosos são egoístas e não contribuem para a sociedade.
FATO: os idosos geralmente trabalham ou são voluntários em posições que lhes permitem fazer contribuições significativas para a sociedade. São a faixa etária que mais recicla e faz doações filantrópicas. Na velhice, as motivações altruístas tornam-se mais fortes, enquanto os valores narcisistas enfraquecem. Pessoas mais velhas costumam pensar no legado que vão deixar, o que envolve o desejo de criar um mundo melhor para as gerações futuras. Ademais, na maioria das famílias, há um fluxo descendente de renda, com mais dinheiro indo de adultos mais velhos para os filhos crescidos do que de filhos crescidos para os adultos mais velhos.[21,22,23,24,25,26]

8. ESTEREÓTIPO DE IDADE FALSO: a cognição declina na velhice.
FATO: vários tipos de cognição melhoram na velhice, entre eles: a metacognição, ou pensar sobre o pensamento; a capacidade de considerar múltiplas perspectivas; a capacidade de resolver conflitos interpessoais e intergrupais; e a memória semântica. Outros tipos de cognição tendem a permanecer iguais, como a memória processual, que inclui comportamentos rotineiros como andar de bicicleta.[27,28,29,30] Além disso, constatei que o fortalecimento de visões positivas da idade pode melhorar os tipos de memória que se pensa declinar na velhice.[31, 32, 33, 34, 35]

9. ESTEREÓTIPO DE IDADE FALSO: pessoas mais velhas dirigem mal.
FATO: o número absoluto de acidentes envolvendo motoristas mais velhos é baixo. Eles usam mais o cinto de segurança e obedecem aos

limites de velocidade. Além disso, não costumam enviar mensagens enquanto dirigem, nem dirigir alcoolizados ou à noite.[36,37,38]

10. ESTEREÓTIPO DE IDADE FALSO: idosos não fazem sexo.
FATO: a maioria dos idosos desfruta de uma vida sexual satisfatória. Uma pesquisa descobriu que 72% dos idosos têm um parceiro romântico e, desses, a maioria é sexualmente ativa.[39,40]

11. ESTEREÓTIPO DE IDADE FALSO: pessoas mais velhas carecem de criatividade.
FATO: a criatividade em geral continua a mesma e até aumenta na velhice. Vários artistas, entre eles Henri Matisse, são conhecidos por terem produzido seus trabalhos mais inovadores em idade mais avançada. Há mais startups bem-sucedidas administradas por pessoas com mais de cinquenta anos do que por pessoas com menos de trinta. Pessoas mais velhas costumam ser líderes em inovações e as usar para revitalizar as comunidades.[41,42,43,44]

12. ESTEREÓTIPO DE IDADE FALSO: pessoas mais velhas têm dificuldade com a tecnologia.
FATO: os idosos têm capacidade de se adaptar a, aprender e inventar novas tecnologias. Três quartos das pessoas com cinquenta anos ou mais usam regularmente as redes sociais; 67% das que têm 65 anos ou mais usam a internet, e 81% das que têm entre 60 e 69 anos usam smartphones.[45,46] Alguns idosos contribuíram com avanços tecnológicos, como a professora do MIT Mildred Dresselhaus, que inovou o campo da nanotecnologia na casa dos setenta anos.[47]

13. ESTEREÓTIPO DE IDADE FALSO: pessoas mais velhas não se beneficiam de hábitos saudáveis.
FATO: nunca é tarde para se beneficiar de hábitos saudáveis. Por exemplo, idosos que param de fumar apresentam melhora na saúde pulmonar em poucos meses.[48] Da mesma forma, idosos que deixam de ser obesos apresentam melhora na saúde cardiovascular.[49]

14. ESTEREÓTIPO DE IDADE FALSO: pessoas mais velhas não se recuperam de lesões.

FATO: a maioria das pessoas idosas que se lesiona consegue se recuperar, e idosos com visões positivas da idade são significativamente mais propensos a se recuperar totalmente.[50]

Apêndice 3

Convocação para acabar com o etarismo estrutural

O milagre da longevidade proporciona oportunidades incríveis para os indivíduos e para a sociedade em que vivemos. Contudo, hoje, grande parte desse potencial permanece irrealizado por não termos abordado adequadamente as dificuldades que impedem a população mais velha de viver seus anos tardios de forma produtiva e significativa.
— Paul Irving, presidente do Centro do Instituto Milken para o Futuro do Envelhecimento.[1]

A melhor maneira de eliminar os estereótipos negativos de idade é acabar com o etarismo estrutural. Como esse etarismo está profundamente arraigado na estrutura de poder da sociedade, efetuar uma mudança social requer ações multifacetadas em duas direções: de cima para baixo, que envolveria leis e políticas; e de baixo para cima, que envolveria um movimento de libertação da idade exigindo essas mudanças. O que se segue é uma lista parcial do que é necessário para instituir a justiça etária. Recomendo que você considere se existe um setor ou um item em que possa atuar.

Acabar com o etarismo na medicina

- Fim da discriminação etária para uma gama de tratamentos de saúde, inclusive para doenças cardiovasculares e câncer. Em 85% de 149 estudos, provedores de cuidados de saúde excluíam pacientes mais velhos de tratamentos e procedimentos, ou eram menos inclinados a oferecê-los, mesmo quando podiam ser tão benéficos quanto para pacientes mais jovens.[2]

- Aperfeiçoar os cuidados preventivos e os serviços de reabilitação para pessoas mais velhas[3] com planos de saúde melhores e reembolsos maiores.

- Melhorar a forma como os profissionais de saúde se comunicam com pacientes mais velhos. Isso inclui evitar linguagem paternalista e eliminar a prática de excluir pacientes idosos de decisões de saúde importantes. Para melhorar a prática atual, a geriatra Mary Tinetti desenvolveu um guia de conversação eficaz para ajudar os profissionais de saúde a levar em consideração as prioridades de pacientes mais velhos.[4]

- Criar departamentos de emergência geriátrica em todos os hospitais. Nos EUA, os hospitais costumam ter departamentos de emergência pediátrica, mas somente 2% têm departamentos de emergência geriátrica; estes resultaram em melhores cuidados de saúde para pessoas idosas e redução de custos.[5]

- Acabar com a disparidade salarial e de reembolso entre profissionais de saúde, segundo a qual os especialistas em idosos recebem menos que médicos de outras especialidades.[6]

- Ampliar o número de departamentos de geriatria nas faculdades de medicina. Das 145 faculdades de medicina nos EUA, apenas cinco contam com departamentos de geriatria; há cerca de um geriatra para cada 3 mil norte-americanos mais velhos.[7]

- Prover treinamento geriátrico a todos os profissionais de saúde, a fim de que estejam preparados para cuidar de pacientes idosos. O treinamento pode incluir diversos pacientes idosos com vários níveis de saúde. Nos EUA, embora todas as faculdades de medicina exijam treinamento pediátrico, menos de 10% exigem formação geriátrica.[8] Da mesma forma, menos de 1% dos enfermeiros e de 2% dos fisioterapeutas são formalmente treinados para trabalhar com idosos.[9]

- Incluir conteúdo antietarista na formação de profissionais de saúde para que eles possam superar o mito amplamente estabelecido de que, por exemplo, hipertensão e dores lombares são inevitáveis na velhice.[10]

- Incluir triagens etárias nos cuidados primários para todos os pacientes e formular estratégias para contestar visões negativas de idade.

- Superar a discriminação por idade provendo triagem e encaminhamentos adequados para problemas de saúde mental, ISTs e abuso de idosos, implementando protocolos para pacientes idosos e treinando profissionais de saúde para cumprir esses protocolos.[11]

ACABAR COM O ETARISMO NOS CUIDADOS DE SAÚDE MENTAL

- Atualizar a formação em saúde mental para incluir adequadamente questões relacionadas a idosos, como a constatação de que a depressão não é parte natural do envelhecimento e que os idosos em geral podem se beneficiar da psicoterapia.

- Acabar com a prática pela qual o Medicare reembolsa terapeutas que tratam pacientes idosos com taxas substancialmente mais baixas que a média do mercado.[12]

- Acrescentar informações sobre saúde mental de idosos no *Manual de diagnóstico psicodinâmico* e no *Manual diagnóstico e estatístico de transtornos mentais*, que são usados como guias pelos profissionais de saúde mental.

- Instituir grupos de psicoterapia intergeracional para que pessoas de diferentes idades possam aprender umas com as outras.

- Reduzir a lacuna entre a necessidade e os cuidados de saúde mental que aumentam com a idade avançada em muitos países. Isso pode ser feito ampliando as opções de tratamento, por exemplo, expandindo o Banco da Amizade para além dos países onde opera atualmente.[13]

ACABAR COM O ETARISMO NO SISTEMA GOVERNAMENTAL

- Estabelecer e fazer cumprir uma legislação que proporcione aos idosos segurança econômica e alimentar. Nos EUA, 9% dos idosos vivem na pobreza, 16% não têm alimentação adequada e 306 mil estão desabrigados.[14]

- Criar um cargo focado em antietarismo e uma agência antietarista em nível federal para implementar e coordenar políticas antietaristas em todos os departamentos do governo.

- Incentivar os idosos a concorrerem a cargos políticos de todos os níveis, a fim de defenderem políticas antietaristas e se envolverem em campanhas eletivas dos que apoiam seus interesses.

- Incluir a proteção dos direitos dos idosos em todas as leis relativas aos direitos civis. Muitas dessas leis, inclusive a Lei dos Direitos Civis dos EUA, não mencionam idade.[15]

- Melhorar as condições em casas de repouso e asilos por meio de leis que exijam níveis adequados de pessoal, treinamento e remuneração.

- Proibir que casas de repouso e asilos usem medicamentos de forma inadequada para sedar idosos. Segundo diversos relatórios recentes, vários asilos norte-americanos usam sedativos para controlar sintomas de demência, embora a FDA não tenha aprovado muitos deles para esse uso, pois podem causar fadiga, quedas e comprometimento cognitivo.[16]

- Financiar a aplicação de leis e programas voltados para evitar e eliminar o abuso contra idosos, que o epidemiologista social E-Shien Chang constatou ser determinado por fatores modificáveis.[17,18]

- Tornar a votação acessível a todos os idosos, fornecendo transporte até os postos de votação e facilitando o acesso às cédulas.

- Exigir que todos os países ratifiquem a Convenção das Nações Unidas para o Fortalecimento dos Direitos Humanos dos Idosos. Vários países, inclusive os EUA, não o fizeram.[19]

- Assegurar que os idosos sejam adequadamente incluídos nos júris e nas bancadas judiciais. A falta de inclusão de idosos nessas funções tornou-se um problema crescente.[20]

ACABAR COM O ETARISMO NA EDUCAÇÃO

- Preconizar que conselhos escolares desenvolvam metas para currículos da pré-escola até o 3º ano do ensino médio que incluam representações positivas de pessoas mais velhas em disciplinas como história e sociologia. Muitos currículos incluem hoje outras metas de diversidade, mas não a diversidade etária.

- Incentivar professores a mostrar exemplos positivos de idosos por meio de filmes, músicas, eventos e livros nas aulas. Veja a lista de livros infantis desenvolvida pela ativista educacional Sandra McGuire.[21]

- Expandir cursos universitários e de pós-graduação em psicologia do desenvolvimento para incluir tópicos a respeito do envelhecimento — a maioria deles não abrange além da idade adulta.

- Incluir a conscientização sobre o etarismo na formação de professores, o que mostraria como as mensagens etaristas são transmitidas nas escolas e como podem ser questionadas.

- Programas de apoio que tragam idosos da comunidade às escolas para falar sobre suas realizações e para atuarem como orientadores. Linda Fried, reitora da Faculdade de Saúde Pública da Universidade Columbia começou um programa parecido, que deveria ser expandido para todas as escolas.[22]

- Organizar o "Dia dos Avós", em que alunos homenageiem parentes mais velhos ou pessoas mais velhas da comunidade.

- Aumentar as oportunidades educacionais para os idosos, desde programas de alfabetização para os que não tiveram oportunidade de aprender a ler no início da vida até a disponibilização de cursos em universidades e faculdades. A iniciativa da Age Friendly University, que promove o aprendizado intergeracional, pode ser expandida para os 98% das universidades do mundo que não adotam seus princípios de inclusão etária.[23]

Acabar com o etarismo no local de trabalho

- Acabar com o etarismo na contratação de trabalhadores mais velhos, aplicando adequadamente as leis antidiscriminação etária.

- Acabar com a demissão de trabalhadores por idade, inclusive a aposentadoria compulsória. Por exemplo, funcionários da ONU, incluindo os que trabalham com questões de envelhecimento, são obrigados a se aposentar aos 65 anos.[24]

- Incorporar a idade avançada em programas e políticas de educação em diversidade, equidade e inclusão. Isso poderia aumentar a conscientização sobre o etarismo, atualmente relatado por 60% dos trabalhadores, dissipar mitos a respeito de trabalhadores mais velhos e destacar as contribuições deles. Uma pesquisa com empregadores em 77 países constatou que apenas 8% incluem a idade nas políticas de diversidade, equidade e inclusão.[25]

- Criar programas de denúncia em que os trabalhadores mais velhos que deixam o emprego ou se aposentam possam compartilhar com o público suas experiências com o etarismo, sem risco de punição por parte dos empregadores.

- Implementar equipes de trabalho intergeracionais quando possível. Descobriu-se que essas equipes rompem estereótipos de idade e aumentam a produtividade.[26]

- Estabelecer um sistema que avalie empresas de acordo com a forma como tratam idosos e que atribua certificados àquelas menos etaristas.

Acabar com o etarismo nas agências de publicidade e nas indústrias de produtos antienvelhecimento

- Monitorar os estereótipos negativos de idade que as empresas apresentam nas propagandas; isso poderia incluir o uso de um banco de dados ao qual indivíduos forneceriam exemplos de anúncios etaristas.

- Organizar um boicote às empresas que depreciam idosos em seus anúncios, inclusive os muitos criados pela indústria antienvelhecimento, até que concordem em acabar com mensagens ofensivas.

- Aumentar a inclusão e a diversidade de idosos em anúncios e apresentá-los em papéis que mostrem vitalidade. Para contestar a visão negativa e estereotipada de pessoas idosas, o Centro para o Bom Envelhecimento do Reino Unido lançou recentemente o primeiro arquivo on-line gratuito de imagens positivas e realistas de idosos.[27]

- Nomear idosos como diretores de criação em agências de publicidade. A idade média dos funcionários de agências de publicidade é 38 anos, embora a maioria dos consumidores tenha mais de cinquenta anos.[28]

- Estabelecer prêmios para anúncios que empoderem pessoas mais velhas.

Acabar com o etarismo na cultura popular

- Expandir o significado de "diversidade" em filmes para incluir atores, roteiristas e diretores mais velhos. As novas regras de inclusão e diversidade da Academia de Artes e Ciências Cinematográficas, que apresenta o Oscar, exclui os idosos.[29]

- Monitorar e denunciar o etarismo desenfreado em filmes e na televisão, que inclui tanto linguagem e atividades etaristas quanto personagens mais velhos sem nuances.[30] Informar aos produtores e espectadores que isso não é aceitável.

- Recrutar e apoiar celebridades que se manifestem contra o etarismo em Hollywood e na cultura em geral. Várias celebridades, como Amy Schumer, Madonna e Robert de Niro já se manifestaram.[31] São necessárias mais vozes.

- Criar um feriado nacional celebrando os idosos com eventos locais. O Japão tem um feriado nacional para os idosos que pode servir de modelo.

- Organizar *gamers* para boicotar jogos atuais que tenham conteúdo etarista[32] e incentivar a indústria de videogames a produzir jogos com retratos positivos do envelhecimento.

- Fomentar a criação e a venda de cartões de aniversário com visões positivas da idade. Eles poderiam substituir os atuais, que depreciam o envelhecimento. Artistas e ativistas locais já começaram a atacar essa concepção comercial do envelhecimento no Colorado e no Reino Unido.[33]

- Criar campanhas que destaquem pessoas admiráveis com mais de cinquenta anos. Elas poderiam se inspirar nas listas que reconhecem líderes com menos de trinta anos que são destaques em suas áreas, divulgadas por vários setores.

Acabar com o etarismo na mídia

- Pressionar o governo a proibir a discriminação na era digital que impede idosos de verem anúncios de moradia e empregos. No sistema atual, as redes sociais deveriam se autopoliciar, mas isso não tem sido bem-sucedido.[34]

- Exigir que as redes sociais proíbam o etarismo que disseminam. Os padrões da comunidade do Facebook deveriam proibir o etarismo da mesma forma que proíbem o discurso de ódio contra outros grupos, e o Twitter deveria aplicar seus padrões comunitários que proíbem o etarismo.[35,36] A prova de que eles ainda não estão sendo aplicados vem de uma análise do próprio Twitter, que descobriu que 15% dos tuítes com a hashtag *#BoomerRemover* continham declarações depreciativas, que incluíam desejar a morte à geração mais velha.[37]

- Incentivar as faculdades de jornalismo a enfatizar a importância de denunciar o etarismo estrutural, bem como de escrever notícias que empoderem os idosos.[38] Um modelo que pode ser usado para isso é a Age Boom Academy, administrada pela Faculdade de Jornalismo da Universidade Columbia e pelo Centro de Envelhecimento Robert N. Butler.

- Substituir o uso de linguagem e conceitos etaristas nas notícias, como o termo "tsunami de prata", para definir o envelhecimento da geração Baby Boom, por alternativas como "reservatório de prata", refletindo a ideia de essa geração pode ser uma "fonte de bem para a nossa sociedade, e não um perigo iminente que ameaça acabar com todos".[39]

- Solicitar aos veículos de comunicação que disponibilizem tempo e espaço na TV, no rádio e nos jornais para temas de interesse dos espectadores e leitores mais velhos. A coluna "The New Old Age", da repórter do *The New York Times* Paula Span, é um exemplo.

- Criar prêmios para reportagens antietaristas e pró-envelhecimento.

Acabar com o etarismo geográfico

- Eliminar o fosso digital etário que faz com que os idosos sejam menos propensos que os mais jovens a ter acesso à internet em casa. Essa falta de acesso à internet, que agora afeta 42% dos norte-americanos com 65 anos ou mais, é particularmente grave entre idosos de baixa renda, mulheres, idosos que moram sozinhos, imigrantes, pessoas com deficiência e membros de grupos étnicos minoritários.[40] Como a conexão on-line pode facilitar o acesso a cuidados de saúde, a oportunidades de trabalho e o envolvimento na comunidade, é imperativo que os governos forneçam internet acessível com suporte técnico adequado para todos os idosos.

- Acabar com as regras de zoneamento e planejamento regional que segregam e isolam moradias para idosos.

- Reduzir o isolamento social das pessoas mais velhas insistindo em que o governo forneça transporte público acessível e inclusivo para idosos, tanto nas áreas urbanas como nas rurais.[41]

- Exigir a construção de conjuntos habitacionais com recursos federais que incluam idosos em um número que ao menos reflita sua proporção na população geral.

- Facilitar o contato intergeracional por meio de espaços públicos e privados inclusivos, como bibliotecas, museus e parques.

- Proteger idosos de desastres naturais que possam deixá-los presos em locais perigosos,[42] incluindo-os de forma equitativa nos planos de emergência.

Acabar com o etarismo na ciência

- Acabar com a exclusão de idosos de ensaios clínicos, o que acontece mesmo quando são particularmente propensos a ter a doença estudada, como Parkinson.[43] A inclusão deve ser exigida a uma taxa que seja pelo menos proporcional à população total, para garantir que medicamentos e tratamentos sejam seguros e eficazes para indivíduos mais velhos.

- Criar pesquisas que incluam participantes mais velhos e informem se e, em caso afirmativo, quanto os idosos são resilientes, como reagem a doenças e tratamentos e como se recuperam. A maioria das pesquisas não coleta dados de pessoas com mais de 65 anos;[44] exceções são o Estudo sobre Saúde na Aposentadoria, o Estudo Longitudinal sobre Envelhecimento de Baltimore e o Biobanco do Reino Unido.

- Acabar com o uso do termo "dependente", frequentemente utilizado em relatórios científicos e políticos. Segundo ele, todas as pessoas com 65 anos ou mais são dependentes de adultos mais jovens e membros não produtivos da sociedade.

- Aumentar o financiamento para pesquisas sobre envelhecimento que incluam determinantes biológicos, psicológicos e sociais, bem como estudos sobre as melhores políticas e programas para aproveitar o aumento da longevidade. Menos de 0,01% do orçamento federal dos EUA é dedicado a pesquisas sobre envelhecimento, e menos de 1% do financiamento de fundações dos EUA é dedicado a essa área.[45]

- Mudar a definição comum do envelhecimento como "senescência", um processo de decadência progressiva, para uma definição mais multidisciplinar e positiva, como um estágio de desenvolvimento posterior que pode incluir crescimento psicológico, biológico e social baseado em décadas de experiência acumulada.

Agradecimentos

Gostaria de agradecer às seguintes pessoas que contribuíram para este livro com suas histórias, seus conhecimentos e suas inspirações. Muitos dedicaram generosamente horas de seu tempo para conversar. São elas:

Carl Bernstein, John Blanton, Bethany Brown, Madonna Buder, Robert Butler, Jennifer Carlo, Neil Charness, Dixon Chibanda, Kinneret Chiel, Jessica Coulson, Wilhelmina Delco, Thomas Dwyer, Carol Fairbank, Rachella Ferst, Judy Gaeth, Susan Gianinno, Stacey Gordon, Harold Gray, Angela Gutchess, Patrick Hamilton, Nancy Hill, Paul Irving, Maurine Kornfeld, Nina Kraus, Suzanne Kunkel, Jack Kupferman, Liz Lerman, Vladimir Liberman, Kathryn Lovinsky, Richard Marottoli, Deborah Miranda, Piano Noda, Helga Noice, Tony Noice, Daniel Plotkin, David Provolo, Nancy Riege, Elisha Schaefer, Bridget Sleap, David Smith, Wilhelmina Smith, Quinn Stephenson, Jemma Stovell, Kane Tanaka, Irene Trenholme, Christopher van Dyck, Yumi Yamamoto, Robert Young, os participantes do Tratamento Antiamiloide do Alzheimer Assintomático e os participantes do Salão das Rugas.

É preciso muita gente para fazer uma pesquisa. Eu não poderia ter realizado as pesquisas descritas nestas páginas sem a experiência dos que me ajudaram. Tive a sorte de ter trabalhado com os seguintes colegas brilhantes: Heather Allore, Kimberly Alvarez, Ori Ashman, Mahzarin Banaji, Avni Bavishi, Eugene Caracciolo, E-Shien Chang, Pil Chung, Mayur Desai, Lu Ding, Margie Donlon, Theodore Dreier, Itiel Dror, Thomas Gill, Jeffrey Hausdorff, Rebecca Hencke, Sneha Kannoth, Stanislav Kasl, Julie Kosteas, Suzanne Kunkel, Rachel Lampert, Ellen Langer, Deepak Lakra, John Lee, Erica Leifheit-Limson, Sue Levkoff, Samantha Levy, Sarah Lowe, Richard Marottoli, Jeanine May, Scott Moffat, Joan Monin, Terry Murphy, Lindsey Myers, Kristina Navrazhina, Reuben Ng, Linda Niccolai, Robert Pietrzak, Corey Pilver, Natalia Provolo, Kathryn Remmes, Susan Resnick, Mark Schlesinger, Emma Smith, Mark Trentalange, Juan Troncoso, Sumiko Tsuhako, Peter van Ness, Shi-Yi Wang, Jeanne Wei e Alan Zonderman. Sou especialmente grata à excelência bioestatística de Marty Slade e à excelência epidemiológica do diretor científico do Instituto Nacional do Envelhecimento, Luigi Ferrucci.

Também gostaria de agradecer aos indivíduos que participaram dos nossos estudos e aos pesquisadores que conduziram os estudos longitudinais nos quais pude me basear: o Estudo Longitudinal sobre Envelhecimento de Baltimore, o Estudo Longitudinal de Ohio sobre Envelhecimento e Aposentadoria, o Estudo sobre Saúde na Aposentadoria, o Projeto de Eventos Precipitantes e o Estudo Nacional sobre Saúde e Resiliência em Veteranos.

Grande parte das pesquisas descritas não teria sido possível sem o generoso apoio financeiro do Instituto Nacional do Envelhecimento, da Fundação de Pesquisas Médicas Patrick e Catherine Weldon Donaghue, da Fundação Nacional da Ciência, do Programa para o Envelhecimento da Universidade Yale e da Fundação Brookdale.

Há muitas pessoas a quem eu gostaria de agradecer por ajudarem a criar este livro. Em primeiro lugar, sou grata a Elissa Epel, que sugeriu que eu estava pronta para divulgar as descobertas da minha equipe para além das páginas dos periódicos especializados.

Agradeço aos colegas, amigos e familiares que leram atentamente os rascunhos dos capítulos e ofereceram um retorno inestimável. São eles: Jose Aravena, Andrew Bedford, E-Shien Chang, Benjamin Levy, Charles Levy, Elinor Levy, Samantha Levy, Lisa Link, Eileen Mydosh e Renee Tynan. Sou grata a

Natalia Provolo por sua leitura meticulosa e sua verificação apurada de fatos e referências. Agradeço também a ajuda de Mao Shiotsu, que coordenou as atividades no Japão.

Sou grata à equipe da minha agência literária, liderada por Doug Abrams, que foi útil em todas as etapas de escrita do livro. A equipe inclui Lara Love, Ty Love e Jacob Albert, que me ajudaram na composição do livro e a dar o salto para escrever para um público mais amplo. Agradeço também ao excelente conselho editorial de Rachel Neumann.

E muito obrigada ao meu editor, Mauro DiPreta, por seu apoio consistente, seu entusiasmo e sua perspicácia nas muitas etapas da transformação da minha proposta em livro. Também gostaria de agradecer à sua equipe altamente competente: a editora de texto Laurie McGee, a editora-associada Vedika Khanna, a diretora de marketing Tavia Kowalchuk e a gerente de publicidade Alison Coolidge.

Sou grata ao Departamento de Ciências Sociais e Comportamentais da Faculdade de Saúde Pública e ao Departamento de Psicologia da Universidade Yale por me proporcionar um ambiente colaborativo que atrai colegas e alunos maravilhosos. Agradeço também o apoio do reitor Sten Vermund, que incentiva caminhos criativos para divulgar a ciência e me concedeu um período sabático que pude dedicar à escrita.

Sou muito grata à minha família por seu apoio e incentivo para sair da minha zona de conforto e trabalhar neste livro. Obrigado às minhas filhas, Talya e Shira, que me mantiveram por dentro das tendências da cultura popular e me inspiraram ao mostrar que há muitas maneiras de lutar por uma sociedade justa. Também agradeço a Talya por compartilhar um texto importante sobre Sigmund Freud e a Shira por me ensinar como as ilusões de ótica revelam o funcionamento do nosso cérebro.

Dizem que ninguém pode escolher os próprios pais. Mas, se pudesse, ainda assim teria escolhido meus pais. Minha mãe, Elinor, me inspirou a ver que uma mulher pode chefiar um laboratório científico e equilibrar esse trabalho com a criação de uma família e a manutenção de um centro espiritual. Foi ela quem me ensinou sobre os fatores biológicos que afetam a saúde. Também agradeço ao meu pai, Charles, que me assessorou em quase todas as etapas do processo de escrita. Meu pai, o melhor sociólogo que conheço, me ensinou o valor de observar a dinâmica social e pensar nas causas que às vezes estão ocultas.

Também sou grata ao meu marido, Andy, que foi o parceiro ideal enquanto escrevia este livro. Ele sempre se mostrou uma fonte de tranquilidade, ofereceu seus conhecimentos sobre o mundo da medicina e me encorajou a aceitar o desafio de divulgar minhas descobertas científicas com um público maior. Ele também sabe o momento certo de executar uma dança engraçada.

Por fim, gostaria de agradecer a você por dedicar seu tempo a ler este livro e pensar nos passos necessários para promover a libertação da idade.

NOTAS

INTRODUÇÃO: Ideias saltando entre os EUA e o Japão

1   TSUGANE, Shoichiro. "Why Has Japan Become the World's Most Long-Lived Country: Insights from a Food and Nutrition Perspective". *European Journal of Clinical Nutrition*, vol. 75, pp. 921-928, 2020. Disponível em: https://doi.org/10.1038/s41430-020-0677-5.

2   LOCK, Margaret. *Encounters with Aging: Mythologies of Menopause in Japan and North America*. Berkeley: University of California Press, 1995.

3   BRIBIESCAS, Richard. *How Men Age: What Evolution Reveals about Male Health and Mortality*. Princeton: Princeton University Press, 2016. Id. "Aging Men". Apresentação no Morse College, Universidade Yale, Estados Unidos, 2019.

4   LEVY, Becca. "Improving Memory in Old Age through Implicit Self-Stereotyping". *Journal of Personality and Social Psychology*, vol. 71, pp. 1092-1107, 1996. Levy, Becca et al. "Subliminal Strengthening: Improving Older Individuals Physical Function Over Time with an Implicit-Age-Stereotype Intervention". *Psychological Science*, vol. 25, pp. 2127-2135, 2014. Levy, Becca et al. "Longevity Increased by Positive Self-Perceptions of Aging". *Journal of Personality and Social Psychology*, vol. 83, pp. 261-270, 2002. Levy, Becca et al. "Association between Positive Age Stereotypes and Recovery from Disability in Older Persons". *JAMA*, vol. 308, pp. 1972-1973, 2012. Levy, Becca. "Stereotype Embodiment: A Psychosocial Approach to Aging". *Current Directions in Psychological Science*, vol. 18, pp. 332-336, 2009.

5   RITCHIE, Hannah. "The World Population Is Changing: For the First Time There Are More People Over 64 than Children Younger than 5". *Our World in Data*, 23 maio 2019. Disponível em: https://ourworldindata.org/population-aged-65-outnumber-children.

6   LEVY, Becca et al. "Longevity Increased by Positive Self-Perceptions of Aging". *Journal of Personality and Social Psychology*, vol. 83, pp. 261-270, 2002.

1. As imagens na nossa cabeça

1 Levy, Becca et al. "Ageism Amplifies Cost and Prevalence of Health Conditions". *The Gerontologist*, vol. 60, pp. 174-181, 2020.

2 Bargh, John. *Before You Know It: The Unconscious Reasons We Do What We Do*. Nova York: Touchstone, 2017 [Ed. bras. *O cérebro intuitivo: os processos inconscientes que nos levam a fazer o que fazemos*. Tradução de Paulo Geiger. São Paulo: Objetiva, 2020]. Soon, Chun et al. "Unconscious Determinants of Free Decisions in the Human Brain". *Nature Neuroscience*, vol. 11, pp. 543-545, 2008.

3 Banaji, Mahzarin & Greenwald, Anthony. *Blindspot: Hidden Biases of Good People*. Nova York: Delacorte Press, 2013, p. 67.

4 Moss-Racusin, Corinne et al. "Science Faculty's Subtle Gender Biases Favor Male Students". *Proceedings of the National Academy of Sciences*, vol. 109, pp. 16.474-16.479, 2012.

5 Kang, Sonia et al. "Whitened Résumés: Race and Self-Presentation in the Labor Market". *Administrative Science Quarterly*, vol. 61, pp. 469-502, 2016.

6 Bendick, Marc; Brown, Lauren & Wall, Kennington. "No Foot in the Door: An Experimental Study of Employment Discrimination Against Older Workers". *Journal of Aging and Social Policy*, vol. 10, pp. 5-23, 1999. Fasbender, Ulrike & Wang, Mo. "Negative Attitudes Toward Older Workers and Hiring Decisions: Testing the Moderating Role of Decision Makers' Core Self-Evaluations". *Frontiers in Psychology*, vol. 7, 2017. Disponível em: https://doi.org/10.3389/fpsyg.2016.02057. Kaufmann, Michèle; Krings, Franciska & Sczesny, Sabine. "Looking too Old? How an Older Age Appearance Reduces Chances of Being Hired". *British Journal of Management*, vol. 27, pp. 727-739, 2016.

7 Rivers, Caryl & Barnett, Rosalind. "Older Workers Can Be More Reliable and Productive than their Younger Counterparts". *Vox*, 18 out. 2016. Disponível em: https://www.vox.com/2016/10/18/12427494/old-aging-high-tech. Borsch-Supan, Axel. "Myths, Scientific Evidence and Economic Policy in an Aging World". *The Journal of the Economics of Ageing*, vol. 1-2, pp. 3-15, 2013. Schmiedek, Florian; Lövdén, Martin & Lindenberger, Ulman. "Hundred Days of Cognitive Training Enhance Broad Cognitive Abilities in Adulthood: Findings from the cogito Study". *Frontiers in Aging Neuroscience*, vol. 2, p. 27, 2010. Disponível em: https://doi.org/10.3389/fnagi.2010.00027.

8 Wyman, Mary; Shiovitz-Ezra, Sharon & Bengel, Jürgen. "Ageism in the Health Care System: Providers, Patients, and Systems". In: Ayalon, Liat & Tesch-Römer, Clemens (eds.). *Contemporary Perspectives on Ageism*. Nova York: Springer, 2018, pp. 193-212. Coleção International Perspectives on Aging, vol. 19. Hamel, Mary et al. "Patient Age and Decisions to Withhold Life-Sustaining Treatments from Seriously Ill, Hospitalized Adults. support Investigators. Study to Understand Prognoses and Preferences for Outcomes and Risks of Treatment". *Annals of Internal Medicine*, vol. 130, nº 2, pp.116-125, 19 jan. 1999. Stewart, Tara et al. "Attributing Illness to 'Old Age': Consequences of a Self-Directed Stereotype for Health and Mortality". *Psychology and Health*, vol. 27, pp. 881-897, 2012.

9 Levy, Becca. "Stereotype Embodiment: A Psychosocial Approach to Aging". *Current Directions in Psychological Science*, vol. 18, pp. 332-336, 2009. Levy, Becca et al. "When Culture Influences Genes: Positive Age Beliefs Amplify the Cognitive-Aging Benefit of apoE e2". *The Journals of Gerontology (Series B): Psychological Sciences and Social Sciences*, vol. 75, pp. E198-E203, 2020.

10 Chang, E-Shien et al. "Global Reach of Ageism on Older Persons' Health: A Systematic Review". plos one, vol. 15, 2020. Disponível em: https://journals.plos.org/plosone/article?id=10.1371/journal.pone.0220857. Horton, Sean; Baker, Joe & Deakin, J. M. "Stereotypes of Aging: Their Effects on the Health of Seniors in North American Society". *Educational Gerontology*, vol. 33, pp. 1021-1035, 2007. Meisner, Brad. "A Meta-Analysis

of Positive and Negative Age Stereotype Priming Effects on Behavior among Older Adults". *The Journals of Gerontology (Series B): Psychological Sciences and Social Sciences*, vol. 67, pp. 13-17, 2012. Lamont, Ruth; Swift, Hannah & Abrams, Dominic. "A Review and Meta-Analysis of Age-Based Stereotype Threat: Negative Stereotypes, Not Facts, Do the Damage". *Psychology and Aging*, vol. 30, pp. 180-193, 2015. Westerhof, Gerben et al. "The Influence of Subjective Aging on Health and Longevity: A Meta-Analysis of Longitudinal Data". *Psychology and Aging*, vol. 29, pp. 793-802, 2014. Disponível em: https://doi.org/10.1037/a0038016.

11 LEVY, Becca. "Stereotype Embodiment: A Psychosocial Approach to Aging". *Current Directions in Psychological Science*, vol. 18, pp. 332-336, 2009. Kwong See, Sheree; Rasmussen, Carmen & Pertman, Quinn. "Measuring Children's Age Stereotyping Using a Modified Piagetian Conservation Task". *Educational Gerontology*, vol. 38, pp. 149-165, 2012. Flamion, Allison et al. "Old Age-Related Stereotypes of Preschool Children". *Frontiers in Psychology*, vol. 11, p. 807, 2020. Disponível em: https://doi.org/10.3389/fpsyg.2020.00807.

12 KWONG SEE, Sheree; RASMUSSEN, Carmen & PERTMAN, Quinn. "Measuring Children's Age Stereotyping Using a Modified Piagetian Conservation Task". *Educational Gerontology*, vol. 38, pp. 149-165, 2012. Flamion, Allison et al. "Old Age-Related Stereotypes of Preschool Children". *Frontiers in Psychology*, vol. 11, p. 807, 2020. Disponível em: https://doi.org/10.3389/fpsyg.2020.00807.

13 MONTEPARE, Joann & ZEBROWITZ, Leslie. "A Social-Developmental View of Ageism". In: NELSON, Todd (ed.). *Ageism: Stereotyping and Prejudice Against Older Persons*. Cambridge, Massachusetts: The mit Press, 2002, pp. 77-125.

14 OFFICER, Alana & DE LA FUENTE-NÚÑEZ, Vânia. "A Global Campaign to Combat Ageism". *Bulletin of the World Health Organization*, vol. 96, pp. 295-296, 2018.

15 BIGLER, Rebecca & LIBEN, Lynn. "Developmental Intergroup Theory: Explaining and Reducing Children's Social Stereotyping and Prejudice". *Current Directions in Psychological Science*, vol. 16, pp. 162-166, 2007.

16 LEVY, Becca et al. "Subliminal Strengthening: Improving Older Individuals' Physical Function Over Time with an Implicit-Age-Stereotype Intervention". *Psychological Science*, vol. 25, pp. 2127-2135, 2014. Hausdorff, Jeffery; Levy, Becca & Wei, Jeanne. "The Power of Ageism on Physical Function of Older Persons: Reversibility of Age-Related Gait Changes". *Journal of the American Geriatrics Society*, vol. 47, pp. 1346-1349, 1999. Levy, Becca. "Handwriting as a Reflection of Aging Self-Stereotypes". *Journal of Geriatric Psychiatry*, vol. 33, pp. 81-94, 2000.

17 LEVY, Becca. "Improving Memory in Old Age through Implicit Self Stereotyping". *Journal of Personality and Social Psychology*, vol. 71, pp. 1092-1107, 1996. Levy, Becca et al. "Memory Shaped by Age Stereotypes Over Time". *The Journals of Gerontology (Series B): Psychological Sciences and Social Sciences*, vol. 67, pp. 432-436, 2012.

18 LEVY, Becca. "Stereotype Embodiment: A Psychosocial Approach to Aging". *Current Directions in Psychological Science*, vol. 18, pp. 332-336, 2009.

19 LEVY, Becca & MYERS, Lindsey. "Preventive Health Behaviors Influenced by Self-Perceptions of Aging". *Preventive Medicine*, vol. 39, pp. 625-629, 2004. Levy, Becca & Slade, Martin. "Positive Views of Aging Reduce Risk of Developing Later-Life Obesity". *Preventive Medicine Report*, vol. 13, pp. 196-198, 2019.

20 LEVY, Becca & BAVISHI, Avni. "Survival-Advantage Mechanism: Inflammation as a Mediator of Positive Self-Perceptions of Aging on Longevity". *The Journals of Gerontology (Series B): Psychological Sciences and Social Sciences*, vol. 73, pp. 409-412, 2018. Levy, Becca et al. "Buffer Against Cumulative Stress: Positive Age Self-Stereotypes Predict Lower Cortisol across 30 Years". *GeroPsych: The Journal of Gerontopsychology and Geriatric Psychiatry*, vol. 29, pp. 141-146, 2016.

21 Epel, Elissa et al. "More than a Feeling: A Unified View of Stress Measurement for Population Science". *Frontiers in Neuroendocrinology*, vol. 49, pp. 146-169, 2018. McEwen, Bruce. "The Brain on Stress: Toward an Integrative Approach to Brain, Body, and Behavior". *Perspectives on Psychological Science*, vol. 8, pp. 673-675, 2013.

22 Steele, Claude. "Stereotype Threat and African-American Student Achievement". In: Grusky, David (ed.). *Social Stratification: Class, Race and Gender in Sociological Perspective*. Nova York: Taylor & Francis, 2014. Steele, Claude & Aronson, Joshua. "Stereotype Threat and the Intellectual Test Performance of African Americans". *Journal of Personality and Social Psychology*, vol. 69, pp. 797-811, 1995.

23 Davies, Paul; Spencer, Steven & Steele, Claude. "Clearing the Air: Identity Safety Moderates the Effects of Stereotype Threat on Women's Leadership Aspirations". *Journal of Personality and Social Psychology*, vol. 88, pp. 276-287, 2005.

24 Chopik, William & Giasson, Hannah. "Age Differences in Explicit and Implicit Age Attitudes across the Life Span". *The Gerontologist*, vol. 57, pp. 169-177, 2017. Montepare, Joann & Lachman, Margie. "'You're Only as Old as You Feel': Self-Perceptions of Age, Fears of Aging, and Life Satisfaction from Adolescence to Old Age". *Psychology and Aging*, vol. 4, pp. 73-78, 1989.

25 Levy, Becca et al. "Memory Shaped by Age Stereotypes Over Time". *The Journals of Gerontology (Series B): Psychological Sciences and Social Sciences*, vol. 67, pp. 432-436, 2011. Levy, Becca; Slade, Martin & Kasl, Stanislav. "Longitudinal Benefit of Positive Self-Perceptions of Aging on Functioning Health". *The Journals of Gerontology (Series B): Psychological Sciences and Social Sciences*, vol. 57, pp. 409-417, 2002.

26 Desta, Yohana. "Carl Reiner and Mel Brooks Had Comedy' Most Iconic Friendship". *Vanity Fair*, 30 jun. 2020. Disponível em: https://www.vanityfair.com/hollywood/2020/06/carl-reiner-mel-brooks-friendship.

27 Nimrod, Galit & Berdychevsky, Liza. "Laughing off the Stereotypes: Age and Aging in Seniors' Online Sex-Related Humor". *The Gerontologist*, vol. 58, pp. 960-969, 2018.

28 Levy, Becca. "Stereotype Embodiment: A Psychosocial Approach to Aging". *Current Directions in Psychological Science*, vol. 18, pp. 332-336, 2009. Levy, Becca et al. "Subliminal Strengthening: Improving Older Individuals' Physical Function Over Time with an Implicit-Age-Stereotype Intervention". *Psychological Science*, vol. 25, pp. 2127-2135, 2014. Ng, Reuben et al. "Increasing Negativity of Age Stereotypes across 200 Years: Evidence from a Database of 400 Million Words". *PLOS ONE*, vol. 10, vol. 2, p. E0117086, 2015.

29 Bodner, Ehud; Palgi, Yuval & Wyman, Mary. "Ageism in Mental Health Assessment and Treatment of Older Adults". In: Ayalon, Liar & Tesch-Römer, Clemens (eds.). *Contemporary Perspectives on Ageism*. Nova York: Springer, 2018. Laidlaw, Ken & Pachana, Nancy. "Aging, Mental Health, and Demographic Change: Challenges for Psychotherapists". *Professional Psychology: Research and Practice*, vol. 40, pp. 601-608, 2009.

30 Graham, Judith. "A Doctor Speaks Out about Ageism in Medicine". *Kaiser Health News*, 30 maio 2019. Disponível em: https://khn.org/news/navigating-aging-a-doctor-speaks-out-about-ageism-in-medicine/.

31 Newport, Frank. "Only a Third of the Oldest Baby Boomers in US Still Working. *Gallup*, 25 jan. 2015. Disponível em: https://news.gallup.com/poll/181292/third-oldest-baby-boomers-working.aspx.

32 Pelisson, Anaele & Hartmans, Avery. "The Average Age of Employees at All the Top Tech Companies, in One Chart". *Insider*, 11 set. 2017. Disponível em: https://www.businessinsider.com/median-tech-employee-age-chart-2017-8.

33 Applewhite, Ashton. "You're How Old? We'll Be in Touch". *The New York Times*, 3 set. 2016. Disponível em: https://www.nytimes.com/2016/09/04/opinion/sunday/youre-how-old-well-be-in-touch.html.

34 PASSARINO, Giuseppe; DE RANGO, Francesco & MONTESANTO, Alberto. "Human Longevity: Genetics or Lifestyle? It Takes Two to Tango". *Immunity and Ageing*, vol. 13, p. 12, 2016. Disponível em: https://doi.org/10.1186/s12979-016-0066-z. Vaupel, James et al. "Biodemographic Trajectories of Longevity". *Science*, vol. 280, pp. 855-860, 1998.

2. Anatomia de um "momento idoso"

1 SAFIRE, William. "On Language: Great Moment in Moments". *The New York Times Magazine*, 10 maio 1998. Disponível em: https://www.nytimes.com/1998/05/10/magazine/on-language-great-moments-in-moments.html.

2 MAXWELL, Kery. "Senior Moment". *Macmillan Dictionary*, 26 maio 2003. Disponível em: https://www.macmillandictionary.com/us/buzzword/entries/senior-moment.html.

3 JAMES, William. "The Stream of Consciousness". In: *Psychology*. Nova York: World Publishing Company, 1892, p. 251. Cherry, Kendra. "William James Psychologist Biography: The Father of American Psychology". *Verywell Mind*, 23 abr. 2020. Disponível em: https://www.verywellmind.com/william-james-biography-1842-1910-2795545. Acesso em: 14 jun. 2021.

4 BALLESTEROS, Soledad et al. "Maintaining Older Brain Functionality: A Targeted Review". *Neuroscience & Biobehavioral Reviews*, vol. 55, pp. 453-477, 2015.

5 AMERICAN PSYCHOLOGICAL ASSOCIATION. "Memory and Aging". Disponível em: https://www.apa.org/pi/aging/memory-and-aging.pdf. ARKOWITZ, Hal & LILIENFELD, Scott. "Memory in Old Age Can Be Bolstered: Researchers Have Found Ways to Lessen Age--Related Forgetfulness". *Scientific American*, 1 nov. 2012. Disponível em: https://www.scientificamerican.com/article/memory-in-old-age-can-be-bolstered/. Belleville, Sylvie et al. "Improvement of Episodic Memory in Persons with Mild Cognitive Impairment and Healthy Older Adults: Evidence from a Cognitive Intervention Program". *Dementia and Geriatric Cognitive Disorders*, vol. 22, pp. 486-499, 2006. Haj, Mohamad; Fasotti, Luciano & Allain, Philippe. "Destination Memory for Emotional Information in Older Adults". *Experimental Aging Research*, vol. 41, pp. 204-219, 2015. Nyberg, Lars et al. "Selective Adult Age Differences in an Age-Invariant Multifactor Model of Declarative Memory". *Psychology and Aging*, vol. 18, pp. 149-160, 2003. Pennebaker, James & Stone, Lori. "Words of Wisdom: Language Use Over the Life Span". *Journal of Personality and Social Psychology*, vol. 85, pp. 291-301, 2003.

6 LEVY, Becca. "Improving Memory in Old Age through Implicit Self-Stereotyping". *Journal of Personality and Social Psychology*, vol. 71, pp. 1092-1107, 1996. Schaie, Klaus & Willis, Sherry. "The Seattle Longitudinal Study of Adult Cognitive Development". *International Society for the Study of Behavioural Development Bulletin*, vol. 57, pp. 24-29, 2010.

7 LEVY, Becca. "Improving Memory in Old Age through Implicit Self-Stereotyping". *Journal of Personality and Social Psychology*, vol. 71, pp. 1092-1107, 1996.

8 LEVY, Becca & LANGER, Ellen. "Aging Free from Negative Stereotypes: Successful Memory in China and among the American Deaf". *Journal of Personality and Social Psychology*, vol. 66, pp. 989-997, 1994.

9 Uso a convenção definida por Padden e Humphries de utilizar *d* ou *deaf* [s ou surdo] em minúsculo para me referir à condição auditiva, em comparação a *D* ou *Deaf* [S ou Surdo] em maiúsculo para definir a comunidade linguística ou cultural. Padden, Carol & Humphries, Tom. *Deaf in America: Voices from a Culture*. Cambridge, Massachusetts: Harvard University Press, 1990.

10 LEI, Xiaoyan et al. "Living Arrangements of the Elderly in China: Evidence from the CHARLS National Baseline". *China Economic Journal*, vol. 8, pp. 191-214, 2015. Levy, Becca & Langer, Ellen. "Aging Free from Negative Stereotypes: Successful Memory in China and Among the American Deaf". *Journal of Personality and Social Psychology*, vol. 66, pp. 989-997, 1994. Nguyen, Annie & Seal, David. "Cross-Cultural Comparison of

Successful Aging Definitions between Chinese and Hmong Elders in the United States". *Journal of Cross-Cultural Gerontology*, vol. 29, pp. 153-171, 2014.

11 BECKER, Gaylene. *Growing Old in Silence*. Berkeley: University of California Press, 1980.

12 Ibid.

13 Ibid.

14 LEVY, Becca & LANGER, Ellen. "Aging Free from Negative Stereotypes: Successful Memory in China and among the American Deaf". *Journal of Personality and Social Psychology*, vol. 66, pp. 989-997, 1994.

15 PALMORE, Erdman. *Facts on Aging Quiz: A Handbook of Uses and Results*. Nova York: Springer, 1998.

16 LEVY, Becca. "Stereotype Embodiment: A Psychosocial Approach to Aging". *Current Directions in Psychological Science*, vol. 18, pp. 332-336, 2009. Levy, Becca & Langer, Ellen. "Aging Free from Negative Stereotypes: Successful Memory in China and among the American Deaf". *Journal of Personality and Social Psychology*, vol. 66, pp. 989-997, 1994.

17 PARSHLEY, Lois. "This Man Memorized a 60.000-Word Poem Using Deep Encoding". *Nautilus*, 29 maio 2018. Disponível em: https://nautil.us/blog/this-man-memorized--a-60000_word-poem-using-deep-encoding. Acesso em: 14 jun. 2021.

18 LEVY, Becca & LANGER, Ellen. "Aging Free from Negative Stereotypes: Successful Memory in China and among the American Deaf". *Journal of Personality and Social Psychology*, vol. 66, pp. 989-997, 1994. Padden, Carol & Humphries, Tom. *Deaf in America: Voices from a Culture*. Cambridge, Massachusetts: Harvard University Press, 1988.

19 DEVINE, Patricia. "Stereotypes and Prejudice: Their Automatic and Controlled Components". *Journal of Personality and Social Psychology*, vol. 56, pp. 5-18, 1989. Ver também: Bargh, John & Pietromonaco, Paula. "Automatic Information Processing and Social Perception: The Influence of Trait Information Presented Outside of Conscious Awareness on Impression Formation". *Journal of Personality and Social Psychology*, vol. 43, pp. 437-449, 1982.

20 LEVY, Becca. "Improving Memory in Old Age through Implicit Self-Stereotyping". *Journal of Personality and Social Psychology*, vol. 71, pp. 1092-1107, 1996. Não determinamos a duração dos efeitos porque não esperávamos resultados tão drásticos; contudo, nossos estudos de longo prazo mostraram que estereótipos de idade internalizados podem surtir efeito durante anos.

21 LEE, Ko & LEE, Hye-Won. "Priming Effects of Age Stereotypes on Memory of Older Adults in Korea". *Asian Journal of Social Psychology*, vol. 22, pp. 39-46, 2018.

22 HORTON, Sean; BAKER, Joe & DEAKIN, J. M. "Stereotypes of Aging: Their Effects on the Health of Seniors in North American Society". *Educational Gerontology*, vol. 33, pp. 1021-1035, 2007. Meisner, Brad. "A Meta-Analysis of Positive and Negative Age Stereotype Priming Effects on Behavior among Older Adults". *The Journals of Gerontology (Series B): Psychological Sciences and Social Sciences*, vol. 67, pp. 13-17, 2012. Lamont, Ruth; Swift, Hannah & Abrams, Dominic. "A Review and Meta-Analysis of Age-Based Stereotype Threat: Negative Stereotypes, Not Facts, Do the Damage". *Psychology and Aging*, vol. 30, pp. 180-193, 2015.

23 LEVY, Becca et al. "Memory Shaped by Age Stereotypes Over Time". *The Journals of Gerontology (Series B): Psychological Sciences and Social Sciences*, vol. 67, pp. 432-436, 2012.

24 LEVITIN, Daniel. *Successful Aging: A Neuroscientist Explores the Power and Potential of Our Lives*. Nova York: Penguin Random House, 2020.

25 CABEZA, Roberto et al. "Aging Gracefully: Compensatory Brain Activity in High-Performing Older Adults". *Neuroimage*, vol. 17, pp. 1394-1402, 2002. Gutchess, Angela. "Plasticity of the Aging Brain: New Directions in Cognitive Neuroscience". *Science*, vol. 346, pp. 579-582, 2014.

26 ARORA, David. *All that the Rain Promises and More: A Hip Pocket Guide to Western Mushrooms*. Berkeley, Califórnia: Ten Speed Press, 1991.
27 MEAD, Margaret. *Culture and Commitment: A Study of the Generation Gap*. Garden City: Natural History Press, 1975.
28 Ibid.
29 KLEIN, Christopher. "DNA Study Finds Aboriginal Australians World's Oldest Civilization". *History*, 23 set. 2016. Disponível em: https://history.com/news/dna-study-finds-aboriginal-australians-worlds-oldest-civilization.
30 ARCHIBALD-BINGE, Ella & GERAGHTY, Kate. "'We Treat Them like Gold': Aboriginal Community Rallies around Elders". *The Sidney Morning Herald*, 30 mar. 2020. Disponível em: https://www.smh.com.au/national/nsw/we-treat-them-like-gold-aboriginal-community-rallies-around-elders-20200327-p54ekl.html. Acesso em: 14 jun. 2021. Malcolm, Lynne & Willis, Olivia. "Songlines: The Indigenous Memory Code". *ABC*, 8 jul. 2016. Disponível em: https://www.abc.net.au/radionational/programs/allinthemind/songlines-indigenous-memory-code/7581788. Acesso em: 14 jun. 2021. Curran, Georgia et al. "Central Australian Aboriginal Songs and Biocultural Knowledge: Evidence from Women's Ceremonies Relating to Edible Seeds". *Journal of Ethnobiology*, vol. 39, pp. 354-370, 2019. Korff, Jens. "Respect for Elders and Culture". *Creative Spirits*, 13 ago. 2020. Disponível em: https://www.creativespirits.info/aboriginalculture/people/respect-for-elders-and-culture.
31 MEAD, Margaret. *Culture and Commitment: A Study of the Generation Gap*. Garden City: Natural History Press, 1970.

3. Velhos e velozes

1 LEVY, Becca; SLADE, Martin & KASL, Stanislav. "Longitudinal Benefit of Positive Self--Perceptions of Aging on Functioning Health". *The Journals of Gerontology (Series B): Psychological Sciences and Social Sciences*, vol. 57, pp. 409-417, 2002.
2 SARGENT-COX, Kerry; ANSTEY, Kaarin & LUSZCZ, Mary. "The Relationship between Change in Self-Perceptions of Aging and Physical Functioning in Older Adults". *Psychology and Aging*, vol. 27, pp. 750-760, 2012. Ayalon, Liat. "Satisfaction with Aging Results in Reduced Risk for Falling". *International Psychogeriatrics*, vol. 28, pp. 741-747, 2016.
3 HAUSDORFF, Jeffery; LEVY, Becca & WEI, Jeanne. "The Power of Ageism on Physical Function of Older Persons: Reversibility of Age-Related Gait Changes". *Journal of the American Geriatrics Society*, vol. 47, pp. 1346-1349, 1999.
4 LEVY, Becca et al. "Subliminal Strengthening: Improving Older Individuals' Physical Function Over Time with an Implicit-Age-Stereotype Intervention". *Psychological Science*, vol. 25, pp. 2127-2135, 2014.
5 McAULEY, Edward et al. "Effects of a DVD-Delivered Exercise Intervention on Physical Function in Older Adults". *The Journals of Gerontology (Series A): Biological Sciences and Medical Sciences*, vol. 68, pp. 1076-1082, 2013.
6 LEVY, Becca et al. "Subliminal Strengthening: Improving Older Individuals' Physical Function Over Time with an Implicit-Age-Stereotype Intervention". *Psychological Science*, vol. 25, pp. 2127-2135, 2014. Em experimentos sociopsicológicos, esse efeito bola de neve foi identificado em outras populações e é chamado de "efeito recursivo". Ocorre quando uma intervenção acarreta uma mudança na atitude mental, que leva tanto a uma mudança interna como a uma mudança nas interações com o ambiente. Isso então reforça a mudança na atitude mental. Para ler mais sobre esses conceitos, ver: Walton, Gregory & Wilson, Tilson. "Wise Interventions: Psychological Remedies for Social and Personal Problems". *Psychological Review*, vol. 125, pp. 617-655, 2018.
7 LEVY, Becca et al. "Ageism Amplifies Cost and Prevalence of Health Conditions". *The Gerontologist*, vol. 60, pp. 174-181, 2020. Ng, Reuben et al. "Increasing Negativity of Age

Stereotypes across 200 Years: Evidence from a Database of 400 Million Words". *PLOS ONE*, vol. 10, nº 2, p. E0117086, 2015.

8 RUTEMILLER, Brent. "97-Year-Old Maurine Kornfeld to Be Inducted into International Masters Swimming Hall of Fame". *Swimming World*, 30 jul. 2018. Disponível em: https://www.swimmingworldmagazine.com/news/97-year-old-maurine-kornfeld-to-be-inducted--into-international-masters-swimming-hall-of-fame/.

9 REYNOLDS, Gretchen. "Taking Up Running After 50? It's Never too Late to Shine". *The New York Times*, 18 set. 2019. Disponível em: https://www.nytimes.com/2019/09/18/well/move/taking-up-running-after-50-its-never-too-late-to-shine.htm. Piasecki, Jessica et al. "Comparison of Muscle Function, Bone Mineral Density and Body Composition of Early Starting and Later Starting Older Masters Athletes". *Frontiers in Physiology*, vol. 10, p. 1050, 2019.

10 HARDY, Susan & GILL, Thomas. "Recovery from Disability among Community-Dwelling Older Persons". *JAMA*, vol. 291, pp. 1596-1602, 2004.

11 LEVY, Becca et al. "Association between Positive Age Stereotypes and Recovery from Disability in Older Persons". *JAMA*, vol. 308, pp. 1972-1973, 2012.

12 GLAISTER, Dan. "Hollywood Actor Morgan Freeman Seriously Hurt in Crash". *The Guardian*, 4 ago. 2008. Disponível em: https://www.theguardian.com/film/2008/aug/04/morgan.freeman.seriously.hurt.in.crash.

13 PRINGLE, Gill. "Q&A: Just Getting Started with Morgan Freeman". *Senior Planet*, 22 jan. 2020. Disponível em: https://seniorplanet.org/just-getting-started/.

14 MORGAN Freeman Opens Up about Aging in Hollywood and What He Thinks It Takes to Be President. Produção: Kate Durocher. YouTube, 21 fev. 2016. Disponível em: https://www.youtube.com/watch?v=5viYDBzpuoQ.

4. Cérebros fortes: genes não são destino

1 MAURER, Konrad; VOLK, Stephan & GERBALDO, Hector. "Auguste D. and Alzheimer's Disease". *The Lancet*, vol. 349, pp. 1546-1549, 1997.

2 Ibid.

3 SAMANEZ-LARKIN, Gregory. *The Aging Brain: Functional Adaptation across the Lifespan*. Washington: American Psychological Association, 2019. Butler, Robert. *The Longevity Revolution: The Benefits and Challenges of Living a Long Life*. Nova York: PublicAffairs, 2008.

4 GRANT, William et al. "The Significance of Environmental Factors in the Etiology of Alzheimer's Disease". *Journal of Alzheimer's Disease*, vol. 4, pp. 179-189, 2002.

5 Em estudo realizado em 26 países, foi constatado que a China continental e a Índia têm as visões societais mais positivas em relação ao envelhecimento. LÖCKENHOFF, Corinna et al. "Perceptions of Aging across 26 Cultures and Their Culture-Level Associates". *Psychology and Aging*, vol. 24, pp. 941-954, 2009. Chahda, N. K. "Intergenerational Relationships: An Indian Perspective". Departamento de Assuntos Econômicos e Sociais das Nações Unidas. Apresentação na Universidade de Delhi, 2012. Disponível em: https://www.un.org/esa/socdev/family/docs/egm12/chadha-paper.pdf/.

6 COHEN, Lawrence. *No Aging in India*. Berkeley: University of California Press, 2000, p. 17.

7 LEVY, Becca et al. "A Culture-Brain Link: Negative Age Stereotypes Predict Alzheimer's Disease Biomarkers". *Psychology and Aging*, vol. 31, pp. 82-88, 2016.

8 BEDROSIAN, Tracy et al. "Early Life Experience Drives Structural Variation of Neural Genomes in Mice". *Science*, vol. 359, pp. 1395-1399, 2018.

9 WEILER, Nicholas. "Cultural Differences May Leave Their Mark on DNA". Blog da Universidade da Califórnia, São Francisco, 9 jan. 2017. Disponível em: https://www.ucsf.edu/news/2017/01/405466/cultural-differences-may-leave-their-mark-dna. GALANTER, Joshua et al. "Differential Methylation between Ethnic Sub-Groups Reflects the Effect of Genetic Ancestry and Environmental Exposures". *eLife*, vol. 6, p. E20532, 2017. Disponível

em: https://doi.org/10.7554/eLife.20532. Nishimura, Katherine et al. "Early Life Air Pollution and Asthma Risk in Minority Children: The GALA II and SAGE II Studies". *American Journal of Respiratory and Critical Care Medicine*, vol. 188, pp. 309-318, 2013.

10 LEVY, Becca et al. "Positive Age Beliefs Protect Against Dementia even among Elders with High-Risk Gene". PLOS ONE, vol. 13, p. E191004, 2018. Disponível em: https://doi.org/10.1371/journal.pone.0191004.

11 SPERLING, Reisa et al. "Association of Factors with Elevated Amyloid Burden in Clinically Normal Older Individuals". JAMA *Neurology*, vol. 77, pp. 735-745, 2020. Os nomes e detalhes dos participantes entrevistados pelo A4 foram alterados para proteger sua privacidade.

12 JUSTICE, Nicholas. "The Relationship between Stress and Alzheimer's Disease". *Neurobiology of Stress*, vol. 8, pp. 127-133, 2018.

13 BRODY, Jane. "Tackling Inflammation to Fight Age-Related Ailments. *The New York Times*, 23 dez. 2019. Disponível em: https://www.nytimes.com/2019/12/23/well/live/inflammation-aging-age-heart-disease-cancer-alzheimers-dementia-diabetes-depression-health.html. Epel, Elissa et al. "More than a Feeling: A Unified View of Stress Measurement for Population Science". *Frontiers in Neuroendocrinology*, vol. 49, pp. 146-169, 2018. McEwen, Bruce. "The Brain on Stress: Toward an Integrative Approach to Brain, Body, and Behavior". *Perspectives on Psychological Science*, vol. 8, pp. 673-675, 2013.

14 LEVY, Becca et al. "Reducing Cardiovascular Stress with Positive Self-Stereotypes of Aging". *The Journals of Gerontology (Series B): Psychological Sciences and Social Sciences*, vol. 55, pp. 205-213, 2000.

15 MAGGIE Growls. Direção: Barbara Attie e Janet Goldwater. [s. l.] Independent Lens, 2003.

16 LEVY, Becca et al. "When Culture Influences Genes: Positive Age Beliefs Amplify the Cognitive-Aging Benefit of apoE ε2". *The Journals of Gerontology (Series B): Psychological Sciences and Social Sciences*, vol. 75, pp. E198-E203, 2020.

17 SURI, Suri et al. "The Forgotten apoE Allele: A Review of the Evidence and Suggested Mechanisms for the Protective Effect of apoE e2". *Neuroscience and Biobehavioral Reviews*, vol. 37, pp. 2878-2886, 2013.

18 LEVY, Becca et al. "When Culture Influences Genes: Positive Age Beliefs Amplify the Cognitive-Aging Benefit of apoE ε2". *The Journals of Gerontology (Series B): Psychological Sciences and Social Sciences*, vol. 75, pp. E198-E203, 2020.

19 SAMANEZ-LARKIN, Gregory. *The Aging Brain: Functional Adaptation across the Lifespan*. Washington: American Psychological Association, 2019.

20 THE ROCKEFELLER UNIVERSITY. "Discovering Nerve Cell Replacement in the Brains of Adult Birds". 2010. Disponível em: http://centennial.rucares.or/index.php?page=Brain_Generates_Neurons.

21 GALVAN, Veronica & JIN, Kunlin. "Neurogenesis in the Aging Brain". *Clinical Interventions in Aging*, vol. 2, pp. 605-610, 2007.

22 ERIKSSON, Peter et al. "Neurogenesis in the Adult Human Hippocampus". *Nature Medicine*, vol. 4, pp. 1313-1317, 1998. Porto, Fábio et al. "In Vivo Evidence for Neuroplasticity in Older Adults". *Brain Research Bulletin*, vol. 114, pp. 56-61, 1998.

23 MÜLLER, Patrick et al. "Evolution of Neuroplasticity in Response to Physical Activity in Old Age: The Case for Dancing". *Frontiers in Aging Neuroscience*, vol. 9, p. 56, 2017. Disponível em: https://doi.org/10.3389/fnagi.2017.00056. Park, Denise & Bischof, Gérard. "Neuroplasticity, Aging, and Cognitive Function". In: Schaie, K. Warner et al (eds.). *Handbook of the Psychology of Aging*. 7. ed. Nova York: Elsevier, 2011, pp. 109-119.

5. Melhora da saúde mental na velhice

1 LEVY, Becca et al. "Reducing Cardiovascular Stress with Positive Self-Stereotypes of Aging". *The Journals of Gerontology (Series B): Psychological Sciences and Social Sciences*, vol. 55, pp. 205-213, 2000.

2 LEVY, Becca et al. "Buffer Against Cumulative Stress: Positive Age Self-Stereotypes Predict Lower Cortisol across 30 Years". *GeroPsych: The Journal of Gerontopsychology and Geriatric Psychiatry*, vol. 29, pp. 141-146, 2016.

3 Ibid.

4 LEVY, Becca et al. "Active Coping Shields Against Negative Aging Self-Stereotypes Contributing to Psychiatric Conditions". *Social Science and Medicine*, vol. 228, pp. 25-29, 2019.

5 LEVY, Becca; PILVER, Corey & PIETRZAK, Robert. "Lower Prevalence of Psychiatric Conditions when Negative Age Stereotypes Are Resisted". *Social Science and Medicine*, vol. 119, pp. 170-174, 2014.

6 ASSOCIAÇÃO AMERICANA DE PSICOLOGIA. "Guidelines for Psychological Practice with Older Adults". *American Psychologist*, vol. 69, pp. 34-65, 2014. Hinrichsen, Gregory. "Attitudes about Aging". In: Lichtenberg, Peter et al (eds.). APA *Handbook of Clinical Geropsychology*. Washington: American Psychological Association, 2015, pp. 363-377. Robb, Claire; Chen, Hongbin & Haley, William. "Ageism in Mental Health and Health Care: A Critical Review". *Journal of Clinical Geropsychology*, vol. 8, pp. 1-12, 2002.

7 ORGANIZAÇÃO MUNDIAL DA SAÚDE. "Mental Health of Older Adults". 12 dez. 2017. Disponível em: https://www.who.int/news-room/fact-sheets/detail/mental-health-of-older-adults. Segal, Daniel; Qualls, Sara & Smyer, Michael. *Aging and Mental Health*. Hoboken: Wiley Blackwell, 2018.

8 FREUD, Sigmund. "On Psychotherapy". In: *The Complete Psychological Works of Sigmund Freud*. Nova York: W. W. Norton, 1976, p. 264.

9 WOODWARD, Kathleen. *Aging and Its Discontents: Freud and Other Fictions*. Bloomington: Indiana University Press, 1991, p. 3.

10 ABEND, Sander. *A Brief Introduction to Sigmund Freud's Psychoanalysis and His Enduring Legacy*. Astoria: International Psychoanalytic Books, 2016.

11 Ibid.

12 HELMES, Edward & GEE, Susan. "Attitudes of Australian Therapists toward Older Clients: Educational and Training Imperatives". *Educational Gerontology*, vol. 29, pp. 657-670, 2003.

13 HINRICHSEN, Gregory. "Attitudes about Aging". In: LICHTENBERG, Peter et al (eds.). APA *Handbook of Clinical Geropsychology*. Washington: American Psychological Association, 2015, pp. 363-377. Helmes, Edward & Gee, Susan. "Attitudes of Australian Therapists toward Older Clients: Educational and Training Imperatives". *Educational Gerontology*, vol. 29, pp. 657-670, 2003.

14 CUIJPERS, Pim et al. "Psychotherapy for Depression across Different Age Groups: A Systematic Review and Meta-Analysis". *JAMA Psychiatry*, vol. 77, pp. 694-702, 2020.

15 PLOTKIN, Daniel. "Older Adults and Psychoanalytic Treatment: It's about Time". *Psychodynamic Psychiatry*, vol. 42, pp. 23-50, 2014. Chen, Yiwei; Peng, Yisheng & Fang, Ping. "Emotional Intelligence Mediates the Relationship between Age and Subjective Well-Being". *International Journal of Aging & Human Development*, vol. 83, pp. 91-107, 2016. Funkhouser, Arthur et al. "Dreams and Dreaming among the Elderly: An Overview". *Aging & Mental Health*, vol. 3, [nº 1], pp. 10-20, 1999. O'Rourke, Norm; Cappeliez, Philippe & Claxton, Amy. "Functions of Reminiscence and the Psychological Well-Being of Young and Older Adults Over Time". *Aging & Mental Health*, vol. 15, pp. 272-281, 2011.

16 Associação Americana de Psicologia. "apa Resolution on Ageism". Washington: American Psychological Association, 2020. Disponível em: https://www.apa.org/about/policy/resolution-ageism.pdf.

17 Moye, Jennifer et al. "Workforce Analysis of Psychological Practice with Older Adults: Growing Crisis Requires Urgent Action". *Training and Education in Professional Psychology*, vol. 13, pp. 46-55, 2019.

18 Cuijpers, Pim et al. "Adding Psychotherapy to Antidepressant Medication in Depression and Anxiety Disorders: A Meta-Analysis". *World Psychiatry: Official Journal of the World Psychiatric Association*, vol. 13, pp. 56-67, 2014. Reynolds, Charles et al. "Nortriptyline and Interpersonal Psychotherapy as Maintenance Therapies for Recurrent Major Depression: A Randomized Controlled Trial in Patients Older than 59 Years". jama, vol. 281, pp. 39-45, 1999. Sammons, Morgan & McGuinness, Kevin. "Combining Psychotropic Medications and Psychotherapy Generally Leads to Improved Outcomes and Therefore Reduces the Overall Cost of Care". *Society for Prescribing Psychology*, abr. 2015. Disponível em: https://www.apadivisions.org/division-5/publications/tablet/2015/04/combininations.

19 us Long Term Care Market Size, Share and Trends Analysis by Service, and Segment Forecasts. *Grand View Search*, mar. 2020. Disponível em: https://www.grandviewresearch.com/industry-analysis/us-long-term-care-ltc-market.

20 Bethany Brown Discusses Human Rights Violations in us Nursing Homes. *Blog da Yale Law School*, 24 abr. 2018. Disponível em: https://law.yale.edu/yls-today/news/bethany--brown-discusses-human-rights-violations-us-nursing-homes. Flamm, Hannah et al. "'They Want Docile': How Nursing Homes in the United States Overmedicate People with Dementia". *Human Rights Watch*, 2018. Disponível em: https://www.hrw.org/report/2018/02/05/they-want-docile/how-nursing-homes-united-states-overmedicate-people-dementia#_ftn64. Ray, Wayne; Federspiel, Charles & Schaffner, William. "A Study of Antipsychotic Drug Use in Nursing Homes: Epidemiologic Evidence Suggesting Misuse". *American Journal of Public Health*, vol. 70, pp. 485-491, 1980.

21 Flamm, Hannah et al. "'They Want Docile': How Nursing Homes in the United States Overmedicate People with Dementia". *Human Rights Watch*, 2018. Disponível em: https://www.hrw.org/report/2018/02/05/they-want-docile/how-nursing-homes-united-states-overmedicate-people-dementia#_ftn64.

22 Hinrichsen, Gregory. "Attitudes about Aging". In: Lichtenberg, Peter et al (eds.). apa *Handbook of Clinical Geropsychology*. Washington: American Psychological Association, 2015, pp. 363-377. Park, Mijung & Unützer, Jürgen. "Geriatric Depression in Primary Care". *The Psychiatric Clinics of North America*, vol. 34, pp. 469-487, 2011.

23 Axelrod, Josh; Balaban, Samantha & Simon, Scott. "Isolated and Struggling, Many Seniors Are Turning to Suicide". npr, 27 jul. 2019. Disponível em: https://www.npr.org/2019/07/27/745017374/isolated-and-struggling-many-seniors-are-turning-to-suicide. Conwell, Yeates; Van Orden, Kimberly & Caine, Eric. "Suicide in Older Adults". *The Psychiatric Clinics of North America*, vol. 34, pp. 451-468, 2011. Disponível em: https://doi.org/10.1016/j.psc.2011.02.002. Canetto, Silvia. "Suicide: Why Are Older Men so Vulnerable?". *Men and Masculinities*, vol. 20, pp. 49-70, 2017.

24 Park, Mijung & Unützer, Jürgen. "Geriatric Depression in Primary Care". *The Psychiatric Clinics of North America*, vol. 34, pp. 469-487, 2011. Span, Paula. "You're Not too Old to Talk to Someone". *The New York Times*, 30 out. 2020. Disponível em: https://www.nytimes.com/2020/10/30/health/mental-health-psychotherapy-elderly.html.

25 Span, Paula. "You're Not too Old to Talk to Someone. *The New York Times*, 30 out. 2020. Disponível em: https://www.nytimes.com/2020/10/30/health/mental-health-psychotherapy-elderly.html.

26 Coles, Robert. "I-The Measure of Man". *The New Yorker*, 31 out. 1970. Disponível em: https://www.newyorker.com/magazine/1970/11/07/i-the-measure-of-man.

27 ERIKSON, Erik. *Gandhi's Truth: On the Origins of Militant Nonviolence*. Nova York: W. W. Norton, 1993.

28 ERIKSON, Erik; ERIKSON, Joan & KIVNICK, Helen. *Vital Involvement in Old Age*. Nova York: W. W. Norton, 1989.

29 GOLEMAN, Daniel. "Erikson, in His Own Old Age, Expands His View of Life". *The New York Times*, 14 jun. 1988. Disponível em: https://www.nytimes.com/1988/06/14/science/eriksonin-his-own-old-age-expands-his-view-of-life.html.

30 Ibid.

31 Ibid.

32 COWAN, Rabbi & THAL, Linda. *Wise Aging: Living with Joy, Resilience, & Spirit*. Springfield: Behrman House, 2015.

33 CHIBANDA, Dixon et al. "Effect of a Primary Care-Based Psychological Intervention on Symptoms of Common Mental Disorders in Zimbabwe: A Randomized Clinical Trial". *JAMA*, vol. 316, pp. 2618-2626, 2016.

6. Uma sobrevida de 7,5 anos

1 ATCHLEY, Robert. *Continuity and Adaptation in Aging: Creating Positive Experiences*. Baltimore: Johns Hopkins University Press, 1999.

2 LEVY, Becca et al. "Longevity Increased by Positive Self-Perceptions of Aging". *Journal of Personality and Social Psychology*, vol. 83, pp. 261-270, 2002. Essa sobrevida baseia-se na diferença do tempo que levou para metade das pessoas morreram sob os efeitos positivos ou negativos da visão da idade.

3 Ibid., p. 268.

4 THE IMAGE of Aging in Media and Marketing. Audiência no Comitê Especial do Senado sobre Envelhecimento. 4 set. 2002. Disponível em: https://www.govinfo.gov/content/pkg/CHRG-107shrg83476/html/CHRG-107shrg83476.htm.

5 Ibid., depoimento de Doris Roberts.

6 OFFICER, Alana & DE LA FUENTE-NÚÑEZ, Vânia. "A global Campaign to Combat Ageism". *Bulletin of the World Health Organization*, vol. 96, pp. 295-296, 2018. Kotter-Grühn, Dana et al. "Self-Perceptions of Aging Predict Mortality and Change with Approaching Death: 16-Year Longitudinal Results from the Berlin Aging Study". *Psychology and Aging*, vol. 24, pp. 654-667, 2009. Sargent Cox, Kerry; Anstey, Kaarin & Luszcz, Mary. "Longitudinal Change of Self Perceptions of Aging and Mortality". *The Journals of Gerontology* (*Series B*): *Psychological Sciences and Social Sciences*, vol. 69, pp. 168-173, 2014. Zhang, Xin et al. "Negative Self-Perception of Aging and Mortality in Very Old Chinese Adults: The Mediation Role of Healthy Lifestyle". *The Journals of Gerontology* (*Series B*): *Psychological Sciences and Social Sciences*, vol. 75, pp. 1001-1009, 2018.

7 PASSARINO, Giuseppe; DE RANGO, Francesco & MONTESANTO, Alberto. "Human Longevity: Genetics or Lifestyle? It Takes Two to Tango". *Immunity and Ageing*, vol. 13, p. 12, 2016. Disponível em: https://doi.org/10.1186/s12979-016-0066-z. Vaupel, James et al. "Biodemographic Trajectories of Longevity". *Science*, vol. 280, pp. 855-860, 1998.

8 LEVY, Becca et al. "When Culture Influences Genes: Positive Age Beliefs Amplify the Cognitive-Aging Benefit of apoE e2". *The Journals of Gerontology* (*Series B*): *Psychological Sciences and Social Sciences*, vol. 75, pp. E198-E203, 2020. Disponível em: https://doi.org/10.1093/geronb/gbaa126.

9 HJELMBORG, Jacob et al. "Genetic Influence on Human Lifespan and Longevity". *Human Genetics*, vol. 119, pp. 312-321, 2006. Corrales, Guillermo & Nazif, Alic. "Evolutionary Conservation of Transcription Factors Affecting Longevity". *Trends in Genetics*, vol. 36, pp. 373-382, 2020.

10 GOVINDARAJU, Diddahally; ATZMON, Gil & BARZILAI, Nir. "Genetics, Lifestyle and Longevity: Lessons from Centenarians". *Applied & Translational Genomics*, vol. 4, pp. 23-32, 2015.

11 KEARNEY, Hilary. *Queenspotting: Meet the Remarkable Queen Bee and Discover the Drama at the Heart of the Hive*. North Adams: Storey Publishing, 2019.

12 LEVY, Becca. "Stereotype Embodiment: A Psychosocial Approach to Aging". *Current Directions in Psychological Science*, vol. 18, pp. 332-336, 2009.

13 IDLER, Ellen & KASL, Stanislav. "Religion, Disability, Depression, and the Timing of Death". *American Journal of Sociology*, vol. 97, pp. 1052-1079, 1992.

14 LEVY, Becca; ASHMAN, Ori & DROR, Itiel. "To Be or Not to Be: The Effects of Aging Stereotypes on the Will to Live". *Omega: Journal of Death and Dying*, vol. 40, pp. 409-420, 2000.

15 LEVY, Becca et al. "Longevity Increased by Positive Self-Perceptions of Aging". *Journal of Personality and Social Psychology*, vol. 83, pp. 261-270, 2002.

16 LEVY, Becca & BAVISHI, Avni. "Survival-Advantage Mechanism: Inflammation as a Mediator of Positive Self-Perceptions of Aging on Longevity". *The Journals of Gerontology (Series B): Psychological Sciences and Social Sciences*, vol. 73, pp. 409-412, 2018.

17 HARRIS, Tamara et al. "Associations of Elevated Interleukin-6 and C-Reactive Protein Levels with Mortality in the Elderly". *The American Journal of Medicine*, vol. 106, pp. 506-512, 1999. Szewieczek, Jan et al. "Functional Measures, Inflammatory Markers and Endothelin-1 as Predictors of 360-Day Survival in Centenarians". *Age*, vol. 37, p. 85, 2015. Disponível em: https://doi.org/10.1007/s11357-015-9822-9.

18 LEVY, Becca; ASHMAN, Ori & DROR, Itiel. "To Be or Not to Be: The Effects of Aging Stereotypes on the Will to Live". *Omega: Journal of Death and Dying*, vol. 40, pp. 409-420, 2000.

19 LEVY, Becca et al. "Negative Age Stereotypes Associated with Older Persons' Rejection of Covid-19 Hospitalization". *Journal of the American Geriatrics Society*, vol. 69, pp. 317-318, 2021.

20 COLE, Thomas. *The Journey of Life: A Cultural History of Aging in America*. Nova York: Cambridge University Press, 1993.

21 ARONSON, Louise. *Elderhood: Redefining Aging, Transforming Medicine, Reimagining Life*. Nova York: Bloomsbury Publishing, 2019. [Ed. bras. *Além da envelhescência: redefinindo o envelhecimento, transformando a medicina e reimaginando a vida*. Rio de Janeiro: Alta Life Books, 2021] Butler, Robert. *The Longevity Prescription: The 8 Proven Keys to a Long, Healthy Life*. Nova York: Avery, 2011.

22 BUTLER, Robert. *The Longevity Revolution: The Benefits and Challenges of Living a Long Life*. Nova York: PublicAffairs, 2008, p. xi.

23 VAUPEL, James; VILLAVICENCIO, Francisco & BERGERON-BOUCHER, Marie-Pier. "Demographic Perspectives on the Rise of Longevity". *Proceedings of the National Academy of Sciences*, vol. 118, no 9, p. E2019536118, 2021. Disponível em: https://doi.org/10.1073/pnas.2019536118. Oeppen, Jim & Vaupel, James. "Broken Limits to Life Expectancy". *Science*, vol. 296, pp. 1029-1031, 2002.

24 ŞAHIN, Duygu & HEILAND, Frank. "Black-White Mortality Differentials at Old-Age: New Evidence from the National Longitudinal Mortality Study". In: HOQUE, M. Nazrul; PECOTTE, Beverly & MCGEHEE, Mary. *Applied Demography and Public Health in the 21st Century*. Nova York: Springer, 2016, pp. 141-162.

25 MCCOY, Renee. "African American Elders, Cultural Traditions, and Family Reunions". *Generations*, 2011. Disponível em: https://generations.asaging.org/african-american-elders-traditions-family-reunions.

26 MITCHELL, Glenn. "The Silver Tsunami". *Physician Executive*, vol. 40, pp. 34-38, 2014.

27 WILKERSON, Isabel. *Caste: The Origins of Our Discontents*. Nova York: Random House, 2020. [Ed. bras. *Casta: as origens do nosso mal-estar*. São Paulo: Zahar, 2021] Hacker, Jacob & Pierson, Paul. *Let Them Eat Tweets: How the Right Rules in an Age of Extreme Inequality*. Nova York: W. W. Norton, 2020.

28 ZARROLI, Jim. "Soaring Stock Market Creates a Club of Centibillionaires". NPR, 9 dez. 2020. Disponível em: https://www.npr.org/2020/12/09/944739703/soaring-stock-market-creates-a-club-of-centibillionaires.

29 FRIED, Linda. "Combating Loneliness in Aging: Toward a 21st Century Blueprint for Societal Connectedness". Age Boom Academy. The Robert N. Butler Columbia Aging Center, Universidade Columbia, Nova York, 6 maio 2021.

30 ELGAR, Frank. "Income Inequality, Trust, and Population Health in 33 Countries". *American Journal of Public Health*, vol. 100, pp. 2311-2315, 2010.

31 COUGHLIN, Joseph. *The Longevity Economy: Unlocking the World's Fastest-growing, Most Misunderstood Market*. Nova York: PublicAffairs, 2017.

32 DYCHTWALD, Ken. "Longevity Market Emerges". In: IRVING, Paul (ed.). *The Upside of Aging: How Long Life is Changing the World of Health, Work, Innovation, Policy, and Purpose*. Nova York: Wiley, 2014. Também deve ser notado que esse mesmo grupo etário sofre, mais que qualquer outro, com níveis altos de pobreza. Ou seja, existe uma considerável disparidade de saúde entre a população mais velha.

33 LEE, Ronald. "Population Aging and the Historical Development of Intergenerational Transfer Systems". *Genus*, vol. 76, p. 31, 2020. Disponível em: https://genus.springeropen.com/articles/10.1186/s41118-020-00100-8.

34 AZOULAY, Pierre et al. "Age and High-Growth Entrepreneurship". *American Economic Review*, vol. 2, pp. 65-82, 2020. Disponível em: https://www.aeaweb.org/articles?id=10.1257/aeri.20180582.

35 BUTLER, Robert. *The Longevity Revolution: The Benefits and Challenges of Living a Long Life*. Nova York: PublicAffairs, 2008. Roser, Max; Ortiz-Ospina, Esteban & Ritchie, Hannah. "Life Expectancy". *Our World in Data*, 2013. Disponível em: https://ourworldindata.org/life-expectancy. Acesso em: 1 jun. 2021.

36 WILLIGEN, John van & LEWIS, Denise. "Culture as the Context of Aging". In: YOON, Hyunsook & HENDRICKS, Jon (eds.). *Handbook of Asian Aging*. Amityville: Baywood, 2006, p. 133.

37 FRIES, James. "Compression of Morbidity in the Elderly". *Vaccine*, vol. 18, pp. 1584-1589, 2000.

38 BUTLER, Robert. *The Longevity Prescription: The 8 Proven Keys to a Long, Healthy Life*. Nova York: Avery, 2011.

39 LEVY, Becca. "Age-Stereotype Paradox: A Need and Opportunity for Social Change". *The Gerontologist*, vol. 57, pp. 118-126, 2017. Kolata, Gina. "A Medical Mystery of the Best Kind: Major Diseases Are in Decline". *The New York Times*, 8 jul. 2016. Disponível em: https://www.nytimes.com/2016/07/10/upshot/a-medical-mystery-of-the-best-kind-major--diseases-are-in-decline.html. Schoeni, Robert; Freedman, Vicki & Martin, Linda. "Why Is Late-Life Disability Declining?" *Milbank Quarterly*, vol. 86, pp. 47-89, 2008.

40 BUTLER, Robert. *The Longevity Prescription: The 8 Proven Keys to a Long, Healthy Life*. Nova York: Avery, 2011.

41 ANDERSEN, Stacy et al. "Health Span Approximates Life Span among Many Supercentenarians: Compression of Morbidity at the Approximate Limit of Life Span". *The Journals of Gerontology (Series A): Biological Sciences and Medical Sciences*, vol. 67, pp. 395-405, 2012.

42 MAHONEY, David & RESTAK, Richard. *The Longevity Strategy*. Nova York: Wiley, 1999.

43 SCHOENHOFEN, Emily et al. "Characteristics of 32 Supercentenarians". *Journal of the American Geriatrics Society*, vol. 54, pp. 1237-1240, 2006.

44 Brody, Jane. "The Secrets of 'Cognitive Super-Agers'". *The New York Times*, 21 jun. 2021. Disponível em: https://www.nytimes.com/2021/06/21/well/mind/aging-memory-centenarians.html. Beker, Nina et al. "Association of Cognitive Function Trajectories in Centenarians with Postmortem Neuropathology, Physical Health, and Other Risk Factors for Cognitive Decline". *JAMA Network Open*, vol. 4, no 1, p. E2031654, 2021. Disponível em: doi:10.1001/jamanetworkopen.2020.31654.

45 Nuwer, Rachel. "Lessons of the World's Most Unique Supercentenarians". *BBC*, 31 mar. 2015. Disponível em: https://www.bbc.com/future/article/20150331-the-most-unique-supercentenarians.

46 Bucholz, Katharina. "Where 100 Is the New 80". *Statista*, 5 fev. 2021. Disponível em: https://www.statista.com/chart/14931/where-100-is-the-new-80/. Santos-Lozano, Alejandro et al. "Where Are Supercentenarians Located? A Worldwide Demographic Study". *Rejuvenation Research*, vol. 18, pp. 14-19, 2015.

47 Sorezore Nansai? Choju Iwai no Kisochishiki [Quão velho? O básico de celebrações da longevidade]. *Gift Concierge*, 7 mar. 2014. Disponível em: https://www.ringbell.co.jp/giftconcierge/2201.

48 Saikourei 116sai "imagatanoshii" Fukuoka no Tanaka san, Guiness nintei [Sra. Tanaka de Fukuoka, 116 anos, reconhecida pelo *Guinness* como a pessoa viva mais velha]. *Nishinopponshinbun*, 10 mar. 2019. Disponível em: https://www.nishinippon.co.jp/item/n/492939/.

49 World's Oldest Person Marks 118th Birthday in Fukuoka. *The Japan Times*, 2 jan. 2021. Disponível em: https://www.japantimes.co.jp/news/2021/01/02/national/worlds-oldest--person-marks-118th-birthday-fukuoka/. Hanada, M. *Hana mo Arashi mo Hyaku Nanasai Tanaka Kane Choju Nihon Ichi heno Chosen* [Uma flor de 107 anos, Kane Tanaka, a caminho de se tornar a pessoa mais velha do Japão]. Fukuoka: Azusa Shoin, 2010.

50 Mizuno, Yumiko. *Nihon no Bungaku to Oi* [Literatura e envelhecimento no Japão]. [*s. l.*]: Shitensha, 1991, p. 2.

51 Ackerman, Lindsay & Chopik, William. "Cross-Cultural Comparisons in Implicit and Explicit Age Bias". *Personality and Social Psychology Bulletin*, vol. 47, pp. 953-968, 2021.

52 Markus, Hazel & Kitayama, Shinobu. "Culture and the Self: Implications for Cognition, Emotion, and Motivation". *Psychological Review*, vol. 98, pp. 224-253, 1991.

53 Ibid.

54 Ackerman, Lindsay & Chopik, William. "Cross-Cultural Comparisons in Implicit and Explicit Age Bias". *Personality and Social Psychology Bulletin*, vol. 47, pp. 953-968, 2021.

55 Levy, Becca & Bavishi, Avni. "Survival-Advantage Mechanism: Inflammation as a Mediator of Positive Self-Perceptions of Aging on Longevity". *The Journals of Gerontology (Series B): Psychological Sciences and Social Sciences*, vol. 73, pp. 409-412, 2018. Levy, Becca et al. "Longevity Increased by Positive Self-Perceptions of Aging". *Journal of Personality and Social Psychology*, vol. 83, pp. 261-270, 2002.

56 Baseado na equação do comportamento humano do psicólogo social Kurt Lewin. Lewin, Kurt. *Principles of Topological Psychology*. Nova York: McGraw-Hill, 1936.

7. Estrelas invisíveis de dia: a criatividade e os sentidos

1 Doherty, Martin et al. "The Ebbinghaus Illusion Deceives Adults but Not Young Children". *Developmental Science*, vol. 13, pp. 714-721, 2010.

2 Schudel, Matt. "Jerome S. Bruner, Influential Psychologist of Perception, Dies at 100". *Washington Post*, 7 jun. 2016. Disponível em: https://www.washingtonpost.com/national/jerome-s-bruner-influential-psychologist-of-perception-dies-at-100/2016/06/07/033e-5870-2cc3-11e6-9b37-42985f6a265c_story.html.

3 Bruner, Jerome & Goodman, Cecile. "Value and Need as Organizing Factors in Perception". *The Journal of Abnormal and Social Psychology*, vol. 42, pp. 33-44, 1947.

4 BERNS, Gregory et al. "Neurobiological Correlates of Social Conformity and Independence during Mental Rotation". *Biological Psychiatry*, vol. 58, pp. 245-253, 2004.

5 LEVY, Becca. "Improving Memory in Old Age through Implicit Self-Stereotyping". *Journal of Personality and Social Psychology*, vol. 71, pp. 1092-1107, 1996.

6 GOYCOOLEA, Marcos et al. "Effect of Life in Industrialized Societies on Hearing in Natives of Easter Island". *The Laryngoscope*, vol. 96, pp. 1391-1396, 1986.

7 HOLMES, Ellen & HOLMES, Lowell. *Other Cultures, Elder Years*. Thousand Oaks: Sage, 1995. Pearson, J. D. "Attitudes and Perceptions Concerning Elderly Samoans in Rural Western Samoa, American Samoa, and Urban Honolulu". *Journal of Cross-Cultural Gerontology*, vol. 7, pp. 69-88, 1992. Thumala, Daniela et al. "Aging and Health Policies in Chile: New Agendas for Research". *Health Systems and Reform*, vol. 3, pp. 253-260, 2017.

8 LEVY, Becca; SLADE, Martin & GILL, Thomas. "Hearing Decline Predicted by Elders' Stereotypes". *The Journals of Gerontology (Series B): Psychological Sciences and Social Sciences*, vol. 61, pp. 82-87, 2006.

9 CHASTEEN, Alison et al. "Do Negative Views of Aging Influence Memory and Auditory Performance Through Self-Perceived Abilities?" *Psychology and Aging*, vol. 30, pp. 881-893, 2015.

10 BARBER, Sarah & LEE, Soohyoung. "Stereotype Threat Lowers Older Adults' Self-Reported Hearing Abilities". *Gerontology*, vol. 62, pp. 81-85, 2016.

11 CORRIGAN, Patricia. "Music in an Intergenerational Key". *Next Avenue*, 28 fev. 2020. Disponível em: https://www.nextavenue.org/music-in-an-intergenerational-key/. Keep on Keepin' on. Direção: Alan Hicks. 2014. Disponível em: https://www.amazon.com/Keep-Keepin-Clark-Terry/dp/B00S65TOTE.

12 PARBERY-CLARK, Alexandra et al. "Musical Experience and the Aging Auditory System: Implications for Cognitive Abilities and Hearing Speech in Noise". *PLOS ONE*, vol. 6, p. E18082, 2011. Disponível em: https://doi.org/10.1371/journal.pone.0018082. Leopold, Wendy. "Music Training Has Biological Impact on Aging Process". *ScienceDaily*, 30 jan. 2012. Disponível em: https://www.sciencedaily.com/releases/2012/01/120130172402.htm.

13 KRAUS, Nina & WHITE-SCHWOCH, Travis. "Music Training: Lifelong Investment to Protect the Brain from Aging and Hearing Loss". *Acoustics Australia*, vol. 42, pp. 117-123, 2014.

14 Ibid. KRAUS, Nina & ANDERSON, Samira. "Music Benefits across the Lifespan: Enhanced Processing of Speech in Noise". *Hearing Review*, vol. 21, pp. 18-21, 2014. Dr. Nina Kraus on Why Musical Training Helps Us Process the World Around Us. *Sound Health*, 31 maio 2017. Disponível em: https://medium.com/the-kennedy-center/dr-nina-kraus-on--why-musical-training-helps-us-process-the-world-around-us-6962b42cdf44.

15 ANDERSON, Samira et al. "Reversal of Age-Related Neural Timing Delays with Training". *Proceedings of the National Academy of Sciences*, vol. 110, pp. 4357-4362, 2013.

16 BURNES, David et al. "Interventions to Reduce Ageism Against Older Adults: A Systematic Review and Meta-Analysis". *American Journal of Public Health*, vol. 109, pp. E1-E9, 2019.

17 LIVELY, Penelope. "So This Is Old Age". *The Guardian*, 5 out. 2013. Disponível em: https://www.theguardian.com/books/2013/oct/05/penelope-lively-old-age.

18 ERIKSON, Joan. *Wisdom and the Senses*. Nova York: W. W. Norton, 1988, p. 45.

19 SCHUSTER, Carl & CARPENTER, Edmund. *Patterns that Connect: Social Symbolism in Ancient and Tribal Art*. Nova York: Harry N. Abrams, 1996.

20 SIMONTON, Dean. "Creative Productivity: A Predictive and Explanatory Model of Career Trajectories and Landmarks". *Psychological Review*, vol. 104, pp. 66-89, 1997.

21 GALENSON, David. "Late Bloomers in the Arts and Sciences: Answers and Questions". National Bureau of Economic Research, mar. 2010. Disponível em: https://papers.ssrn.com/sol3/papers.cfm?abstract_id=1578676.

22 CHARLES, Susan & CARSTENSEN, Laura. "Social and Emotional Aging". *Annual Review of Psychology*, vol. 61, pp. 383-409, 2010.

23 STEINHARDT, Arnold. *Indivisible by Four: Pursuit of Harmony*. Nova York: Farrar, Straus and Giroux, 1998.

24 LINDAUER, Martin. *Aging, Creativity and Art: A Positive Perspective on Late-Life Development*. Nova York: Springer, 2003.

25 SHAHN, Ben. *The Shape of Content*. Cambridge, Massachusetts: Harvard University Press, 1985.

26 HATHAWAY, Michael. "Harmonious Ambition: The Resonance of Michelangelo". Virginia Polytechnic Institute and State University, 30 nov. 2016. Disponível em: https://vtechworks.lib.vt.edu/handle/10919/74440.

27 GOWING, Lawrence. *Turner: Imagination and Reality*. Nova York: Museum of Modern Art, 1966.

28 SPENCE, Jo. *Putting Myself in the Picture: A Political, Personal, and Photographic Autobiography*. Londres: Camden Press, 1986.

29 PENNEBAKER, James & STONE, Lori. "Words of Wisdom: Language Use Over the Life Span". *Journal of Personality and Social Psychology*, vol. 85, pp. 291-301, 2003.

30 ADAMS-PRICE, Carolyn (ed.). *Creativity and Successful Aging: Theoretical and Empirical Approaches*. Nova York: Springer, 2017.

31 Ibid., pp. 281, 283.

32 BALTES, Paul. "On the Incomplete Architecture of Human Ontogeny: Selection, Optimization, and Compensation as Foundation of Developmental Theory". *American Psychologist*, vol. 52, pp. 366-380, 1997. Henahan, Donal. "This Ageless Hero, Rubinstein; He Cannot Go On like this Forever (Though Some Would Not Bet on That). In Fact, There Are Now Some Troubling Signs". *The New York Times*, 14 mar. 1976. Disponível em: https://www.nytimes.com/1976/03/14/archives/this-ageless-hero-rubinstein-he-cannot--go-on-like-this-forever.html.

33 GRANDMA Moses Is Dead at 101; Primitive Artist "Just Wore Out". *The New York Times*, 14 dez. 1961. Disponível em: https://www.nytimes.com/1961/12/14/archives/grandma--moses-is-dead-at-101-primitive-artist-just-wore-out-grandma.html.

34 HENRI MATISSE (1869-1954). *Christies*. Disponível em: https://www.christies.com/en/lot/lot6108776.

35 Ibid. MUSEUM OF MODERN ART. "Henri Matisse: The Cut-Outs". 2014. Disponível em: https://www.moma.org/calendar/exhibitions/1429. Murphy, Jessica. "Henri Matisse: His Final Years and Exhibit". *Biography*, 9 jun. 2020. Disponível em: https://www.biography.com/news/henri-matisse-the-cut-outs-moma.

36 GARDNER, Howard. *Creating Minds: An Anatomy of Creativity Seen through the Lives of Freud, Einstein, Picasso, Stravinsky, Eliot, Graham, and Gandhi*. Nova York: Basic Books, 2011.

37 KOZBELT, Aaron. "Swan Song Phenomenon". In: WHITBOURNE, Susan (ed.). *The Encyclopedia of Adulthood and Aging*. Hoboken: Wiley, 2015.

38 ROTH, Henry. *From Bondage*. Londres: Picador, 1997, p. 188.

39 CLAYTOR, Diane. "Retiring in Your 30's... Now What?". *Diablo Ballet Blog*, 26 jun. 2013. Disponível em: https://diabloballet.wordpress.com/2013/06/26/retiring-in-your-30s-now-what/.

40 Para ler mais sobre o dançarino Thomas Dwyer, ver FRANKEL, Bruce. *What Should I Do with the Rest of My Life? True Stories of Finding Success, Passion, and New Meaning in the Second Half of Life*. Nova York: Avery, 2011.

8. Etarismo: o polvo maligno

1 ACHENBAUM, Andrew. *Robert Butler*, MD: *Visionary of Healthy Aging*. Nova York: Columbia University Press, 2013. Bernstein, Carl. "Age and Race Fears Seen in Housing Opposition". *The Washington Post*, 7 mar. 1969.

2 BUTLER, Robert. *Why Survive? Being Old in America*. Nova York: Harper & Row, 1975, p. 12.

3 OBER ALLEN, Julie et al. "National Poll on Healthy Aging: Everyday Ageism and Health". Universidade de Michigan, jul. 2020. Disponível em: http://hdl.handle. net/2027.42/156038.

4 ORGANIZAÇÃO MUNDIAL DA SAÚDE. *Global Report on Ageism*. Geneva: World Health Organization, 2021. Disponível em: https://www.who.int/teams/social-determinants-of-health/ demographic-change-and-healthy-ageing/combatting-ageism/global-report-on-ageism.

5 INTERNATIONAL LONGEVITY CENTER. *Ageism in America*. Nova York: International Longevity Center-USA, 2006.

6 STRATTON, Catherine et al. "When Apathy Is Deadlier than Covid-19". *Nature Aging*, vol. 1, pp. 144-145, 2021.

7 NG, Reuben et al. "Increasing Negativity of Age Stereotypes across 200 Years: Evidence from a Database of 400 Million Words". PLOS ONE, vol. 10, p. E0117086, 2015.

8 LEVY, Becca. "Stereotype Embodiment: A Psychosocial Approach to Aging". *Current Directions in Psychological Science*, vol. 18, pp. 332-336, 2009.

9 LEVY, Becca & BANAJI, Mahzarin. "Implicit Ageism". In: NELSON, Todd (ed.). *Ageism: Stereotyping and Prejudice Against Older Persons*. Cambridge, Massachusetts: MIT Press, 2004, pp. 49-75.

10 ESTES, Carroll; HARRINGTON, Charlene & PELLOW, David. "The Medical-Industrial Complex and the Aging Enterprise". In: ESTES, Carroll. *Social Policy & Aging: A Critical Perspective*. Thousand Oaks: Sage, 2001, pp. 165-186. Anti-Aging Market Forecasted to Surpass $421.4 Billion in Revenue by 2030. *Beauty Packaging*, 2020. Disponível em: https://www.beautypackaging.com/contents/view_breaking-news/ 2020-09-23/anti-aging-market-forecasted-to-surpass-4214-billion-in-revenue-by-2030. Guttmann, A. "Social Network Advertising Revenues in the United States from 2017 to 2021". *Statista*, 23 nov. 2020. Disponível em: https://www.statista.com/statistics/271259/advertising-revenue- -of-social-networks-in-the-us/. Id. "Estimated Aggregate Revenue of U. S. Advertising, Public Relations, and Related Service Industry from 2004 to 2020". *Statista*, 4 fev. 2021. Disponível em: https://www.statista.com/statistics/271259/advertising-revenue-of-social- -networks-in-the-us/. Grand View Research. "U. S. Long Term Care Market Size, Share and Trends Analysis by Service (Home Healthcare, Hospice, Nursing Care, Assisted Living Facilities), and Segment Forecasts". Mar. 2020. Disponível em: https://www.grand-viewresearch.com/industry-analysis/us-long-term-care-ltc-market.

11 McGUIRE, Sandra. "Early Children's Literature and Aging". *Creative Education*, vol. 7, pp. 2604-2612, 2016.

12 GILBERT, Cara & RICKETTS, Kristina. "Children's Attitudes Toward Older Adults and Aging: A Synthesis of Research". *Educational Gerontology*, vol. 34, pp. 570-586, 2008.

13 SEEFELDT, Carol et al. "Using Pictures to Explore Children's Attitudes Toward the Elderly". *The Gerontologist*, vol. 17, pp. 506-512, 1997.

14 MIDDLECAMP, Molly & GROSS, Dana. "Intergenerational Daycare and Pre- Schoolers' Attitudes about Aging". *Educational Gerontology*, vol. 28, pp. 271-288, 2002. Kwong See, Sheree; Rasmussen, Carmen & Pertman, S. Quinn. "Measuring Children's Age Stereotyping Using a Modified Piagetian Conservation Task". *Educational Gerontology*, vol. 38, pp. 149-165, 2012. Seefeldt, Carol et al. "Children's Attitudes Toward the Elderly: Educational Implications". *Educational Gerontology*, vol. 2, pp. 301-310, 1977.

15 LEVY, Becca. "Stereotype Embodiment: A Psychosocial Approach to Aging". *Current Directions in Psychological Science*, vol. 18, pp. 332-336, 2009.

16 VITALE-AUSSEM, Jill. "'Dress like a 100-Year Old' Day: A Call to Action". *ChangingAging*, 11 set. 2018. Disponível em: https://changingaging.org/ageism/dress-like-a-100-year-old-day-a-call-to-action/.

17 LEVY, Becca et al. "Age Stereotypes Held Earlier in Life Predict Cardiovascular Events in Later Life". *Psychological Science*, vol. 20, pp. 296-298, 2009.

18 RIDDER, M. "Value of the Global Anti-Aging Market 2020-2026". *Statista*, 27 jan. 2021. Disponível em: https://www.statista.com/statistics/509679/value-of-the-global-anti-aging-market/. Acesso em: 13 jul. 2021.

19 DILLER, Vivian. "Too Young to Look Old? Dealing with Fear of Aging". *HuffPost*, 17 nov. 2011. Disponível em: https://www.huffpost.com/entry/aging-fear_b_812792?. Kilkenny, Katie. "How Anti-Aging Cosmetics Took Over the Beauty World". *Pacific Standard*, 30 ago. 2017. Disponível em: https://psmag.com/social-justice/how-anti-aging-cosmetics-took-over-the-beauty-world.

20 BLANCHETTE, Aimee. "Botox Is Booming among Millenials — Some as Young as 18". *Star Tribune*, 28 jan. 2017. Disponível em: https://www.startribune.com/botox-is-booming-among-millennials-some-as-young-as-18/412049303/.

21 NORTH, Anna. "Free the Wrinkle: The Pandemic Could Help Americans Finally Embrace Aging Skin". *Vox*, 15 jun. 2021. Disponível em: https://www.vox.com/22526590/wrinkles-skin-botox-aging-pandemic-filler.

22 SCHIFFER, Jessica. "How Barely-There Botox Became the Norm". *The New York Times*, 8 abr. 2021. Disponível em: https://www.nytimes.com/2021/04/08/style/self-care-how-barely-there-botox-became-the-norm.html.

23 EVERY Thirteenth Man Has a Hair Transplant According to Bookimed Study. *Market Insider*, 28 nov. 2019. Disponível em: https://markets.businessinsider.com/news/stocks/every-13th-man-has-a-hair-transplant-according-to-bookimed-study-1028724168.

24 VERMONT Country Store Catalogue. [*s. l.*] s. ed., 2015, p. 21.

25 CALASANTI, Toni; SORENSEN, Amy & KING, Neal. "Anti-Ageing Advertisements and Perceptions of Ageing". In: YLANNE, V. (ed.). *Representing Ageing*. Londres: Palgrave Macmillan, 2012.

26 CHOOSE Life: Grow Young with HGH, vol. 47, p. 105, 2016.

27 CLAYTON, Peter; BANERJEE, Indraneel & RENEHAN, Andrews. "Growth Hormone, the Insulin-Like Growth Factor Axis, Insulin and Cancer Risk". *Nature Reviews Endocrinology*, vol. 7, pp. 11-24, 2011.

28 CORNELL, Erika; JANETOS, Timothy & XU, Shuai. "Time for a Makeover-Cosmetics Regulation in the United States". *Journal of Cosmetic Dermatology*, vol. 18, pp. 2040-2047, 2019. Disponível em: https://onlinelibrary.wiley.com/doi/full/10.1111/jocd.12886. Mehlman, Maxwell et al. "Anti-Aging Medicine: Can Consumers Be Better Protected?". *The Gerontologist*, vol. 44, pp. 304-310, 2004.

29 PERLS, Thomas. "Anti-Aging Quackery: Human Growth Hormone and Tricks of the Trade — More Dangerous than Ever". *The Journals of Gerontology (Series A): Biological Sciences and Medical Sciences*, vol. 59, pp. 682-691, 2004.

30 LIEBERMAN, Trudy. "The Enduring Myth of the Greedy Geezer". *Columbia Journalism Review*, 14 mar. 2013. Disponível em: https://archives.cjr.org/united_states_project/the_enduring_myth_of_the_greed.php.

31 LEVY, Becca & SCHLESINGER, Mark. "When Self-Interest and Age Stereotypes Collide: Elders' Preferring Reduced Funds for Programs Benefiting Themselves". *Journal of Aging and Social Policy*, vol. 17, pp. 25-39, 2005.

32 FRUMKIN, Howard; FRIED, Linda & MOODY, Rick. "Aging, Climate Change, and Legacy Thinking". *American Journal of Public Health*, vol. 102, pp. 1434-1438, 2012. Konrath,

Sara et al. "Motives for Volunteering Are Associated with Mortality Risk in Older Adults". *Healthy Psychology*, vol. 31, pp. 87-96, 2012. Benefactor Group. "Sixty and Over: Elders and Philanthropic Investments". 17 ago. 2012. Disponível em: https://benefactorgroup. com/sixty-and-over-elders-and-philanthropic-investments/. Soergel, Andrew. "California, Texas Caregivers Offer Billions in Free Care". US *News & World Report*, 18 nov. 2019. Disponível em: https://www.usnews.com/news/best-states/articles/2019-11-18/family-caregivers-in-us-provide-470-billion-of-unpaid-care.

33 ROBINSON, James & SKILL, Thomas. "The Invisible Generation: Portrayals of the Elderly on Prime-Time Television". *Communication Reports*, vol. 8, pp. 111-119, 2009. Disponível em: https://doi.org/10.1080/08934219509367617. Zebrowitz, Leslie & Montepare, Joann. "'Too Young, Too Old': Stigmatizing Adolescents and Elders". In: Heatherton, Todd et al (eds.). *The Social Psychology of Stigma*. Nova York: Guilford Press, 2000, pp. 334-373.

34 FOLLOWS, Stephen. "How Old Are Hollywood Screenwriters?". *Stephen Follows Film Data and Education*, 7 set. 2015. Disponível em: https://stephenfollows.com/how-old-are-hollywood-screenwriters/.

35 GEENA DAVIS INSTITUTE ON GENDER IN MEDIA. "The Reel Truth: Women Aren't Seen or Heard". 2018. Disponível em: https://seejane.org/research-informs-em-powers/data/.

36 SMITH, Stacy; PIEPER, Katherine & CHOUITI, Marc. "Still Rare, Still Ridiculed: Portrayals of Senior Characters on Screen Popular Films from 2015 and 2016". USC Annenberg School for Communication and Journalism, 2018. Disponível em: http://assets.uscannenberg.org/docs/still-rare-still-ridiculed.pdf.

37 SPERLING, Nicole. "Academy Explains Diversity Rules for Best Picture Oscar". *The New York Times*, 8 set. 2020. Disponível em: https://www.nytimes.com/2020/09/08/movies/oscars-diversity-rules-best-picture.html.

38 Ibid.

39 Ela ganhou um por atuação e outro por lutar pela inclusão de mulheres na tela.

40 GEENA DAVIS INSTITUTE ON GENDER IN MEDIA. "The Reel Truth: Women Aren't Seen or Heard", 2018. Disponível em: https://seejane.org/research-informs-em-powers/data/.

41 GEENA Davis Disheartened by Hollywood Attitudes to Age and Gender. *Film News*, 11 ago. 2020. Disponível em: https://www.film-news.co.uk/news/UK/78030/Geena-Davis-disheartened-by-Hollywood-attitudes-to-age-and-gender.

42 SMITH, Nigel. "Geena Davis Reacts to the 'Dismal' Findings Of Her Center's Study on Ageism in Hollywood: 'It's a Shame'". *People*, 30 out. 2020. Disponível em: https://people.com/movies/geena-davis-reacts-to-the-dismal-findings-of-her-centers-study-on-ageism-in-hollywood/.

43 DONLON, Margie & LEVY, Becca. "Re-Vision of Older Television Characters: Stereotype-Awareness Intervention". *Journal of Social Issues*, vol. 61, pp. 307-319, 2005.

44 GERBNER, George et al. "Aging with Television: Images in Television Drama and Conceptions of Social Reality". *Journal of Communication*, vol. 30, pp. 37-47, 1980. Harwood, Jake & Anderson, Karen. "The Presence and Portrayal of Social Groups on Prime-Time Television". *Communication Reports*, vol. 15, pp. 81-97, 2002.

45 SAFRONOVA, Valeriya; NIKAS, Joanna & OSIPOVA, Natalia. "What It's Truly like to Be a Fashion Model". *The New York Times*, 5 set. 2017. Disponível em: https://www.nytimes.com/2017/09/05/fashion/models-racism-sexual-harassment-body-issues-new-york-fashion-week-html.

46 O vídeo do *The New York Times* que acompanha o artigo, Safronova, Valeriya; Nikas, Joanna & Osipova, Natalia. "What It's Truly like to Be a Fashion Model". *The New York Times*, 5 set. 2017. Disponível em: https://www.nytimes.com/2017/09/05/fashion/models-racism-sexual-harassment-body-issues-new-york-fashion-week.html.

47 GILLIN, Joshua. "The More Outrageous, the Better: How Clickbait Ads Make Money for Fake News Sites". *PolitiFact*, 4 out. 2017. Disponível em: https://www.politifact.com/article/2017/oct/04/more-outrageous-better-how-clickbait-ads-make-mone/.

48 ZULLI, Diana. "Capitalizing on the Look: Insights into the Glance, Attention Economy, and Instagram". *Critical Studies in Media Communication*, vol. 35, pp. 137-150, 2018.

49 LEVY, Becca et al. "Facebook as a Site for Negative Age Stereotypes". *Gerontologist*, vol. 54, pp. 172-176, 2014.

50 FACEBOOK. "Facebook Community Standards". Disponível em: https://www.facebook.com/communitystandards/. Acesso em: 14 mar. 2021.

51 JIMENEZ-SOTOMAYOR, Maria; GOMEZ-MORENO, Carolina & SOTO-PEREZ-DE-CELIS, Enrique. "Coronavirus, Ageism, and Twitter: An Evaluation of Tweets about Older Adults and Covid-19". *Journal of the American Geriatrics Society*, vol. 68, pp. 1661-1665, 2020.

52 OSCAR, Nels et al. "Machine Learning, Sentiment Analysis, and Tweets: An Examination of Alzheimer's Disease Stigma on Twitter". *The Journals of Gerontology (Series B): Psychological Sciences and Social Sciences*, vol. 72, pp. 742-751, 2017.

53 GABBATT, Adam. "Facebook Charged with Housing Discrimination in Targeted Ads". *The Guardian*, 28 mar. 2019. Disponível em: https://www.theguardian.com/technology/2019/mar/28/facebook-ads-housing-discrimination-charges-us-government-hud.

54 THE ASSOCIATED PRESS. "Lawsuit Accuses Property Managers of Ageist Ads". *Finance & Commerce*, 1 jul. 2020. Disponível em: https://finance-commerce.com/2020/07/lawsuit-accuses-property-managers-of-ageist-ads/.

55 TERRELL, Kenneth. "Facebook Reaches Settlement in Agediscrimination Lawsuits". AARP, 20 mar. 2019. Disponível em: https://www.aarp.org/work/working-at-50-plus/info2019/facebook-settles-discrimination-lawsuits.html. Kofman, Ava & Tobin, Ariana. "Facebook Ads Can Still Discriminate Against Women and Older Workers, Despite a Civil Rights Settlement". *ProPublica*, 13 dez. 2019. Disponível em: https://www.propublica.org/article/facebook-ads-can-still-discriminate-against-women-and-older-workers-despite-a-civil-rights-settlement.

56 PELISSON, Anaele & HARTMANS, Avery. "The Average Age of Employees at All the Top Tech Companies, in One Chart". *Insider*, 11 set. 2017. Disponível em: https://www.businessinsider.com/median-tech-employee-age-chart-2017-8.

57 FREEDMAN, Marc & STAMP, Trent. "The US Isn't Just Getting Older. It's Getting More Segregated by Age". *Harvard Business Review*, 6 jun. 2018. Disponível em: https://hbr.org/2018/06/the-u-s-isnt-just-getting-older-its-getting-more-segregated-by-age.

58 RUGGLES, Steven & BROWER, Susan. "The Measurement of Family and Household Composition in the United States, 1850-1999". *Population and Development Review*, vol. 29, pp. 73-101, 2003.

59 WINKLER, Richelle. "Segregated by Age: Are We Becoming More Divided?". *Population Research and Policy Review*, vol. 32, pp. 717-727, 2013.

60 INTERGENERATIONAL FOUNDATION. "Generations Apart? The Growth of Age Segregation in England and Wales". 2016. Disponível em: https://www.if.org.uk/research-posts/generations-apart-the-growth-of-age-segregation-in-england-and-wales/.

61 HAGESTAD, Gunhild & UHLENBERG, Peter. "The Social Separation of Old and Young: A Root of Ageism". *Journal of Social Issues*, vol. 61, pp. 343-360, 2005.

62 KELLEY, Olivia. "This Man Was Fired Due to Ageism and Being 'Too American'". *Ladders*, 8 out. 2020. Disponível em: https://www.theladders.com/career-advice/this-man-was-fired-due-to-ageism-and-being-too-american.

63 GOSSELIN, Peter. "If You're Over 50, Chances Are the Decision to Leave a Job Won't Be Yours". *ProPublica*, 28 dez. 2018. Disponível em: https://www.propublica.org/article/older-workers-united-states-pushed-out-of-work-forced-retirement.

64 FitzPatrick, Christina. "Fact Sheet: Age Discrimination". AARP *Office of Policy Integration*, 18 fev. 2015. Disponível em: https://www.aarp.org/ppi/info-2015/age-discrimination.html.

65 Gosselin, Peter. "Supreme Court Won't Take Up R. J. Reynolds Age Discrimination Case". *ProPublica*, 26 jun. 2017. Disponível em: https://www.propublica.org/article/supremecourt-rj-reynolds-age-discrimination-case.

66 Halbach, Julia & Haverstock, Paul. "Supreme Court Sets Higher Burden for Plaintiffs in Age Discrimination Claims". *Larkin Hoffman*, 9 jul. 2009. Disponível em: https://www.larkinhoffman.com/media/supreme-court-sets-higher-burden-for-plaintiffs-in-age-discrimination-claims.

67 Age Smart Employer. "The Advantages of Older Workers". 24 maio 2021. Disponível em: https://www.publichealth.columbia.edu/research/age-smart-employer/advantages-older-workers. Raymo, James et al. "Later-Life Employment Preferences and Outcomes: The Role of Mid-Life Work Experiences". *Research on Aging*, vol. 32, pp. 419-466, 2010.

68 Rosen, William. "How the First Broad-Spectrum Antibiotic Emerged from Missouri Dirt". *Popular Science*, 16 maio 2017. Disponível em: https://www.popsci.com/how-first-broad-spectrum-antibiotic-emerged-from-dirt/.

69 Butler, Robert. *The Longevity Revolution: The Benefits and Challenges of Living a Long Life*. Nova York: PublicAffairs, 2008.

70 Chang, E-Shien et al. "Global Reach of Ageism on Older Persons' Health: A Systematic Review". *PLOS ONE*, vol. 15, p. E0220857, 2020. Disponível em: https://doi.org/10.1371/journal.pone.0220857.

71 Loch, Christoph et al. "The Globe: How BMW Is Defusing the Demographic Time Bomb". *Harvard Business Review*, 2020. Disponível em: https://hbr.org/2010/03/the-globe-how-bmw-is-defusing-the-demographic-time-bomb.

72 Conley, Chip. *Wisdom at Work: The Making of a Modern Elder*. Nova York: Currency, 2018, p. 117.

73 Levy, Becca. "Stereotype Embodiment: A Psychosocial Approach to Aging". *Current Directions in Psychological Science*, vol. 18, pp. 332-336, 2009. Estes, Carroll & Binney, Elizabeth. "The Biomedicalization of Aging — Dangers and Dilemmas". *The Gerontologist*, vol. 29, pp. 587-596, 1989.

74 Estes, Carroll; Harrington, Charlene & Pellow, David. "The Medical-Industrial Complex and the Aging Enterprise". In: Estes, Carroll. *Social Policy & Aging: A Critical Perspective*. Thousand Oaks: Sage, 2001, pp. 165-186.

75 Makris, Una et al. "Ageism, Negative Attitudes, and Competing Co-Morbidities — Why Older Adults May Not Seek Care for Restricting Back Pain: A Qualitative Study". *BMC Geriatrics*, vol. 15, p. 39, 2015.

76 Ibid.

77 Aronson, Louise. *Elderhood: Redefining Aging, Transforming Medicine, Reimagining Life*. Nova York: Bloomsbury, 2019.

78 Centers for Disease Control and Prevention. "HIV Surveillance Report", maio 2020. Disponível em: http://www.cdc.gov/hiv/library/reports/hiv-surveillance.html.

79 Butler, Robert. "Dispelling Ageism: The Cross-Cutting Intervention". *The Annals of the American Academy of Political and Social Science*, vol. 503, pp. 138-147, 1989.

80 Meiboom, Ariadne et al. "Why Medical Students Do Not Choose a Career in Geriatrics: A Systematic Review". *BMC Medical Education*, vol. 15, p. 101, 2015.

81 Remmes, Kathryn & Levy, Becca. "Medical School Training and Ageism". In: Palmore, Erdman; Branch, Laurence & Harris, Diane (eds.). *Encyclopedia of Ageism*. Filadélfia: Routledge, 2005.

82 Cayton, Harry. "The Alienating Language of Health Care". *Journal of the Royal Society of Medicine*, vol. 99, pp. 484, 2006.

83 Achenbaum, Andrew. *Robert Butler, MD: Visionary of Healthy Aging*. Nova York: Columbia University Press, 2013, p. 84.

84 Hudson, Joanne et al. "Using Virtual Experiences of Older Age: Exploring Pedagogical and Psychological Experiences of Students". *VRAR*, vol. 18, pp. 61-72, 2019.

85 Existem formas de induzir a empatia sem arriscar o aumento da visão negativa da idade. Por exemplo, um estudo constatou que pedir aos participantes que escrevessem um ensaio a partir do ponto de vista de uma pessoa mais velha reduziu os estereótipos negativos da idade. Galinsky, Adam & Moskowitz, Gordon. "Perspective-Taking: Decreasing Stereotype Expression, Stereotype Accessibility, and In-Group Favoritism". *Journal of Personality and Social Psychology*, vol. 78, pp. 708-724, 2000.

86 Meiboom, Ariadne et al. "Why Medical Students Do Not Choose a Career in Geriatrics: A Systematic Review". *BMC Medical Education*, vol. 15, p. 101, 2015.

87 Siu, Albert & Beck, John. "Physician Satisfaction with Career Choices in Geriatrics". *The Gerontologist*, vol. 30, pp. 529-534, 1990.

88 Wyman, Mary; Shiovitz-Ezra, Sharon & Bengel, Jürgen. "Ageism in the Health Care System: Providers, Patients, and Systems". In: Ayalon, Liat & Tesch-Romer, Clemens (eds.). *Contemporary Perspectives on Ageism*. Nova York: Springer, 2018, pp. 193-212.

89 Chang, E-Shien et al. "Global Reach of Ageism on Older Persons' Health: A Systematic Review". *PLOS ONE*, vol. 15, n.º 1, p. E0220857, 2020. Disponível em: https://doi.org/10.1371/journal.pone.0220857.

90 O método envolveu identificar o excesso de custo devido ao etarismo (que incluiu discriminação etária e visões negativas da idade), que iam além dos custos rotineiros com as próprias doenças. Levy, Becca et al. "Ageism Amplifies Cost and Prevalence of Health Conditions". *The Gerontologist*, vol. 60, pp. 174-181, 2020.

91 Ibid.

92 Kim, David & Basu, Anirban. "Estimating the Medical Care Costs of Obesity in the United States: Systematic Review, Meta-Analysis, and Empirical Analysis". *Value in Health*, vol. 19, pp. 602-613, 2016. Tsai, Adam; Williamson, David & Glick, Henry. "Direct Medical Cost of Overweight and Obesity in the USA: A Quantitative Systematic Review". *Obesity Reviews*, vol. 12, pp. 50-61, 2011.

93 Cedars-Sinai. "LeVar Burton Hosts Cedars-Sinai Celebration of Martin Luther King Jr.". 18 jan. 2021. Disponível em: https://www.cedars-sinai.org/newsroom/levar-burton-hosts-cedars-sinai-celebration-of-martin-luther-king-jr/.

94 Epel, Elissa et al. "More than a Feeling: A Unified View of Stress Measurement for Population Science". *Frontiers in Neuroendocrinology*, vol. 49, pp. 146-169, 2018. McEwen, Bruce. "The Brain on Stress: Toward an Integrative Approach to Brain, Body, and Behavior". *Perspectives on Psychological Science*, vol. 8, pp. 673-675, 2013.

95 Butler, Robert. *The Longevity Revolution: The Benefits and Challenges of Living a Long Life*. Nova York: PublicAffairs, 2008. Id. *Why Survive? Being Old in America*. Nova York: Harper & Row, 2008.

96 Bekiempis, Victoria. "'Alarming Surge' in Anti-Asian Violence Across US Terrifies Community Members". *The Guardian*, 20 fev. 2021. Disponível em: https://www.theguardian.com/us-news/2021/feb/20/anti-asian-violence-us-bigotry.

97 Kim, Janet & McCullough, Rachel. "When It Comes to Aging, Intersectionality Matters". *Caring Across Generations*, 8 jul. 2019. Disponível em: https://caringacross.org/when-it-comes-to-aging-intersectionality-matters/. Creamer, John. "Census Data Shows Inequalities Persist Despite Decline in Poverty for All Major Race and Hispanic Origin Groups". *Lake County News*, 15 set. 2020. Disponível em: https://www.lakeconews.com/news/66713-census-data-shows-inequalities-persist-despite-decline-in-poverty-for-all--major-race-and-hispanic-origin-groups.

98 KAELBER, Lora. "The Invisible Elder: The Plight of the Elder Native American". *Marquette Elder's Advisor*, vol. 3, pp. 46-57, 2012. Ellis, Ralph. "Covid Deadlier for Native Americans than Other Groups". *WebMD*, 5 fev. 2021. Disponível em: https://www.webmd.com/lung/news/20210204/covid-deadlier-for-native-americans-than-other-groups.

9. Libertação individual da idade: como libertar sua mente

1 MAROTTOLI, Richard & COUGHLIN, Joseph. "Walking the Tightrope: Developing a Systems Approach to Balance Safety and Mobility for Anaging Society". *Journal of Aging & Social Policy*, vol. 23, pp. 372-383, 2011. Tortorello, Michael. "How Seniors Are Driving Safer, Driving Longer". *Consumer Reports*, 1º jun. 2017. Disponível em: https://www.consumerreports.org/elderly-driving/how-seniors-are-driving-safer-driving-longer/. Leefeldt, Ed & Danise, Amy. "Senior Drivers Are Safer than Previously Thought". *Forbes*, 16 mar. 2021. Disponível em: https://www.forbes.com/advisor/car-insurance/seniors-driving-safer/. American Occupational Therapy Association. "Myths and Realities about Older Drivers". Disponível em: https://www.aota.org/Practice/Productive-Aging/Driving/Clients/Concern/Myths.aspx.

2 WILLIAMS, Kristine; KEMPER, Susan & HUMMERT, Mary. "Enhancing Communication with Older Adults: Overcoming Elderspeak". *Journal of Psychosocial Nursing and Mental Health Services*, vol. 43, pp. 12-16, 2005.

3 CORWIN, Anna. "Overcoming Elderspeak: A Qualitative Study of Three Alternatives". *The Gerontologist*, vol. 58, pp. 724-729, 2018.

4 LEVY, Becca et al. "Subliminal Strengthening: Improving Older Individuals' Physical Function Over Time with an Implicit-Age Stereotype Intervention". *Psychological Science*, vol. 25, pp. 2127-2135, 2014.

5 FERRO, Shaunacy. "The 'Scully Effect' Is Real: Female *X-Files* Fans More Likely to Go into stem". *Mental Floss*, 18 abr. 2018. Disponível em: https://www.mentalfloss.com/article/540530/scully-effect-female-x-files-viewers-stem-careers.

6 LEVY, Becca et al. "Subliminal Strengthening: Improving Older Individuals' Physical Function Over Time with an Implicit-Age Stereotype Intervention". *Psychological Science*, vol. 25, pp. 2127-2135, 2014.

7 LANGER, Ellen. *Counter Clockwise: Mindful Health and the Power of Possibility*. Nova York: Ballantine Books, 2009.

8 DASGUPTA, Nilanjana & GREENWALD, Anthony. "On the Malleability of Automatic Attitudes: Combating Automatic Prejudice with Images of Admired and Disliked Individuals". *Journal of Personality and Social Psychology*, vol. 81, pp. 800-814, 2001.

9 FUNG, Helene et al. "Positive Portrayals of Old Age Do Not Always Have Positive Consequences". *The Journals of Gerontology (Series B): Psychological Sciences and Social Sciences*, vol. 70, pp. 913-924, 2015.

10 LOWSKY, David et al. "Heterogeneity in Healthy Aging". *The Journals of Gerontology (Series A): Biological Sciences and Medical Sciences*, vol. 69, pp. 640-649, 2014.

11 APPLEWHITE, Ashton. *This Chair Rocks: A Manifesto Against Ageism*. S. l.: Networked Books, 2016.

12 PLAUT, Victoria et al. "Do Color Blindness and Multiculturalism Remedy or Foster Discrimination and Racism?". *Current Directions in Psychological Science*, vol. 27, pp. 200-206, 2018.

13 KRAJESKI, Jenna. "This Is Water". *The New Yorker*, 19 set. 2008. Disponível em: https://www.newyorker.com/books/page-turner/this-is-water.

14 PACIFIC STANDARD. "There's a Name for That: The Baader-Meinhof Phenomenon". 14 jun. 2017. Disponível em: https://psmag.com/social-justice/theres-a-name-for-that-the-baader-meinhof-phenomenon-59670.

15 BURNES, David et al. "Interventions to Reduce Ageism Against Older Adults: A Systematic Review and Meta-Analysis". *American Journal of Public Health*, vol. 109, pp. E1-E9, 2019. Disponível em: https://doi.org/10.2105/ajph.2019.305123.

16 ROSS, Lee. "The Intuitive Psychologist and His Shortcomings: Distortions in the Attribution Process". In: BERKOWITZ, Leonard (ed.). *Advances in Experimental Social Psychology*. Nova York: Academic Press, 1977, pp. 173-220.

17 SKURNIK, Ian et al. "How Warnings about False Claims Become Recommendations". *Journal of Consumer Research*, vol. 31, pp. 713-724, 2005. Tucker, Joan; Klein, David & Elliott, Marc. "Social Control of Health Behaviors: A Comparison of Young, Middle-Aged, and Older Adults". *The Journals of Gerontology (Series B): Psychological Sciences and Social Sciences*, vol. 59, pp. 147-150, 2004. Cotter, Kelly. "Health-Related Social Control Over Physical Activity: Interactions with Age and Sex". *Journal of Aging Research*, 2012. Disponível em: https://doi.org/10.1155/2012/321098.

18 NATIONAL ACADEMIES OF SCIENCES, ENGINEERING, AND MEDICINE. *Integrating Social Care into the Delivery of Health Care: Moving Upstream to Improve the Nation's Health*. Washington: The National Academies Press, 2019. Disponível em: https://doi.org/10.17226/25467.

19 LEVY, Becca et al. "Active Coping Shields Against Negative Aging Self-Stereotypes Contributing to Psychiatric Conditions". *Social Science and Medicine*, vol. 228, pp. 25-29, 2019.

20 APPLEWHITE, Ashton. "Anonymous Asked: What Are Your Thoughts on the Phrase 'for the Young at Heart'?". *Yo, Is This Ageist?*, 22 fev. 2021. Disponível em: https://yoisthisageist.com/post/643858583006707712/what-are-your-thoughts-on-the-phrase-for-the.

21 VOGUE. "Madonna on Motherhood and Fighting Ageism: 'I'm Being Punished for Turning 60'". 3 maio 2019. Disponível em: https://www.vogue.co.uk/article/madonna-on-ageing-and-motherhood.

22 DE SOUZA, Alison. "Ageism Exists in Hollywood, Says Robert De Niro". *The Straits Times*, 23 set. 2015. Disponível em: https://www.straitstimes.com/lifestyle/entertainment/ageism-exists-in-hollywood-says-robert-de-niro-72.

23 HSU, Tiffany. "Older People Are Ignored and Distorted in Ageist Marketing, Report Finds". *The New York Times*, 23 set. 2019. Disponível em: https://www.nytimes.com/2019/09/23/business/ageism-advertising-aarp.html.

24 DAN, Avi. "Is Ageism the Ugliest 'Ism' on Madison Ave?". *Forbes*, 13 set. 2016. Disponível em: https://www.forbes.com/sites/avidan/2016/09/13/is-ageism-the-ugliest-ism-on-madison-avenue/?sh=695108ae557c.

25 LOVE Has no Labels: Diversity and Inclusion. Produção: Ad Council. 3 mar. 2015. Disponível em: https://www.youtube.com/watch?v=PnDgZuGIhHs.

10. Libertação societal da idade: um novo movimento social

1 DYCHTWALD, Ken. "Remembering Maggie Kuhn: Gray Panthers Founder on the 5 Myths of Aging". *HuffPost*, 31 maio 2012. Disponível em: http://www.huffingtonpost.com/ken-dychtwald/the-myths-of-aging_b_1556481.html.

2 DOUGLAS, Susan. "The Forgotten History of the Radical 'Elders of the Tribe'". *The New York Times*, 8 set. 2020. Disponível em: https://www.nytimes.com/2020/09/08/opinion/sunday/gray-panthers-maggie-kuhn.html.

3 FOLKART, Burt. "Maggie Kuhn, 89; Iconoclastic Founder of Gray Panthers". *Los Angeles Times*, 23 abr. 1995. Disponível em: https://www.latimes.com/archives/la-xpm-1995-04-23-mn-58042-story.html. La Jeunesse, Marilyn. "Who Was Maggie Kuhn, Co-Founder of the Elder Activist Group the Gray Panthers?". *Teen Vogue*, 2 ago. 2019. Disponível em: https://www.teenvogue.com/story/who-was-maggie-kuhn-co-founder-elder-activist-group-gray-panthers.

4 La Jeunesse, Marilyn. "Who Was Maggie Kuhn, Co-Founder of the Elder Activist Group the Gray Panthers?". *Teen Vogue*, 2 ago. 2019. Disponível em: https://www.teenvogue.com/story/who-was-maggie-kuhn-co-founder-elder-activist-group-gray-panthers.

5 Butler, Robert. *Why Survive? Being Old in America*. Nova York: Harper & Row, 1975, p. 341.

6 Mapes, Jeff. "Senator Ron Wyden, Who Started Career as Senior Advocate, Is Now 65". *The Oregonian*, 10 jan. 2019. Disponível em: https://www.oregonlive.com/mapes/2014/05/sen_ron_wyden_who_started_care_1.html.

7 Pew Research Center. "Attitudes on Same-Sex Marriage". 14 maio 2019. Disponível em: https://www.pewforum.org/fact-sheet/changing-attitudes-on-gay-marriage/. McCarthy, Justin. "U. S. Support for Gay Marriage Stable at 63%". *Gallup*, 22 maio 2019. Disponível em: https://news.gallup.com/poll/257705/support-gay-marriage-stable.aspx.

8 Morris, Aldon. *The Origins of the Civil Rights Movement: Black Communities Organizing for Change*. Nova York: Free Press, 1984. Levy, Becca. "Age-Stereotype Paradox: A Need and Opportunity for Social Change". *The Gerontologist*, vol. 57, pp. 118-126, 2017.

9 McAdam, Doug. *Political Process and the Development of the Black Insurgency (1930-1970)*. Chicago: The University of Chicago Press, 1982.

10 Morris, Aldon. *The Origins of the Civil Rights Movement: Black Communities Organizing for Change*. Nova York: Free Press, 1984.

11 Levy, Becca. "Age-Stereotype Paradox: Opportunity for Social Change". *Gerontologist*, vol. 57, pp. 118-126, 2017.

12 Theatre of the Oppressed nyc. "April 12 Recap: The Runaround". 24 abr. 2018. Disponível em: https://www.tonyc.nyc/therunaroundrecap.

13 Last F**kable Day. Produção: Comedy Central. Roteiro: Amy Schumer. 22 abr. 2015. Disponível em: https://www.youtube.com/watch?v=XPpsI8mWKmg.

14 Bunis, Dena. "The Immense Power of the Older Voter". *AARP*, 30 abr. 2018. Disponível em: https://www.aarp.org/politics-society/government-elections/info-2018/power=role--older-voters.html.

15 Thompson, Lee; Barnett, J. R. & Pearce, Jamie. "Scared Straight? Fear-Appealanti-Smoking Campaigns, Risk, Self-Efficacy and Addiction". *Health, Risk & Society*, vol. 11, pp. 181-196, 2009. Van Reek, Jan & Adriaanse, Hans. "Anti-Smoking Information and Changes of Smoking Behaviour in the Netherlands, Uk, Usa, Canada and Australia". In: Leathar, D. S. et al (eds.). *Health Education and the Media II*. Oxford: Pergamon, 1986, pp. 45-50.

16 Best, Wayne. "Gray Is the New Black: Baby Boomers Still Outspend Millennials". *Visa*, 17 dez. 2018. Disponível em: https://usa.visa.com/partner-with-us/visa-consulting-analytics/baby-boomers-still-outspend-millennials.html.

17 International Longevity Centre-uk. "'Neglected': Opportunities of Ageing Could Add 2% to uk gdp". *Global Coalition on Aging*, 5 dez. 2019. Disponível em: https://globalcoalitiononaging.com/2019/12/05/neglected-opportunities-of-ageing-could-add-2-to-uk-gdp/.

18 Robinson, Tom et al. "The Portrayal of Older Characters in Disney Animated Films". *Journal of Aging Studies*, vol. 21, pp. 203-213, 2007. Kessler, Eva-Marie; Rakoczy, Katrin & Staudinger, Ursula. "The Portrayal of Older People in Prime Time Television Series: The Match with Gerontological Evidence". *Ageing and Society*, vol. 24, pp. 531-552, 2004.

19 Levy, Becca et al. "Facebook as a Site for Negative Age Stereotypes". *Gerontologist*, vol. 54, pp. 172-176, 2014.

20 Haasch, Palmer. "All the Celebrities Protesting Facebook and Instagram by Pausing Social Posts on Stop Hate for Profit Day". *Insider*, 16 set. 2020. Disponível em: https://www.insider.com/celebrities-kim-kardashian-stop-hate-for-profit-instagram-facebook-boycott--protest-2020. Stop Hate for Profit. Disponível em: https://www.stophateforprofit.org.

Frenkel, Sheera. "Facebook Bans Content about Holocaust Denial from Its Site". *The New York Times*, 20 out. 2020. Disponível em: https://www.nytimes.com/2020/10/12/technology/facebook-bans-holocaust-denial-content.html.

21 LEVY, Becca et al. "Ageism Amplifies Cost and Prevalence of Health Conditions". *The Gerontologist*, vol. 60, pp. 174-181, 2020.

22 LI, Zhe & DALAKER, Joseph. "Poverty Among the Population Aged 65 and Older". Congressional Research Service, 14 abr. 2021. Disponível em: https://fas.org/sgp/crs/misc/R45791.pdf.

23 CHARLTON, James. *Nothing About Us Without Us: Disability Oppression and Empowerment*. Berkeley: University of California Press, 2000.

24 CALVARIO, Liz. "Reese Witherspoon Proudly Embraces Her Fine Lines and Gray Hair". ET, 18 abr. 2019. Disponível em: https://www.etonline.com/reese-witherspoon-proudly-embraces-her-fine-lines-and-gray-hair-123665.

25 Nomes e detalhes foram mudados para proteger a privacidade das participantes do Salão das Rugas.

26 KENDI, Ibram. *How to Be an Antiracist*. Nova York: One World, 2019, pp. 113-114.

27 Now THIS. "At 67 Years Old, JoAni Johnson Is the New Face of Rihanna's Fenty Fashion Line". 29 maio 2019. Disponível em: https://nowthisnews.com/videos/her/joanijohnson-is-the-new-face-of-rihannas-fenty-fashion-line. Hicklin, Aaron. "JoAni Johnson: The Sexagenarian Model Defying Convention". *The Guardian*, 15 set. 2019. Disponível em: https://www.theguardian.com/fashion/2019/sep/15/joani-johnson-model-fenty-career-began-at-65-ageing-interview. Foussianes, Chloe. "Rihanna Casts JoAni Johnson, a Stunning 68-Year-Old Model, in Her Fenty Campaign". *Town & Country*, 28 maio 2019. Disponível em: https://www.townandcountrymag.com/style/fashion-trends/a27610015/rihanna-joani-johnson-fenty-older-model/. Coley, Phyllis. "JoAni Johnson: 67-Year-Old Model Personally Picked by Rihanna for Fenty". *Spectacular Magazine*, 12 jan. 2020. Disponível em: https://spectacularmag.com/2020/01/12/joani-johnson-67-year-old-model-personally-picked-by-rihanna-for-fenty/.

28 LEWIS, Denise; DESIREE, Katalin & SEPONSKI, Desiree. "Awakening to the Desires of Older Women: Deconstructing Ageism Within Fashion Magazines". *Journal of Aging Studies*, vol. 25, pp. 101-109, 2011.

29 EWING, Aliya. "Senior Slay: JoAni Johnson, 68, Proves Ageless Beauty, Grace, and Power". *The Root*, 27 maio 2019. Disponível em: https://theglowup.theroot.com/senior-slay-joani-johnson-68-proves-ageless-beauty-1835048108.

30 ORGANIZAÇÃO MUNDIAL DA SAÚDE. "Combatting Ageism". 2021. Disponível em: https://www.who.int/teams/social-determinants-of-health/demographic-change-and-healthy-ageing/combatting-ageism.

31 CENTOLA, Damon et al. "Experimental Evidence for Tipping Points in Social Convention". *Science*, vol. 360, pp. 1116-1119, 2018.

32 SZMIGIERA, M. "Distribution of the Global Population in 2020, by Age Group and World Region". *Statista*, 30 mar. 2021. Disponível em: https://www.statista.com/statistics/875605/percentage-share-of-world-population-by-age-and-by-world-region/.

EPÍLOGO: Uma cidade livre do etarismo

1 A descrição de Greensboro é baseada em entrevistas que fiz com seus moradores. Para transmitir o senso de interconectividade, um aspecto proeminente e admirável da cidade, mesclei essas entrevistas e as situei no contexto de Greensboro.

2 BEACH, Brian & BAMFORD, Sally-Marie. *Isolation: The Emerging Crisis for Older Men*. Londres: International Longevity Center-UK, 2014.

3 GREENSBORO HISTORICAL SOCIETY. *The History of Greensboro: The First Two Hundred Years*. Greensboro: Greensboro Historical Society, 1990.

Apêndice 1: Método ccc para reforçar visões positivas da idade

1 Por exemplo, ver Levy, Becca et al. "Subliminal Strengthening: Improving Older Individuals' Physical Function Over Time with an Implicit-Age Stereotype Intervention". *Psychological Science*, vol. 25, pp. 2127-2135, 2014.

2 Donlon, Margie & Levy, Becca. "Re-Vision of Older Television Characters: Stereotype-Awareness Intervention". *Journal of Social Issues*, vol. 61, pp. 307-319, 2005.

3 Simons, Daniel et al. "Do 'Brain Training' Programs Work?". *Psychological Science in Public Interest*, vol. 17, pp. 103-186, 2016. Federal Trade Commission. "Lumosity to Pay $2 Million to Settle ftc Deceptive Advertising Charges for Its 'Brain Training' Program". 5 jan. 2016. Disponível em: https://www.ftc.gov/news-events/press-releases/2016/01/lumosity-pay-2-million-settle-ftc-deceptive-advertising-charges.

4 Leblanc, Rick. "Recycling Beliefs Vary Between Generations". *The Balance Small Business*, 12 mar. 2019. Disponível em: https://www.thebalancesmb.com/who-recycles-more-young-or-old-2877918.

5 Hall, David. "Anatomy of a Super Bowl Ad: Behind the Scenes with E-Trade's Ode to Retirement". *AdAge*, 4 fev. 2018. Disponível em: https://adage.com/article/special-report-super-bowl/anatomy-a-super-bowl-ad-scenes-e-trade/312230.

6 Thomas, Patrick. "E-Tradeprofits Jump, New Users Added". *The WallStreet Journal*, 17 abr. 2019. Disponível em: https://www.wsj.com/articles/e-trade-profit-jumps-new-users-added-11555536789.

Apêndice 2: Munição para desmascarar estereótipos negativos de idade

1 Gutchess, Angela. "Plasticity of the Aging Brain: New Directions in Cognitive Neuroscience". *Science*, vol. 346, pp. 579-582, 2014.

2 Roring, Roy & Charness, Neil. "A Multilevel Model Analysis of Expertise in Chess Across the Life Span". *Psychology and Aging*, vol. 22, pp. 291-299, 2007.

3 Mireles, David & Charness, Neil. "Computational Explorations of the Influence of Structured Knowledge on Age-Related Cognitive Decline". *Psychology and Aging*, vol. 17, pp. 245-259, 2002.

4 Park, Denise et al. "The Impact of Sustained Engagement on Cognitive Function in Older Adults: The Synapse Project". *Psychological Science*, vol. 25, pp. 103-112, 2014.

5 Langa, Kenneth et al. "A Comparison of the Prevalence of Dementia in the United States in 2000 and 2012". *jama Internal Medicine*, vol. 177, pp. 51-58, 2017.

6 2021 Alzheimer's Disease Facts and Figures. *Alzheimer's & Dementia*, vol. 17, pp. 391-460, 2021.

7 Wolters, Frank et al. "Twenty-Seven-Year Time Trends in Dementia Incidence in Europe and the United States". *The Alzheimer Cohorts Consortium*, vol. 95, pp. E519-E531, 2020.

8 Levy, Becca et al. "Reducing Cardiovascular Stress with Positive Self-Stereotypes of Aging". *The Journals of Gerontology (Series B): Psychological Sciences and Social Sciences*, vol. 55, pp. 205-213, 2000.

9 Levy, Becca et al. "Longevity Increased by Positive Self-Perceptions of Aging". *Journal of Personality and Social Psychology*, vol. 83, pp. 261-270, 2002.

10 Levy, Becca & Myers, Lindsey. "Preventive Health Behaviors Influenced by Self-Perceptions of Aging". *Preventive Medicine*, vol. 39, pp. 625-629, 2004.

11 Levy, Becca et al. "Memory Shaped by Age Stereotypes Over Time". *The Journals of Gerontology (Series B): Psychological Sciences and Social Sciences*, vol. 67, pp. 432-436, 2012.

12 LEVY, Becca et al. "When Culture Influences Genes: Positive Age Beliefs Amplify the Cognitive-Aging Benefit of apoE e2". *The Journals of Gerontology (Series B): Psychological Sciences and Social Sciences*, vol. 75, pp. E198-E203, 2020.

13 LEVY, Becca et al. "Association Between Positive Age Stereotypes and Recovery from Disability in Older Persons". JAMA, vol. 308, pp. 1972-1973, 2012. Organização Mundial da Saúde. "who Guidelines on Physical Activity and Sedentary Behavior". 2020. Disponível em: https://www.who.int/publications/i/item/9789240015128. Acesso em: 13 jul. 2021.

14 THOMAS, Michael et al. "Paradoxical Trend for Improvement in Mental Health with Aging: A Community-Based Study of 1,546 Adults Aged 21-100 Years". *The Journal of Clinical Psychiatry*, vol. 77, pp. E1019-E1025, 2016. Disponível em: https://doi.org/10.4088/JCP.16m10671. Fiske, Amy; Wetherell, Julie & Gatz, Margaret. "Depression in Older Adults". *Annual Review of Clinical Psychology*, vol. 5, pp. 363-389, 2009. Villarroel, Maria & Terlizzi, Emily. "Symptoms of Depression Among Adults: United States, 2019". *National Center for Health Statistics Data Brief*, 2020. Disponível em: https://www.cdc.gov/nchs/data/databriefs/db379-H.pdf.

15 SEGAL, Daniel; QUALLS, Sara & SMYER, Michael. *Aging and Mental Health*. Hoboken: Wiley Blackwell, 2018.

16 CUIJPERS, Pim et al. "Psychotherapy for Depression Across Different Age Groups: A Systematic Review and Meta-Analysis". JAMA *Psychiatry*, vol. 77, pp. 694-702, 2020.

17 AGE SMART EMPLOYER. "The Advantages of Older Workers". 24 maio 2021. Disponível em: https://www.publichealth.columbia.edu/research/age-smart-employer/advantages-older-workers.

18 BORSCH-SUPAN, Axel. "Myths, Scientific Evidence and Economic Policy in an Aging World". *The Journal of the Economics of Ageing*, vol. 1-2, pp. 3-15, 2013.

19 CONLEY, Chip. *Wisdom at Work: The Making of a Modern Elder*. Nova York: Currency, 2018.

20 Ibid. LOCH, Christoph et al. "The Globe: How BMW Is Defusing the Demographic Time Bomb". *Harvard Business Review*, 2010. Disponível em: https://hbr.org/2010/03/the-globe-how-bmw-is-defusing-the-demographic-time-bomb. Conley, Chip. *Wisdom at Work: The Making of a Modern Elder*. Nova York: Currency, 2018.

21 FRUMKIN, Howard; FRIED, Linda & MOODY, Rick. "Aging, Climate Change, and Legacy Thinking". *American Journal of Public Health*, vol. 102, pp. 1434-1438, 2012.

22 KONRATH, Sara et al. "Motives for Volunteering Are Associated with Mortality Risk in Older Adults". *Healthy Psychology*, vol. 31, pp. 87-96, 2012.

23 BENEFACTOR. "Sixty and Over: Elders and Philanthropic Investments". Disponível em: https://benefactorgroup.com/sixty-and-over-elders-and-philanthropic-investments/.

24 Id. "Marketing to Seniors and Boomers: Ten Things You Need to Know". Disponível em: https://www.comingofage.com/marketing-to-seniors-and-boomers/.

25 LEBLANC, Rick. "Recycling Beliefs Vary Between Generations". The Balance Small Business, 12 mar. 2019. Disponível em: https://www.thebalancesmb.com/who-recycles-more-young-or-old-2877918.

26 MAYR, Ulrich & FREUND, Alexandra. "Do We Become More Prosocial as We Age, and If So, Why?". *Current Directions in Psychological Science*, vol. 29, pp. 248-254, 2020. Lockwood, Patricia et al. "Aging Increases Prosocial Motivation for Effort". *Psychological Science*, vol. 32, pp. 668-681, 2021.

27 BETTS, Lisa et al. "Aging Reduces Center-Surround Antagonism in Visual Motion Processing". *Neuron*, vol. 45, pp. 361-366, 2005.

28 GROSSMANN, Igor et al. "Reasoning About Social Conflicts Improves into Old Age". *Proceedings of the National Academy of Sciences*, vol. 107, pp. 7246-7250, 2010.

29 PENNEBAKER, James & STONE, Lori. "Words of Wisdom: Language Use Over the Life Span". *Journal of Personality and Social Psychology*, vol. 85, pp. 291-301, 2003.

30 Associação Americana de Psicologia. "Memory and Aging". 2021. Disponível em: https://www.apa.org/pi/aging/memory-and-aging.pdf. Nyberg, Lars et al. "Selective Adult Age Differences in an Age-Invariant Multifactor Model of Declarative Memory". *Psychology and Aging*, vol. 18, pp. 149-160, 2003.

31 Arkowitz, Hal & Lilienfeld, Scott. "Memory in Old Age Can Be Bolstered". *Scientific American*, 1º nov. 2012. Disponível em: https://www.scientificamerican.com/article/memory-in-old-age-can-be-bolstered/.

32 Belleville, Sylvie et al. "Improvement of Episodic Memory in Persons with Mild Cognitive Impairment and Healthy Older Adults: Evidence from a Cognitive Intervention Program". *Dementia and Geriatric Cognitive Disorders*, vol. 22, pp. 486-499, 2006.

33 Zimmermann, Nicolle et al. "Working Memory Training and Poetry-Based Stimulation Programs: Are There Differences in Cognitive Outcome in Healthy Older Adults?". *NeuroRehabilitation*, vol. 35, pp. 159-170, 2014.

34 Levy, Becca et al. "Memory Shaped by Age Stereotypes Over Time". *The Journals of Gerontology (Series B): Psychological Sciences and Social Sciences*, vol. 67, pp. 432-436, 2012.

35 Levy, Becca & Leifheit-Limson, Erica. "The Stereotype-Matching Effect: Greater Influence on Functioning When Age Stereotypes Correspond to Outcomes". *Psychology and Aging*, vol. 24, pp. 230-233, 2009.

36 Marottoli, Richard & Coughlin, Joseph. "Walking the Tightrope: Developing a Systems Approach to Balance Safety and Mobility for an Aging Society". *Journal of Aging & Social Policy*, vol. 23, pp. 372-383, 2011. Leefeldt, Ed & Danise, Amy. "Senior Drivers Are Safer than Previously Thought". *Forbes*, 16 mar. 2021. Disponível em: https://med.fsu.edu/sites/default/files/news-publications/print/Senior%20Drivers%20Are%20Safer%20Than%20Previously%20Thought%20-%20Forbes%20Advisor.pdf. Associação Americana de Terapia Ocupacional. "Myths and Realities about Older Drivers". Disponível em: https://www.aota.org/Practice/ProductiveAging/Driving/Clients/Concern/Myths.aspx.

37 Bergal, Jenni. "Should Older Drivers Face Special Restrictions?". *Pew Charitable Trusts*, 15 dez. 2016. Disponível em: https://www.pewtrusts.org/en/research-and-analysis/blogs/stateline/2016/12/15/should-older-drivers-face-special-restrictions.

38 Tortorello, Michael. "How Seniors Are Driving Safer, Driving Longer". *Consumer Reports*, 1º jun. 2017. Disponível em: https://www.consumerreports.org/elderly-driving/how-seniors-are-driving-safer-driving-longer/.

39 Bunis, Dena. "Two-Thirds of Older Adults Are Interested in Sex, Poll Says". AARP, 3 maio 2018. Disponível em: https://www.aarp.org/health/healthy-living/info-2018/older-sex-sexual-health-survey.html.

40 Kalra, Gurvinder; Subramanyam, Alka & Pinto, Charles. "Sexuality: Desire, Activity and Intimacy in the Elderly". *Indian Journal of Psychiatry*, vol. 53, pp. 300-306, 2011.

41 Azoulay, Pierre et al. "Age and High Growth Entrepreneurship". *American Economic Review: Insights*, vol. 2, nº 1, 2020. Disponível em: https://ssrn.com/abstract=3158929.

42 Rietzschel, Eric; Zacher, Hannes & Stroebe, Wolfgang. "A Lifespan Perspective on Creativity and Innovation at Work". *Work, Aging and Retirement*, vol. 2, pp. 105-129, 2016.

43 American Psychological Association Office on Aging. "Older Adults' Health and Age-Related Changes: Reality versus Myth". 2017. Disponível em: https://www.apa.org/pi/aging/resources/guides/myth-reality.pdf.

44 Swayne, Matt. "Consider Older Adults as 'Leaders in Innovation'". *Futurity*, 2019. Disponível em: https://www.futurity.org/leaders-in-innovation-aging-older-adults-2094222-2/.

45 AARP. "2020 Tech and the 50+ Survey". Dez. 2019. Disponível em: https://www.aarp.org/content/dam/aarp/research/surveys_statistics/technology/2019/2020-tech-trends-survey.doi.10.26419-2Fres.00329.001.pdf.
46 CZAJA, Sara et al. *Designing for Older Adults: Principles and Creative Human Factors Approaches*. Boca Raton: CRC Press, 2019.
47 PONTIN, Jason. "Seven Over Seventy". MIT *Technology Review*, 13 ago. 2013. Disponível em: https://www.technologyreview.com/2013/08/21/176715/seven-over-70-4/.
48 NATIONAL INSTITUTE ON AGING. "Quit Smoking for Older Adults". 17 jan. 2019. Disponível em: https://www.nia.nih.gov/health/quitting-smoking-older-adults. Yassine, Hussein et al. "Effects of Exercise and Caloric Restriction on Insulin Resistance and Cardiometabolic Risk Factors in Older Obese Adults — A Randomized Clinical Trial". *The Journals of Gerontology (Series A): Biomedical Sciences and Medical Sciences*, vol. 64, pp. 90-95, 2009.
49 Ibid.
50 HARDY, Susan & GILL, Thomas. "Recovery from Disability Among Community-Dwelling Older Persons". *JAMA*, vol. 291, pp. 1596-1602, 2004. Levy, Becca et al. "Association Between Positive Age Stereotypes and Recovery from Disability in Older Persons". *JAMA*, vol. 308, pp. 1972-1973, 2012.

APÊNDICE 3: Convocação para acabar com o etarismo estrutural

1 IRVING, Paul. *The Upside of Aging: How Long Life Is Changing the World of Health, Work, Innovation, Policy, and Purpose*. Hoboken: Wiley, 2014, p. xxi.
2 CHANG, E-Shien et al. "Global Reach of Ageism on Older Persons' Health: A Systematic Review". *PLOS ONE*, 2020. Disponível em: https://doi.org/10.1371/journal.pone.0220857.
3 YOUNG, Pierre & OLSEN, Leigh. *The Healthcare Imperative: Lowering Costs and Improving Outcomes*. S. ed.: National Academy of Sciences, 2010. Disponível em: https://www.ncbi.nlm.nih.gov/books/NBK53906/.
4 TINETTI, Mary et al. "Outcome Goals and Health Care Preferences of Older Adults with Multiple Chronic Conditions". *JAMA Network Open*, vol. 4, nº 3, p. E211271, 2021. Disponível em: https://doi.org/10.1001/jamanetworkopen.2021.1271. Tinetti, Mary; Naik, Aanand & Dindo, Lilian. *Conversation Guide and Manual for Identifying Patients' Health Priorities*. S. ed.: Patient Priorities Care, 2018. Disponível em: https://patientpriorities-care.org/wp-content/uploads/2018/11/Conversation-Guide-and-Manual-for-Identifying--Patients27-Health-Priorities.pdf.
5 SOUTHERLAND, Lauren et al. "Concepts in Practice: Geriatric Emergency Departments". *Annals of Emergency Medicine*, vol. 75, pp. 162-170, 2020. Hwang, Ula et al. "Association of a Geriatric Emergency Department Innovation Program with Cost Outcomes Among Medicare Beneficiaries". *JAMA Network Open*, vol. 4, pp. E2037334-E2037334, 2021.
6 Nos EUA, o salário anual médio dos geriatras é 189.879 dólares, segundo o Salary.com. Isso é menos da metade do salário médio de um cirurgião ortopédico ou de um cardiologista. Os geriatras ganham menos porque o Medicare é seu principal pagador, e seus reembolsos são historicamente menores que os dos planos de saúde privados. HAFNER, Katie. "As Population Ages, Where Are the Geriatricians?". *The New York Times*, 25 jan. 2016. Disponível em: https://www.nytimes.com/2016/01/26/health/where-are-the-geriatricians.html. Castellucci, Maria. "Geriatrics Still Failing to Attract New Doctors". *Modern Healthcare*, 27 fev. 2018. Disponível em: https://www.modernhealthcare.com/article/20180227/NEWS/180229926/geriatics-still-failing-to-attract-new-doctors.
7 MASSACHUSETTS CARE PLANNING COUNCIL. "About Geriatric Health Care". 2013. Disponível em: https://www.caremassachusetts.org/services_members/09_about_geriatric_medical_care.htm. Hafner, Katie. "As Population Ages, Where Are the Geriatricians?". *The*

New York Times, 25 jan. 2016. Disponível em: https://www.nytimes.com/2016/01/26/health/where-are-the-geriatricians.html.

8   McGinnis, Sandra & Moore, Jean. "The Impact of the Aging Population on the Health Workforce in the United States — Summary of Key Findings". *Cahiers de Sociologie et de Démographie Médicales*, vol. 46, pp. 193-220, abr.-jun. 2006. Bardach, Shoshana & Rowles, Graham. "Geriatric Education in the Health Professions: Are We Making Progress?". *The Gerontologist*, vol. 52, pp. 607-618, 2012.

9   Fulmer, Terry et al. "Actualizing Better Health and Health Care for Older Adults". *Health Affairs*, vol. 40, pp. 219-225, 2021. Institute of Medicine, Committee on the Future Health Care Workforce for Older Americans. *Retooling for an Aging America: Building the Health Care Workforce*. Washington: National Academies Press, 2008.

10 Seegert, Liz. "Doctors Are Ageist — And It's Harming Older Patients". *NBC News*, 26 jun. 2019. Disponível em: https://www.nbcnews.com/think/opinion/doctors-are-ageist-it-s-harming-older-patients-ncna1022286. Makris, Uma et al. "Ageism, Negative Attitudes, and Competing Co-Morbidities — Why Older Adults May Not Seek Care for Restricting Back Pain: A Qualitative Study". *BMC Geriatrics*, vol. 15, pp. 39, 2015. Disponível em: https://doi.org/10.1186/s12877-015-0042-z.

11 Bodner, Ehud; Palgi, Yuval & Wyman, Mary. "Ageism in Mental Health Assessment and Treatment of Older Adults". In: Ayalon, Liat & Tesch-Romer, Clemens (eds.). *Contemporary Perspectives on Ageism*. Nova York: Springer, 2018. Bouman, Walter & Arcelus, Jon. "Are Psychiatrists Guilty of 'Ageism' When It Comes to Taking a Sexual History?". *International Journal of Geriatric Psychiatry*, vol. 16, pp. 27-31, 2001. Lileston, Randy. "STD Rates Keep Rising for Older Adults". *AARP*, 28 set. 2017. Disponível em: https://www.aarp.org/health/conditions-treatments/info-2017/std-exposure-rises-older-adults-fd.html.

12 Johnson, Steven. "Payment Headaches Hinder Progress on Mental Health Access". *Modern Healthcare*, 8 out. 2016. Disponível em: https://www.modernhealthcare.com/article/20161008/MAGAZINE/310089981/payment-headaches-hinder-progress-on-mental-health-access.

13 Chibanda, Dixon et al. "Effect of a Primary Care-Based Psychological Intervention on Symptoms of Common Mental Disorders in Zimbabwe: A Randomized Clinical Trial". *JAMA*, vol. 316, pp. 2618-2626, 2016.

14 Aging in Place. "The Facts Behind Senior Hunger". Jun. 2021. Disponível em: https://aginginplace.org/the-facts-behind-senior-hunger/. America's Health Ratings. "Poverty 65+". 2021. Disponível em: https://www.americashealthrankings.org/explore/senior/measure/poverty_sr/state/ALL. Nagourney, Adam. "Old and on the Street: The Graying of America's Homeless". *The New York Times*, 31 maio 2016. Disponível em: https://www.nytimes.com/2016/05/31/us/americas-aging-homeless-old-and-on-the-street.html.

15 U. S. Department of Labor. "Legal Highlight: The Civil Rights Act of 1964". Disponível em: https://www.dol.gov/agencies/oasam/civil-rights-center/statutes/civil-rights-act-of-1964.

16 Yale Law School. "Bethany Brown Discusses Human Rights Violations in US Nursing Homes". 24 abr. 2018. Disponível em: https://law.yale.edu/yls-today/news/bethany-brown-discusses-human-rights-violations-us-nursing-homes. Flamm, Hannah et al. "'They Want Docile': How Nursing Homes in the United States Overmedicate People with Dementia". Human Rights Watch, 2018. Disponível em: https://www.hrw.org/report/2018/02/05/they-want-docile/how-nursing-homes-united-states-overmedicate-people-dementia#_ftn64. Ray, Wayne; Federspiel, Charles & Schaffner, William. "A Study of Antipsychotic Drug Use in Nursing Homes: Epidemiologic Evidence Suggesting Misuse". *American Journal of Public Health*, vol. 70, pp. 485-491, 1980. Thomas, Katie; Gebeloff, Robert & Silver-Greenberg, Jessica. "Phony Diagnoses Hide High Rates of Drugging

at Nursing Homes". *The New York Times*, 11 set. 2021. Disponível em: https://www.nytimes.com/2021/09/11/health/nursing-homes-schizophrenia-antipsychotics.html.

17 Yon, Yongjie et al. "Elder Abuse Prevalence in Community Settings: A Systematic Review and Meta-Analysis". *Lancet Global Health*, vol. 5, n° 2, pp. E147-E156, 2017. Disponível em: https://doi.org/10.1016/s2214-109x(17)30006-2. Organização Mundial da Saúde. "Elder Abuse". 15 jun. 2021. Disponível em: https://www.who.int/news-room/fact-sheets/detail/elder-abuse.

18 Chang, E-Shien et al. "Impact of Structural Ageism on Greater Violence Against Older Persons: A Cross-National Study of 56 Countries". *BMJ Open*, vol. 11, n° 5, p. E042580, 2021. Disponível em: https://doi.org/10.1136/bmjopen-2020-042580.

19 Organization of American States Department of International Law. "Inter-American Convention on Protecting the Human Rights of Older Persons". 15 jun. 2015. Disponível em: http://www.oas.org/en/sla/dil/inter_american_treaties_A70_human_rights_older_persons_signatories.asp.

20 National Center for State Courts. "Mandatory Judicial Retirement". 30 set. 2020. Disponível em: https://www.ncsc.org/information-and-resources/trending-topics/trending-topics-landing-pg/mandatory-judicial-retirement. Elder Law Answers. "Called for Jury Duty? You May Be Exempt Based on Your Age". 12 mar. 2019. Disponível em: https://www.elderlawanswers.com/called-for-jury-duty-you-may-be-excused-based-on-your-age-15650.

21 McGuire, Sandra. "Growing Up and Growing Older: Books for Young Readers". Lincoln Memorial University, 2020. Disponível em: https://library.lmunet.edu/booklist.

22 aarp Foundation. "Experience Corps: Research Studies". 2021. Disponível em: https://www.aarp.org/experience-corps/our-impact/experience-corps-research-studies/.

23 The Gerontological Society of America. "Age-Friendly University (afu) Global Network". Disponível em: https://www.geron.org/programs-services/education-center/age-friendly-university-afu-global-network.

24 Lieberman, Amy. "un Increases Retirement Ages For staffers to 65 Years". *Devex*, 27 fev. 2018. Disponível em: https://www.devex.com/news/un-increases-retirement-ages-for-staffers-to-65-years-92194.

25 Kita, Joe. "Workplace Age Discrimination Still Flourishes in America". *AARP*, 30 dez. 2019. Disponível em: https://www.aarp.org/work/working-at-50-plus/info-2019/age-discrimination-in-america.html.

26 PayChex. "Potential Benefits of Multigenerational Workforce". 2016. Disponível em: https://humanresources.report/Resources/Whitepapers/c79541ca-d201-4cd1-a334-50642d8e2de2_whitepaper-potential-benefits-of-a-multigenerational-workforce.pdf.

27 Centre for Ageing Better. "Age-Positive Image Library Launched to Tackle Negative Stereotypes of Later Life". 7 jan. 2021. Disponível em: https://www.ageing-better.org.uk/news/age-positive-image-library-launched.

28 Dan, Avi. "Is Ageism the Ugliest 'Ism' on Madison Ave?". *Forbes*, 13 set. 2016. Disponível em: https://www.forbes.com/sites/avidan/2016/09/13/is-ageism-the-ugliest-ism-on-madison-avenue/?sh=695108ae557c.

29 Sperling, Nicole. "Academy Explains Diversity Rules for Best Picture Oscar". *The New York Times*, 8 set. 2020. Disponível em: https://www.nytimes.com/2020/09/08/movies/oscars-diversity-rules-best-picture.html.

30 Donlon, Margie & Levy, Becca. "Re-Vision of Older Television Characters: Stereotype-Awareness Intervention". *Journal of Social Issues*, vol. 61, pp. 307-319, 2005. Robinson, Tom et al. "The Portrayal of Older Characters in Disney Animated Films". *Journal of Aging Studies*, vol. 21, pp. 203-213, 2007. Kessler, Eva-Marie; Rakoczy, Katrin & Staudinger, Ursula. "The Portrayal of Older People in Prime Time Television Series: The Match with Gerontological Evidence". *Ageing and Society*, vol. 24, pp. 531-552, 2004.

31 HANDY, Bruce. "Inside Amy Schumer: An Oral History of Amy Schumer's 'Last Fuckable Day' Sketch". *Vanity Fair*, 3 maio 2016. Disponível em: https://www.vanityfair.com/hollywood/2016/05/amy-schumer-last-fuckable-day. Last F**kable Day. Produção: Comedy Central. Roteiro: Amy Schumer. 22 abr. 2015. Disponível em: https://www.youtube.com/watch?v=XPpsI8mWKmg. Vogue. "Madonna on Motherhood and Fighting Ageism: 'I'm Being Punished for Turning 60'". 3 maio 2019. Disponível em: https://www.vogue.co.uk/article/madonna-on-ageing-and-motherhood. De Souza, Alison. "Ageism Exists in Hollywood, Says Robert de Niro". *The Straits Times*, 23 set. 2015. Disponível em: https://www.straitstimes.com/lifestyle/entertainment/ageism-exists-in-hollywood-says-robert-de-niro-72.

32 PETERSON, Steve. "Ageism: The Issue Never Gets Old". *Gameindustry.biz*, 4 abr. 2018. Disponível em: https://www.gamesindustry.biz/articles/2018-04-04-ageism-in-games--the-issue-never-gets-old. Dunn, Prans. "'Just Die Already' to Launch on All Platforms Next Month". GBATEMP, 22 abr. 2021. Disponível em: https://gbatemp.net/threads/just-die-already-to-launch-on-all-platforms-next-month.587365/.

33 CHANGING THE NARRATIVE. "Changing the Narrative's Age-Positive Birthday Card Campaign Includes Artist from Aurora". *Your Hub*, 8 fev. 2021. Disponível em: https://yourhub.denverpost.com/blog/2021/02/changing-the-narratives-age-positive-birthday-card-campaign-includes-artist-from-aurora/273871/. Changing the Narrative. "Anti-Ageist Birthday Cards Across Cultures". 1º out. 2020. Disponível em: https://changingthenarrativeco.org/2020/10/01/anti-ageist-birthday-cards-uk/.

34 GABBATT, Adam. "Facebook Charged with Housing Discrimination in Targeted Ads". *The Guardian*, 28 mar. 2019. Disponível em: https://www.theguardian.com/technology/2019/mar/28/facebook-ads-housing-discrimination-charges-us-government-hud. The Associated Press. "Lawsuit Accuses Property Managers of Ageist Ads". *Finance & Commerce*, 2 jul. 2020. Disponível em: https://finance-commerce.com/2020/07/lawsuit-accuses-property-managers-of-ageist-ads/. Kofman, Ava & Tobin, Ariana. "Facebook Ads Can Still Discriminate Against Women and Older Workers, Despite a Civil Rights Settlement". *ProPublica*, 13 dez. 2019. Disponível em: https://www.propublica.org/article/facebook-ads-can-still-discriminate-against-women-and-older-workers-despite-a-civil-rights-settlement.

35 JIMENEZ-SOTOMAYOR, Maria et al. "Coronavirus, Ageism, and Twitter: An Evaluation of Tweets About Older Adults and Covid-19". *Journal of the American Geriatrics Society*, vol. 68, pp. 1661-1665, 2020.

36 FACEBOOK. "Facebook Community Standards". Disponível em: https://www.facebook.com/communitystandards/. Acesso em: 14 mar. 2021.

37 SIPOCZ, Daniel; FREEMAN, Jessica & ELTON, Jessica. "'A Toxic Trend?': Generational Conflict and Connectivity in Twitter Discourse Under the #Boomer-Remover Hashtag". *Gerontologist*, vol. 61, pp. 166-175, 2021.

38 LEVY, Becca et al. "Impact of Media-Based Negative and Positive Age Stereotypes on Older Individuals' Mental Health During the Covid-19 Pandemic". *The Journals of Gerontology (Series B): Psychological Sciences and Social Sciences*, 2021. Disponível em: https://doi.org/10.1093/geronb/gbab085.

39 LEARDI, Jeanette. "Turning the Tide on the 'Silver Tsunami'". *Changing Aging with Dr. Bill Thomas*, 10 jun. 2015. Disponível em: https://changingaging.org/blog/turning-the-tide-on-the-silver-tsunami/.

40 OLDER ADULTS TECHNOLOGY SERVICES. "Aging Connected: Exposing the Hidden Connectivity Crisis for Older Adults". 2021. Disponível em: https://oats.org/wp-content/uploads/2021/01/Aging-Connected-Exposing-the-Hidden-Connectivity-Crisis-for-Older-Adults.pdf.

41 NATIONAL AGING AND DISABILITY TRANSPORTATION CENTER. "Older Adults and Transportation". 2021. Disponível em: https://www.nadtc.org/about/transportation-aging-disability/unique-issues-related-to-older-adults-and-transportation/.

42 THE ANTI-AGEISM TASKFORCE AT THE INTERNATIONAL LONGEVITY CENTER. *Ageism in America*. Nova York: International Longevity Center-USA, 2006, p. 41.

43 NANNA, Michael et al. "Representation of Older Adults in Cardiovascular Disease Trials Since the Inclusion Across the Lifespan Policy". *Internal Medicine*, vol. 180, pp. 1531-1533, 2020. Gopalakrishna, Pratibha. "New Research Shows Older Adults Are Still Often Excluded from Clinical Trials". STAT, 30 set. 2020. Disponível em: https://www.statnews.com/2020/09/30/age-disparities-clinical-trials-covid19/.

44 ALBONE, Rachel; BEALES, Sylvia & MIHNOVITS, Aleksandr. "Older People Count: Making Data Fit for Purpose". *Global AgeWatch*, jan. 2014. Disponível em: https://www.helpage.org/silo/files/older-people-count-making-data-fit-for-purpose.pdf.

45 CENTER ON BUDGET AND POLICY PRIORITIES. "Policy Basics: Where Do Our Federal Tax Dollars Go?". 9 abr. 2020. Disponível em: https://www.cbpp.org/research/federal-budget/where-do-our-federal-tax-dollars-go.

Créditos das imagens

Figura 1 (p. 56): Levy, Becca et al. "Subliminal Strengthening: Improving Older Individuals' Physical Function Over Time with an Implicitage-Stereotype Intervention". *Psychological Science*, vol. 25, pp. 2127-2135, 2014. Reproduzida com permissão.

Figura 2 (p. 70): Levy, Becca et al. "Positive Age Beliefs Protect Against Dementia Even Among Elders with High-Risk Gene". PLOS ONE, vol. 13, p. e191004, 2018. Reproduzida com permissão.

Figura 3 (p. 83): Levy, Becca et al. "Buffer Against Cumulative Stress: Positive Age Self-Stereotypes Predict Lower Cortisol across 30 Years". *GeroPsych: The Journal of Gerontopsychology and Geriatric Psychiatry*, vol. 29, pp. 141-146, 2016. Reproduzida com permissão.

Figura 4 (p. 100): Levy, Becca et al. "Longevity Increased by Positive Self-Perceptions of Aging". *Journal of Personality and Social Psychology*, vol. 83, pp. 261-270, 2002. Reproduzida com permissão.

Figura 5 (p. 141): Levy, Becca et al. "Age Stereotypes Held Earlier in Life Predict Cardiovascular Events in Later Life". *Psychological Science*, vol. 20, pp. 296-298, 2009. Reproduzida com permissão.

Apêndice 1 (p. 203): esta imagem foi criada pelo artista gráfico David Provolo.

Este livro, composto na fonte Fairfield,
foi impresso em papel natural 70g/m² na Corprint,
São Paulo, outubro de 2022.